An Illustrated Guide to Medical Statistics using SPSS

배정민 지음
박경훈 도움

그림으로 이해하는

닥터 배의 술술 보건의학통계

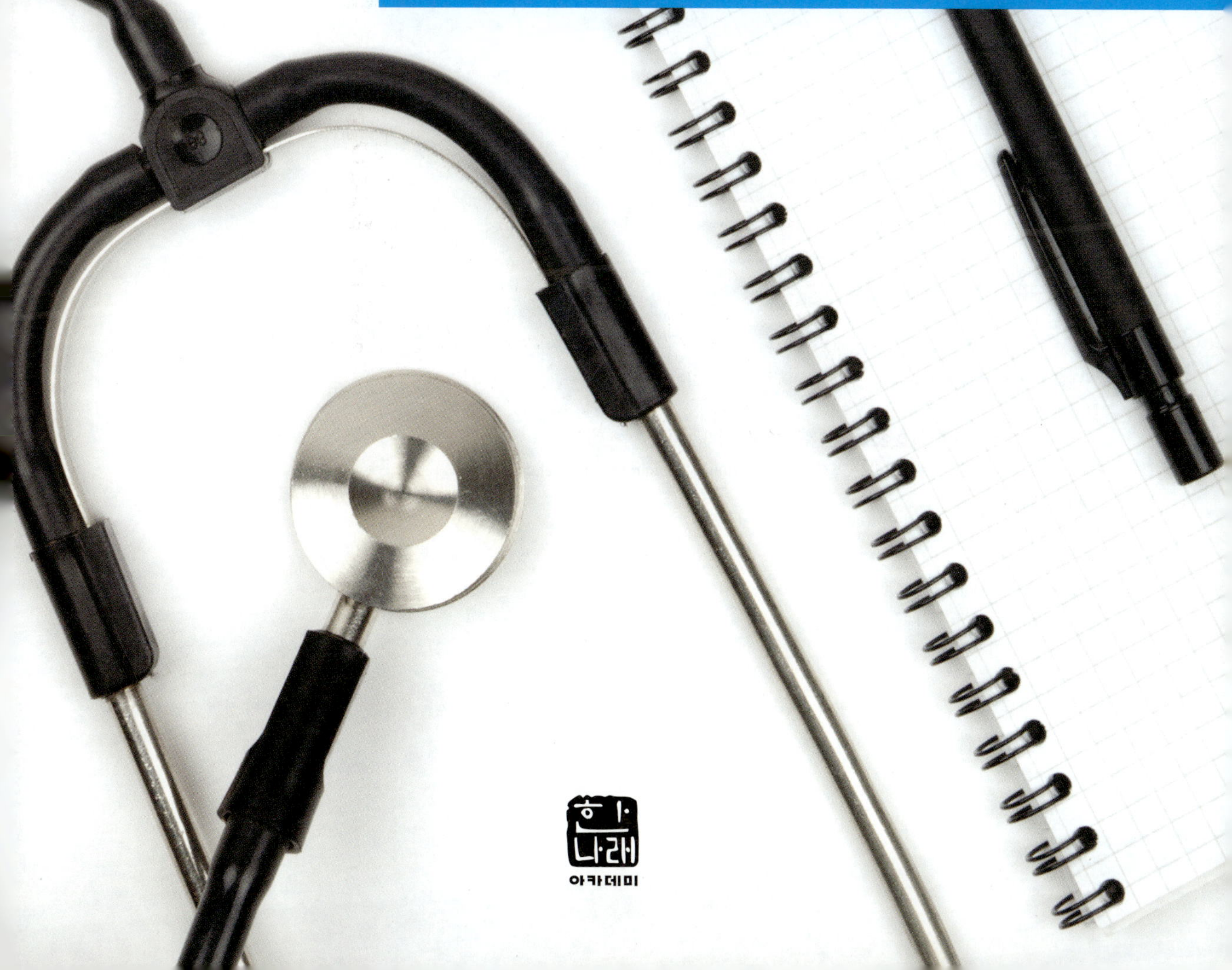

한나래 아카데미

그림으로 이해하는

닥터 배의 술술 **보건의학통계**

지은이 | 배정민

펴낸이 | 한기철

2012년 4월 30일 1판 1쇄 펴냄
2022년 1월 31일 1판 18쇄 펴냄

펴낸곳 | 한나래출판사
등록 | 1991. 2. 25 제22–80호
주소 | 서울시 마포구 토정로 222, 한국출판콘텐츠센터 309호
전화 | 02–738–5637 · 팩스 | 02–363–5637 · e–mail | hannarae91@naver.com
www.hannarae.net

ISBN 978–89–5566–128–6 94310
978–89–5566–051–7 (세트)

차례

이 책의 특징

첫째, 처음 들어보는 어려운 용어를 몰라도 통계 분석을 할 수 있습니다. 통계를 처음 접하는 이들은 모수와 비모수, 검정통계량, 상관분석과 회귀분석과 같은 생소한 용어에서부터 벽을 느끼고 좌절하는 경우가 많습니다. 이 책은 독자들이 이런 단어들을 전혀 모른다는 가정하에 쓰여졌습니다. 통계분석에 꼭 필요한 개념들은 1장(기초)과 8장(중급)에 모아두었고, 그 외에는 제목을 보고 필요한 부분을 골라 읽을 수 있도록 구성하였습니다. 차근차근 따라가다 보면 어느새 이해의 폭이 넓어진 것을 느낄 수 있을 겁니다.

둘째, 그림을 통해 통계 분석의 원리를 설명하고자 하였습니다. 통계 분석의 원리를 올바로 이해하지 못한 채 프로그램 사용법만 익혀서는 제대로 된 분석을 수행할 수 없습니다. 그렇다고 지레 겁부터 먹을 필요는 없습니다. 분석의 원리를 이해한다는 것이 꼭 복잡한 수식을 직접 증명해야 한다는 것은 아닙니다. 그림을 그려 피타고라스 정리를 직관적으로 이해할 수 있듯이 분석의 원리도 그림을 통해 개념적으로 접근할 수 있습니다. 수학적 엄밀성은 통계학자들에게 맡기고, 우리는 흔히 사용되는 통계기법들이 언제, 어떤 조건에서, 그리고 어떠한 방식으로 작동하는지 이해하고 오류없이 사용하는 것이 중요합니다.

셋째, 실제 프로그램 화면을 통해 SPSS 프로그램 사용법을 익히고 결과를 해석할 수 있도록 하였습니다. 포토샵으로 사진을 보정하고자 할 때 우리는 인터넷으로 들어가 따라하기 쉽게 구성된 블로그를 찾곤 합니다. 의학통계도 별반 다르지 않습니다. 실제 프로그램 화면 중심으로 설명된 이 책과 함께라면 어렵지 않게 원하는 결론에 도달할 수 있을 것입니다.

넷째, 직관적인 예제를 사용하고자 하였습니다. 실제 임상데이터를 사용해야만 보건의학통계인 것은 아닙니다. 보건의학 영역도 크게 세분화되어 있기 때문에 자신의 전공이 아닌 분야의 예제에 대해서는 생소한 경우가 많습니다. 이 책에서는 우울증 점수, 여드름 점수, 당뇨와 비만과 같이 쉽게 이해할 수 있는 가상의 데이터를 주로 사용하고 있습니다.

다섯째, SPSS를 기준으로 하되, SAS와 R의 코드를 함께 실었습니다. 이 책은 SPSS를 기준으로 작성되었지만, SAS와 R 프로그래밍 코드를 부록으로 함께 실었습니다. SAS와 R 프로그램의 자세한 사용법은 다루고 있지 않으며, 분석 결과는 SPSS의 결과와 거의 동일하기 때문에 생략했습니다. 집필에 사용된 프로그램은 SPSS 20.0, SAS 9.2, R 2.14.1입니다.

그리고, 여백 공간을 이용하여 자신만의 매뉴얼을 만들도록 합시다. 이 책은 보건의학통계의 입문서로, 처음 공부를 시작하는 분들에게 통계 분석의 원리를 개념적으로 설명하고, 원하는 결과에 도달하는 가장 빠른 길을 제시하는 것을 목표로 했습니다. 강의도 듣고 여러 다양한 책들도 참고하면서 빈 공간을 활용하여 부족한 부분을 메워 간다면 자신만의 훌륭한 매뉴얼을 완성할 수 있을 것입니다.

이 책으로 공부하는 방법

이 책은 일곱 개의 기초편과 여섯 개의 중급편으로 구분되어 있습니다. 1장을 읽은 뒤 기초편으로 들어갈 수 있으며, 기초편을 모두 제대로 이해하였다면 8장을 공부한 다음 중급편으로 들어갈 수 있도록 하였습니다. 각 장을 이해하는 데 꼭 필요한 장은 다음과 같습니다.

장	제목	필요한 장
1	이 여덟 가지만은 꼭 알고 통계를 시작하자	
2	두 군의 크기 비교	1 2
3	치료 전과 후의 크기 비교	1 2 3
4	세 군 이상의 크기 비교	1 2 4
5	비율을 비교하는 방법	1 5
6	연속형 변수 사이의 선형 관계 추정	1 2 4 6
7	생존율의 추정 및 두 군의 생존율의 비교	1 5 7
8	이 여덟 가지만 더 알고 중급 통계에 들어가자	
9	질병 발생의 위험인자에 대한 연구	1 2 3 4 5 6 7 8 9
10	동일 개체에 반복적으로 측정된 자료의 분석	1 2 3 4 5 6 7 8 9 10
11	생존율에 영향을 미치는 위험인자에 대한 연구	1 2 3 4 5 6 7 8 9 11
12	질병의 발생률에 대한 연구	1 2 3 4 5 6 7 8 9 12
13	두 치료법의 동등성, 비열등성을 검정하는 방법	1 2 3 4 5 6 7 8 13

머리말

통계는 본래 어려운 것일까요? 원리를 이해하려 드는 것은 역시 사치일까요? 강의를 들어도 돌아서면 그만이었고, 책을 펼쳐도 답답한 마음뿐이었을 당신에게 해주고 싶은 이야기가 있습니다. 통계는 재미있습니다. 우리가 연구한 주제를 남들이 반박하기 어려울 만큼 논리적으로 증명하는 것은 여간 흥미로운 일이 아닙니다. '통계학'의 세계는 물론 어렵고 심오하겠지만, 우리가 흔히 사용하는 '통계 분석'이 모두 이해하기 어려운 그런 것은 아닙니다. 구구단을 외고 있다면 누구나 곱셈을 할 수 있는 것처럼 보건의학통계도 그 원리를 이해하면 스스로 해결할 수 있는 그런 경우가 더 많습니다.

훌륭한 통계 프로그램들이 다수 개발되어 있기 때문에 복잡한 계산 없이도 연구자 스스로 자료를 분석할 수 있는 그런 시대가 되었습니다. 그렇다고 무작정 들이대는 것은 대단히 위험합니다. 통계 프로그램은 아무 버튼이나 눌러도 정해진 계산을 수행하는 계산기와 같아서 엉터리 같은 분석을 시도해도 유의한 결과를 제공하곤 합니다. 올바른 통계 분석법을 선택하여 제대로 사용하고 결과를 바르게 해석하는 것은 전적으로 연구자의 몫입니다. 그리고 그것이 바로 우리에게 통계 공부가 필요한 이유입니다.

이미 국내에도 보건의학통계에 관한 훌륭한 서적들이 여러 권 출간되어 있습니다. 제가 통계를 공부하는 데에도 이 훌륭한 교재들의 도움을 참 많이 받았습니다. 하지만 젊은 의료인들이 통계에 편하게 입문할 수 있을 만큼 쉽게 설명된 교재를 찾기는 매우 어렵습니다. 그것은 그만큼 의료인과 통계 전문가 사이의 눈높이의 차이가 크기 때문일 것입니다.

저는 지난 3년 간 군의관으로 복무하면서 동료 군의관들을 대상으로 의학통계 워크숍을 열어왔습니다. 저 역시 지식과 경험이 부족하지만 마치 학창 시절 그룹 스터디를 하듯이 제가 먼저 공부한 것을 공유하고 싶었습니다. 예닐곱 명으로 소소하게 시작된 국군일동병원 의학통계 워크숍은 1년 뒤에는 수십 명으로 그 수가 훌쩍 늘었습니다. 구구단을 모르는 어린 아이에게 덧셈을 통해 곱셈을 설명하고, 빵을 나누어 먹는 문제로 나눗셈을 알려주듯이, 수식보다는 그림으로, 긴 설명보다는 도표를 그려 통계를 설명하고자 했습니다. 통계에 대해 아무것도 모르던 선생님들이 눈빛을 반짝이며 강의에 집중하고, 워크숍 횟수가 거듭되면서 점차 자신있게 질문하고 토론하는 모습들은 아기가 첫걸음을 내딛을 때와 같은 작은 기적이었고, 가슴 벅찬 감동이었습니다. 이 책은 그런 강의 경험을 기반으로 쓰여졌습니다.

저는 고급스러운 분석기법들에 대해 이해가 깊지는 못합니다. 하지만, 중학생에게 수학을 지도하는 데 있어 수학과 교수보다 대학생이 더 적합한 경우가 있듯이, 많은 의료인들이 어려워하는 통계 문제를 해결하기 위해서는 그들과 눈높이를 맞추는 것이 무엇보다도 중요하다고 생각합니다. 제가 처음 통계를 공부하면서 혼란스러웠던 바로 그 시점에서, 그리고 제가 동료들에게 통계를 설명하면서 부딪혔던 바로 그 지점에서 이 책은 시작되었습니다.

이미 다른 교재들을 이해하는 데 어려움이 크게 없는 분들에게는 이 책이 다소 유치할 수도 있습니다. 하지만 이 책은 다음과 같은 분들에게는 꽤 유용할 것으로 생각합니다.

하나, 통계에 대해 전혀 모르지만 오늘 내로 간단한 통계분석을 해야 하는 사람
둘, 통계 공부를 처음 시작하는 사람
셋, 통계 수업을 듣는데 잘 이해가 되지 않는 사람
넷, 통계에 대한 경험은 있지만 프로그램을 자주 사용하는 것이 아니어서 옵션 등 세세한 부분이 번번이 헷갈리는 사람

지난 8개월 동안 원고를 준비하면서 한 권의 책을 출간한다는 것이 얼마나 어려운 작업인지 실감했습니다. 또한 저의 설익은 지식을 책으로 묶는 것이 과연 올바른 일일까 하는 고민도 저를 적잖이 괴롭혔습니다. 저는 통계를 전공한 것이 아니기 때문에 책을 쓰는 과정에서 수도 없이 벽에 부딪혔지만 주변의 통계 전문가들은 항상 과중한 업무에 시달리고 있어서 자문을 구하기도 마땅치 않았습니다. 하지만 그렇기 때문에 우리들의 눈높이에 맞춘 입문서가 더욱 절실하고, 그것은 당사자인 우리가 아니면 누구도 대신 해줄 수 없는 문제라는 생각이 절박하게 다가왔습니다. 이 책이 완성되는 데에는 주변 많은 분들이 도움을 주셨지만, 여전히 여러 오류가 존재할 것으로 생각합니다. 전문가의 입장에서는 다소 부정확하고 혼동될 수 있는 표현들이 눈에 거슬릴 수도 있겠으나 이 책의 의의와 역할을 감안하여 너그러이 헤아려 주시길 당부드립니다.

책이 출간되는 데 있어 많은 분들이 저의 부족함을 메워주셨습니다. 제가 본격적으로 통계 공부를 시작하였고 다양한 주제에 대해 마음껏 공부할 수 있는 기회를 마련해 주었던 서울대학교 의과대학 의학통계 심화과정과 한국역학회 연수강좌의 여러 교수님들께 이 자리를 빌어 진심으로 깊은 감사의 말씀을 올립니다. 그리고 제가 공부하는 과정에서 쌓였던 의문점들을 하나씩 해결해 주셨던 통계학 석사 강수희 선생님과 제 원고의 숱한 오류를 바로잡아 준 서울아산병원 피부과 박경훈 선생님에게 큰 감사의 말씀을 전합니다. 두 분의 도움이 없었다면 이 책은 세상에 나올 수 없었을 것입니다. SPSS와 더불어 SAS와 R 코드를 완성하는 데에는 통계교육원에서 받았던 훌륭한 SAS 교육과 함께 강수희, 박경훈 선생님, 그리고 SAS Institute의 안재형 선생님께 신세를 졌습니다. 감사합니다. 아울러 독자의 입장에서 초고를 함께 검토해 주고 여러 조언을 아끼지 않았던 국군일동병원의 이영찬,

김재훈, 최윤영, 김민정 대위와 이승호 병장에게도 고마운 마음을 전합니다.

그 외에도 감사드릴 분들이 너무 많습니다. 부족한 저를 한결같이 지지해 주셨던 국군일동병원장 하범만 대령님, 강의와 집필에 필요한 여러 지원을 아끼지 않았던 SPSS Korea와 성준민 주임, 선뜻 출판을 맡아주신 한나래출판사 한기철 사장님과 조광재 이사님, 그리고 지난한 편집의 과정 동안 저와 씨름하며 함께 고생했던 이여진 차장님께 특히 감사를 드립니다. 끝으로 저의 활동을 항상 믿어주시는 존경하는 양가 부모님과 군복무 기간 동안 남편 없이도 집안을 잘 돌보아 준 사랑하는 아내에게도 감사의 인사를 전합니다. 이 책은 지난 3년 동안 함께 울고 웃었고, 그리고 지금 이 순간에도 묵묵히 주어진 임무를 다 하고 있는 국군일동병원 모든 가족들에게 바칩니다.

영어 실력이 논문의 전부가 아니 듯 통계가 연구의 모든 것은 아닙니다. 하지만 통계적인 지식 없이는 어떠한 연구도 수행하기 어려운 것만은 분명합니다. 모쪼록 이 책을 통해 젊은 의사와 간호사를 비롯한 보건의학 연구자들이 조금이라도 쉽게 보건의학통계에 다가갈 수 있기를 진심으로 기원합니다.

2012년 4월 15일

포천 국군일동병원 군의관실에서

배정민

PART 1

보건의학통계 시작하기

01

이 여덟 가지만은 꼭 알고 통계를 시작하자

가. 자료의 분류

나. 가설을 검정하는 방법

다. 5% 유의수준과 다중비교

라. 자유도

마. 확률분포와 검정통계량

바. 중심극한정리

사. 모수적 방법과 비모수적 방법

아. 자료의 탐색과 정규성 검정

심장이 2개의 심방과 2개의 심실, 그리고 여러 개의 판막들로 구성되어 있다는 것을 알지 못하고서는 복잡한 심장질환들을 제대로 이해할 수 없을 것이다. 이와 같은 이유로 자료의 성격과 확률분포와 같은 통계에 대한 기초 지식 없이 통계 분석에 바로 뛰어드는 것은 매우 무모한 일이다. 지금 당장 나의 자료를 분석하려 들기보다는 잠시 여유를 갖고 몇 가지 기본 개념들을 확실히 정리하고 시작하는 것이 더 효과적인 방법일 것이다. 이 장에서는 통계를 이해하는 데 필요한 최소한의 개념 여덟 가지를 다루고 있다. 이 개념들만 이해해도 간단한 통계 분석은 스스로 해결할 수 있다. 생각보다 오래 걸리지 않으므로 이 장을 확실히 이해하고 넘어가자. 자, 그럼 이 여덟 가지를 하나씩 살펴보자.

본격적인 통계 공부에 들어가기 앞서 **독립변수**independent variable와 **종속변수**dependent variable에 대해 짚고 넘어가자. 두 개의 변수가 있고 그중 한 변수가 다른 변수의 원인이라 할 때 원인에 해당하는 변수를 독립변수, 설명변수, 예측변수, 위험인자 등으로 부른다. 두 변수 사이의 관계를 밝히는 회귀분석에서는 연속형 자료를 공변량, 범주형 자료를 요인으로 구분하기도 한다. 이에 반해 결과에 해당하는 변수는 종속변수, 반응변수, 결과변수, 표적변수 등으로 부른다.

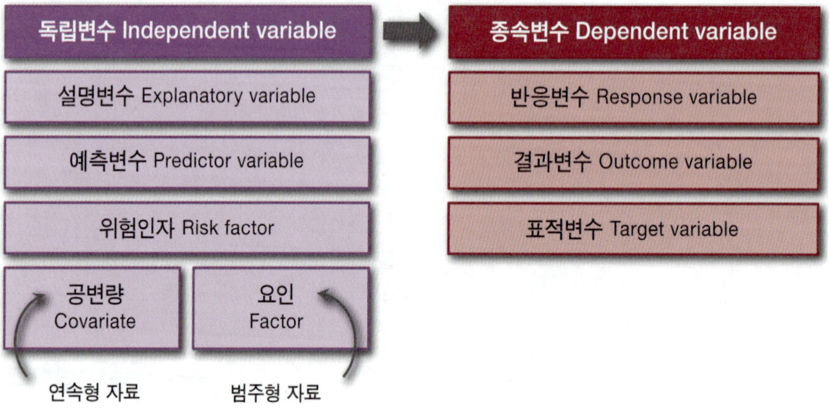

가. 자료의 분류

통계에 관한 교재들 다수는 자료를 분류하는 것으로 시작하는 경우가 많다. 그 이유는 아마도 자료의 성격에 따라 적용할 수 있는 통계기법이 거의 정해지기 때문일 것이다. 그러므로 자료의 성격만 올바르게 이해해도 통계 분석의 절반은 마친 것과 다름없다. 대부분의 자료는 범주를 서로 구분하는 이름에 해당하는 **범주형 자료**categorical data와 연속적인 수로 수량화가 가능한 **연속형 자료**numerical data로 크게 구분된다. 한편, 범주형 자료는 질적 자료qualitative data라고도 하며, 연속형 자료는 양적 자료quantitative data라고도 부른다.

범주형 자료	명목 척도	범주				성별, 혈액형, 치료 반응(유/무)처럼 각 자료를 구분하는 이름과 같다.
	순위 척도	범주	순위			서열은 있지만 간격이 서로 같다고 할 수 없으므로 수량화할 수 없고 평균을 낼 수 없다.
연속형 자료	간격 척도	범주	순위	같은 간격		수량화할 수 있으며 평균을 낼 수 있다.
	비 척도	범주	순위	같은 간격	절대 영점	

그리고 범주형 자료는 자료들 간의 서열성 여부에 따라 다시 명목 척도와 순위 척도로 나뉜다. 남자와 여자, 혈액형의 구분, 치료군과 대조군 등 서열 관계없이 각 항목의 이름으로만 의미가 있는 경우를 **명목 척도**nominal scale라고 하며, 1기에서 4기로 구분되는 악성 종양의 병기나 3단계로 나뉘는 질병의 중증도와 같이 자료들 간에 순서가 존재하는 경우 **순위 척도**ordinal scale라고 한다.

한편 연속형 자료는 모두 수량화할 수 있는 자료들로서, 절대영점의 유무에 따라 다시 **간격 척도**interval scale와 **비 척도**ratio scale로 구분할 수 있다. 예를 들어, 온도의 경우에는 물이 어는 점을 섭씨 0도로 인위적으로 정의한 것으로 이것은 절대영점이 아니므로 간격 척도에 해당되지만, 키나 체중, 혈중 콜레스테롤 수치 등과 같이 본래부터 절대적인 '0'점이 존재하는 경우 비 척도라고 한다. 설문지 조사를 통해 우울증의 정도를 0~40점으로 점수화한 경우 연속형 자료라고 할 수 있지만

이 경우도 절대 영점은 존재하지 않고 설문지의 문항에 의해 임의로 정해진 것이라고 생각한다면 간격 척도로 간주하는 것이 옳을 것이다. 하지만, 보건의학통계 영역에서는 간격 척도와 비 척도를 구분하는 것이 큰 의미가 없으므로 한 데 묶어서 연속형 자료로 생각해도 충분하다. 오히려 연구자들이 주의해야 하는 것은 순위 척도와 연속형 자료를 정확하게 구분하는 것이다.

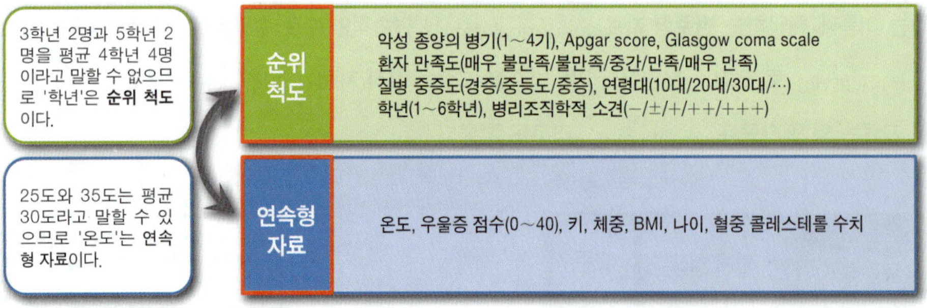

:: 순위 척도는 연속형 자료가 아니라 범주형 자료이다.

통계 분석을 시행할 때 흔히 저지르는 오류 중 하나는 순위 척도를 연속형 자료로 처리하는 것이다. 예를 들어, 위암을 1, 2, 3, 4기로 구분했다고 해서 연속형 자료가 되는 것은 아니다. 암의 병기는 특별한 규칙에 의해 설정되는 것이지 동일한 간격을 두고 정해지는 것이 아니다. 다시 말해 1기와 2기 사이의 차이가 2기와 3기 차이와 동일하다고 말할 수 없고, 그러므로 1기 2명과 3기 2명을 평균 2기(n=4)라고 할 수 없다. 마찬가지로 초등학교 3학년 10명과 5학년 10명을 합쳐서 평균 4학년(n=20)이라고 할 수 없으므로 학년도 연속형 자료가 아닌 순위 척도이다. 즉, 순위 척도는 위아래의 순서만이 존재할 뿐, 자료의 개수가 많다고 하더라도 연속형 자료가 아닌 범주형 자료에 속한다.

:: 자료의 성격은 변할 수 있다.

나이는 본질적으로 연속형 자료(비 척도)이지만, 10대, 20대, 30대 등으로 구분하면 순위 척도가 되고, 미성년과 성년으로 구분하면 명목 척도가 된다. 이처럼 변수의 성격은 고정되어 있지 않으며 필요에 따라 변형하여 사용할 수 있다.

예를 들어, 나이에 따른 수축기 혈압의 변화를 다음의 그림과 같이 2가지 모형으로 설명해 보자. 왼쪽과 같이 연령 증가에 따라 수축기 혈압이 증가한다는 결론을 내는 것은 실제로 20~50세까지 큰 차이가 없는 현상을 제대로 반영하고 있지 못하다. 오히려 오른쪽과 같이 순위 척도로 전환하여 50대, 60대, 70대 이상에서 20대에 비해 수축기 혈압이 높다는 결론을 내리는 것이 현상을 더 잘 설명해 주고 있다. 이렇듯 보건의학 연구에서는 해석의 편리함 때문에 범주형 형태의 자료가 연속형 형태보다 더 선호되는 경향이 있다.

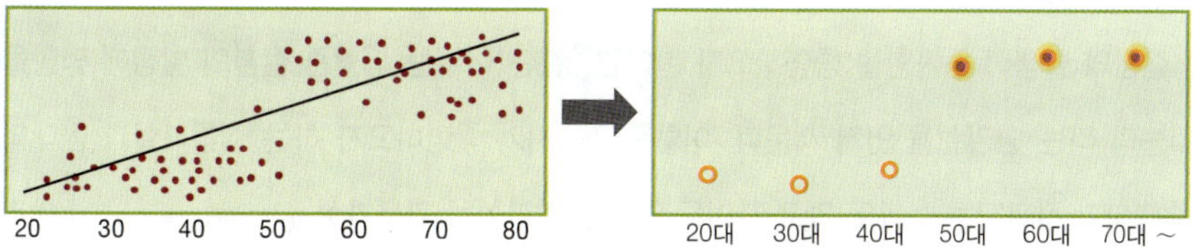

나. 가설을 검정하는 방법

보건의학 연구는 "다른 상황을 생각하게 하는 현저한 근거가 없는 한 현상적인 모든 차이는 0(무)이다"라는 과학철학적 명제로부터 시작한다. 즉, 우리가 새로운 치료법의 효과를 입증하고자 한다면 "새 치료법은 효과가 없다"라는 영가설을 전제로 하여 연구를 시작한다. 혹은 흡연자에게서 뇌혈관 질환의 발생이 증가함을 증명하고자 한다면 "흡연 여부는 뇌혈관 질환의 발생에 영향을 미치지 않는다"라는 영가설을 먼저 세운다. 이렇듯 연구자가 증명하고자 하는 실험가설과 반대되는 입장, 증명되기 전까지는 효과도 없고 차이도 없다는 영가설을 **귀무가설**null hypothesis, H_0이라고 하고, 영가설(귀무가설)의 반대로 연구자가 실험을 통해 규명하고자 하는 가설을 **대립가설**alternative hypothesis, H_1이라고 한다.

귀무가설 H_0	효과(혹은 차이)가 없다.
대립가설 H_1	효과(혹은 차이)가 있다.

그러면, 임상시험 결과를 통계적으로 분석하여 '$p<0.05$'라는 결과를 얻었을 때 이것을 통계적으로 유의하다고 해석하는 논리는 어떻게 될까? 이것은 귀무가설이 옳다면 임상시험의 결과가 발생할 가능성은 5% 미만으로 매우 희박하다는 얘기로, 귀무가설 전제로는 이런 현상을 설명하기 어렵다는 것을 의미한다. 즉 처음 전제로 가정했던 귀무가설이 거짓일 가능성이 매우 높으므로 귀무가설을 기각하고 대립가설을 채택하는 논리를 따른다. 이것이 보건의학 연구에서 가설을 검정하는 일반적인 방법이다.

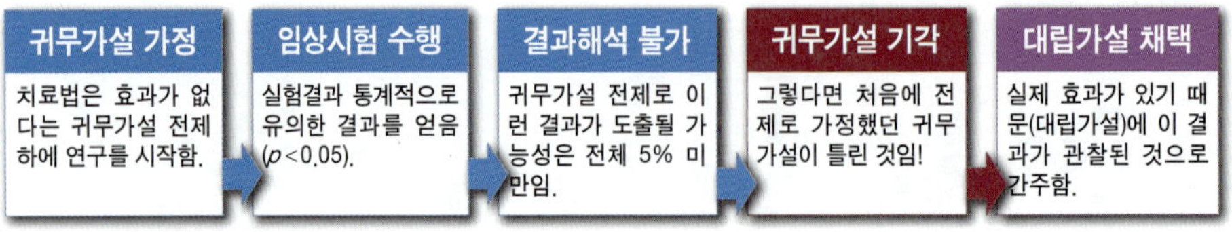

:: 우위성 검정의 예

200명의 환자를 100명씩 두 군으로 무작위 배정하여 각각 치료법 A와 치료법 B를 실시한 뒤 두 치료법의 효과에 차이가 있는지 확인하는 연구를 예로 들어보자. 이때 귀무가설은 '효과의 차이가 없다'가 되고 대립가설은 '차이가 있다'가 된다.

귀무가설 H_0	두 치료법은 효과의 차이가 없다.
대립가설 H_1	두 치료법은 효과의 차이가 있다.

시험 결과 치료군 A에서는 90명의 환자에서, 그리고 치료군 B에서는 80명의 환자에서 반응을 보였다고 하자. 두 군의 비율을 비교하는 통계 분석법인 카이제곱 검정으로 검정하면 'p=0.048'이다.

	반응	반응없음	전체
치료군 A	90	10	100
치료군 B	80	20	100

'p=0.048'이란 '두 치료법은 효과의 차이가 없다'는 귀무가설 전제하에서 이 현상이 관찰될 확률이 4.8%에 불과하다는 의미로 귀무가설로는 현상을 설명하기 어렵다. 그러므로 유의수준 5%에서 귀무가설을 기각하고 '두 치료법의 효과가 차이가 있다'는 대립가설을 받아들일 수 있다. 우리는 이러한 가설 검정을 통해 치료법 A가 치료법 B보다 효과적이라는 결론을 얻을 수 있다.

:: **동등성 검정의 예**

이번에는 기존의 치료법 B에 비해서 비용이 현저하게 줄어든 치료법 A가 새로 개발되어서 두 치료법의 효과가 동등함을 증명하고자 한다. 두 군에 50명씩의 환자를 무작위 배정하고 각각 치료법 A와 치료법 B를 적용하였다.

	반응	반응없음	전체
치료군 A	45	5	50
치료군 B	40	10	50

치료법 A를 받은 50명 중 45명에서, 치료법 B를 받은 50명 중 40명이 치료에 반응을 보였다고 하고 교차분석을 시행하면 '*p* value=0.161'을 얻을 수 있다. 이 경우에 '*p* value=0.161'로 '두 치료법은 효과의 차이가 없다'는 귀무가설을 기각하지 못하므로 귀무가설을 받아들여 '두 치료법은 효과의 차이가 없다'고 결론을 내릴 수 있을까? 만약 그렇다면 연구대상 수(n)만 줄여 주면 두 군의 차이를 입증하기 어려워지므로 항상 동등하다는 결론을 얻게 되는 문제가 있다. 그러므로, 귀무가설을 기각하지 못했다고 하여 귀무가설이 옳음이 입증되는 것은 아니다.

동등성을 검정하고자 할 때에는 우리가 증명하고자 하는 명제인 '두 치료법은 효과의 차이가 없다'가 대립가설이 되고, 귀무가설은 그 반대로 '두 치료법은 효과의 차이가 있다'로 설정되어야 한다. 그리고 적절한 통계 분석법에 의해 이 귀무가설이 기각되어야 '효과의 차이가 없다'는 대립가설을 채택할 수 있는 것이다.

귀무가설 H_0	두 치료법은 효과의 차이가 있다.
대립가설 H_1	두 치료법은 효과의 차이가 없다.

다. 5% 유의수준과 다중비교

어떤 치료법의 효과에 대해 임상시험을 수행해 보면 통계적으로 유의한 효과를 보이는 경우도 있고, 효과가 입증되지 못하는 경우도 있다. 그러면 이러한 통계결과는 항상 옳을까? 그렇지 않다. 재차 실험해 보면 반대의 결과가 나오는 경우도 있다. 이것이 꼭 실험과정의 부주의 때문만은 아니다. 전체 인구집단에서 표본을 추출하여 수행하는 임상연구의 특성상 표본에서의 결과가 그대로 전체 인구집단으로 확대 적용될 수 있는 것은 아니다. 모든 통계검정에는 오류가 있기 마련이다. 그러면 가설검정에는 어떤 오류가 있을까?

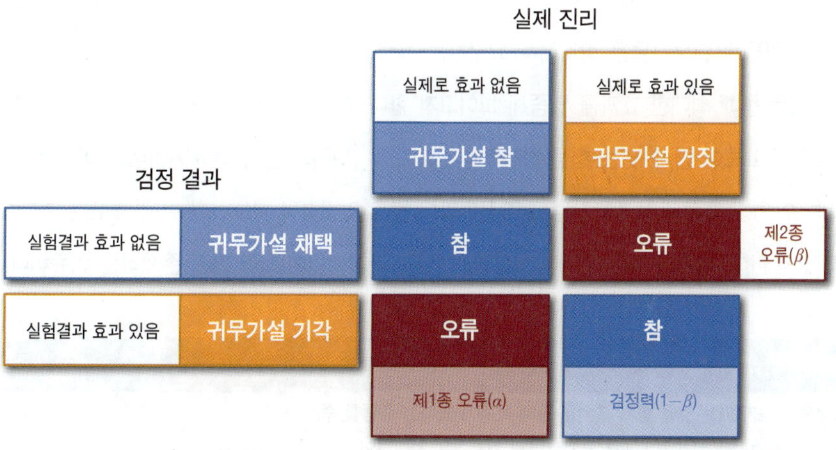

모든 가설검정에는 실제로는 효과가 없는데 실험을 했더니 효과가 있다고 나오는 오류(**제1종 오류,** α)와 실제로는 효과가 있는데도 불구하고 실험결과 효과를 증명하지 못하는 오류(**제2종 오류,** β), 2가지가 있다. 제2종 오류의 경우 실제로 있는 효과를 입증하지 못했으니 학계에 발표하기도 어렵고 어렵게 개발된 치료법이 인정을 받지 못하게 되므로 연구자가 아쉬울 뿐이지만, 제1종 오류의 경우에는 사회적으로도 큰 문제가 된다. 효과가 없는 약이 제1종 오류에 의해 효과가 있다고 잘못 판단되어 사람들에게 투여된다면 어찌 되겠는가? 그래서 학계에서는 이 중요한 오류를 제1종 오류라 정의하고, 제1종 오류가 발생할 확률을 5% 미만으로 지킬 것을 권고하고 있다.

제1종 오류(α)

실제로 효과가 없는데 실험결과 효과가 있다고 나오는 오류.
가장 문제가 되는 오류로 학계에서는 이를 5% 미만으로 통제함.
'$p<0.05$'란 실제로는 효과가 없는데 검정 결과 효과가 있다고 잘못 결론 낼 확률이 5% 미만이라는 뜻임.

:: 5% 유의수준

유의수준 5%란 통계 분석에서 1종 오류를 범할 가능성을 5% 미만으로 제한한다는 의미이다. 바꾸어 말하면 실제 효과가 없는데 효과가 있다는 결론이 도출될 가능성을 5% 미만으로 묶어둬야만 임상시험 결과의 유효성을 인정하겠다는 것이다.

:: 검정력

그러면 이 유의수준 5%만 지킨다면 그 시험결과와 통계검정법은 모두 만족스럽다고 말할 수 있을까? 연구자들이 연구를 수행하는 목적은 새로운 약이나 치료법이 효과가 있음을 증명하기 위한 경우가 많다. 효과를 입증하지 못했다면 유의수준 5%를 잘 지킨다 해도 임상적으로 큰 의의를 갖기 힘들다. 그러므로 연구자들은 학계에서 요구하는 유의수준 5% 제한을 준수하면서 한편으로는 자신의 자료를 통해 최대한 효과를 입증해 보이고자 한다. 이렇게 실제 효과가 있는 것을 통계적으로 효과가 있다고 보여 줄 수 있는 힘을 **검정력**power of test이라고 한다. 통계기법마다 이 검정력은 서로 다를 수 있기 때문에 통계학자들은 조금이라도 높은 검정력을 확보하기 위해 새로운 통계기법을 개발하고자 한다. 이것이 같은 자료에 적용할 수 있는 통계기법이 여러 가지 존재하는 이유이다.

검정력($1-\beta$)

실제로 효과가 있는 것을 통계 분석을 통해 효과가 있다고 증명할 수 있는 힘.
연구자들은 제1종 오류를 5%로 유지하면서 검정력을 최대화하는 통계 기법을 사용하고자 함.

:: 다중비교의 문제

이번에는 세 가지 치료법(A, B, C)의 치료 효과를 비교하는 실험을 생각해 보자. 만약 한 번의 실험으로 A군과 B군, B군과 C군, C군과 A군 사이에 차이가 있는지 각각 유의수준 5%로 세 가지 검정을 시도하여 A군과 B군 사이에서만 $p<0.05$의 결과를 얻었다고 하자. 우리는 이 결과를 가지고 B군과 C군, C군과 A군은 유의한 차이를 보이지 못했지만, A군과 B군은 통계적으로 유의한 차이를 보였다고 말할 수 있을까?

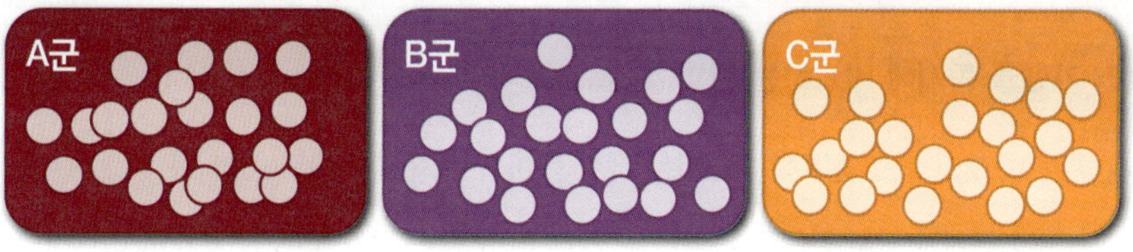

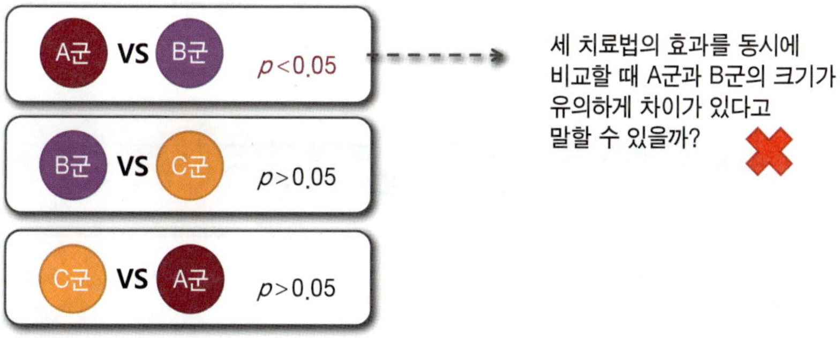

세 치료법의 치료 효과를 동시에 비교하고자 할 때는 이 결론이 옳지 못하다. 한 번의 실험으로 얻은 결과에서 3가지 가설을 세우고 각각 5% 유의수준으로 동시에 검정을 시도한다면 5% 유의수준이 3번 사용되므로, 각각이 독립인 경우 $1-(1-0.05)^3 \approx 0.143$(14.3%)의 유의수준을 적용한 것과 같은 꼴이다.

좀더 극단적인 예를 들어 보자. 하나의 실험결과로 총 20개의 가설을 세워 각각 유의수준 5%로 검정한다고 생각해 보자. 5% 유의수준이란 실제로는 의미 없는 결과가 의미 있다고 잘못 검정될 확률(제1종 오류)을 5% 이내로 조절하겠다는 의미이므로, 만약 20개의 가설을 각각 유의수준 5%에서 검정하게 되면, 20개 모두 효과가 없음에도 적어도 하나는 효과가 있다는 결론을 낼 위험이 5%보다 높아진다. 즉, 효과가 모두 없어도 하나쯤은 효과가 있다는 결론을 얻을 수 있는 것이다. 이를 **다중 비교의 문제**multiple comparison problem라고 한다. 가설을 검정할 때에는 전체 유의수준이 지정된 5%를 넘지 않도록 주의하여야 한다.

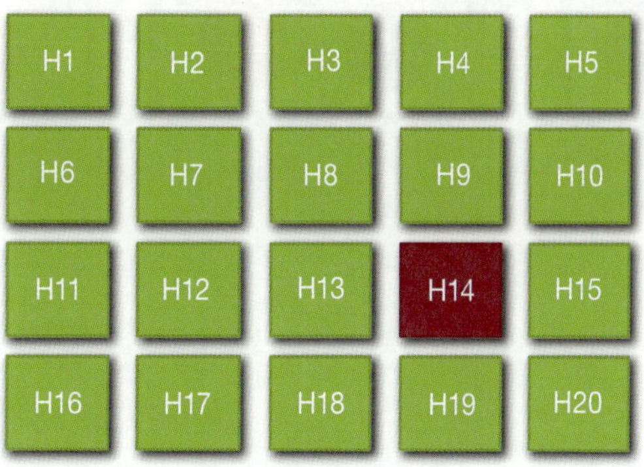

:: 여러 가설을 동시에 비교하는 방법

다시 세 군(A, B, C)의 치료 효과를 비교하는 예로 돌아와 보자. 세 군을 비교하기 위해서는 첫 번째 단계로 세 군의 크기가 모두 같은지 검정한다. 만약 세 군의 크기가 모두 같은 것이 아니라면 이 세 군 중 적어도 하나는 크기에 차이가 있다는 의미가 된다. 다음 단계로 해야 할 일은 어떤 군 사이에 차이가 있는지를 밝히는 것이다. 이를 **사후분석**post hoc이라고 한다.

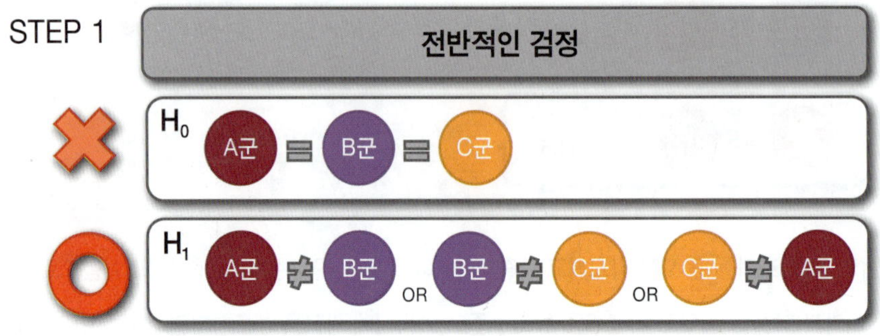

2단계 사후분석에서는 A군과 B군, B군과 C군, C군과 A군, 이렇게 3번의 검정을 수행한다. 하지만 다중비교의 문제가 있으므로 유의수준을 각각 5%씩 사용해서는 안 된다. 전체 유의수준 5%를 유지하면서 여러 가설을 동시에 검정하는 방법은 Bonferroni, Tukey, Duncan, Scheffe 등에 의해 여러 방법이 고안되어 있다.

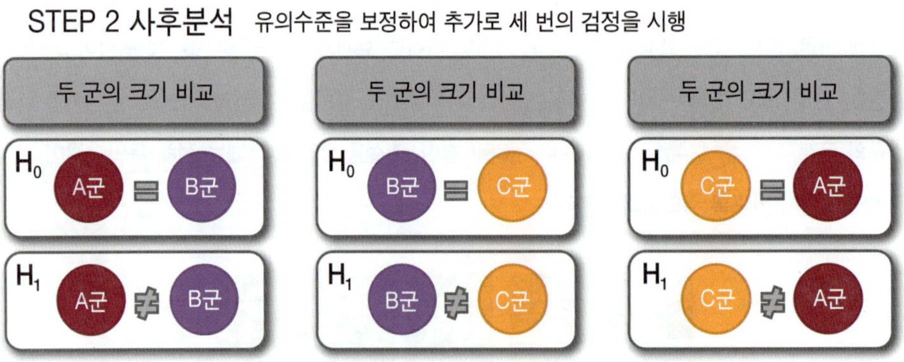

:: Bonferroni' s method

Bonferroni's method는 여러 사후분석법 중에서 가장 보수적인 방법 중 하나로 어느 통계 분석법에나 적용할 수 있고, 또 직관적인 이해가 가능한 장점이 있다. Bonferroni's method에서는 유의수준 5%를 검정의 총 개수로 나누어 개별 검정에 적용한다. 3군을 비교할 때에는 5%/3 = 1.7%, 4군이면 5%/6 = 0.83%가 적용된다. 만약, 군은 셋이지만 대조군과 A군, 대조군과 B군의 비교만 시행하고 싶다면 시행되는 검정은 2번이므로 5%/2 = 2.5%의 유의수준을 적용할 수 있다.

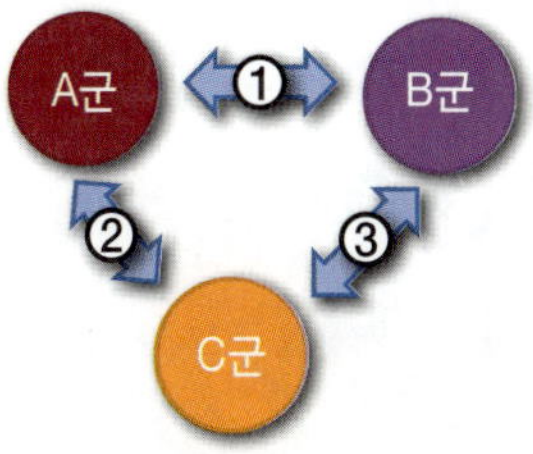

$$\frac{5\%}{3} = 1.7\%$$

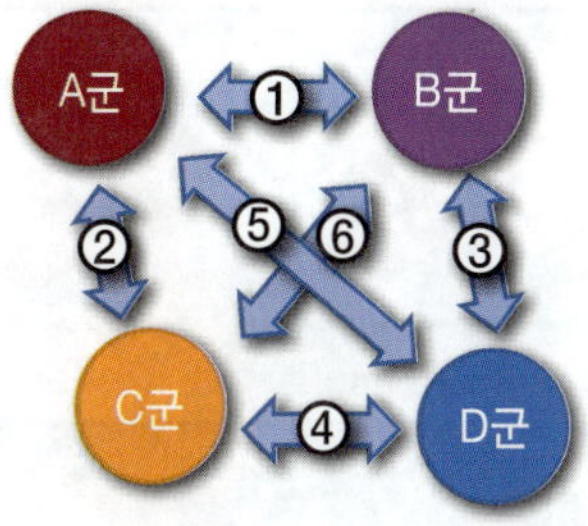

$$\frac{5\%}{6} = 0.83\%$$

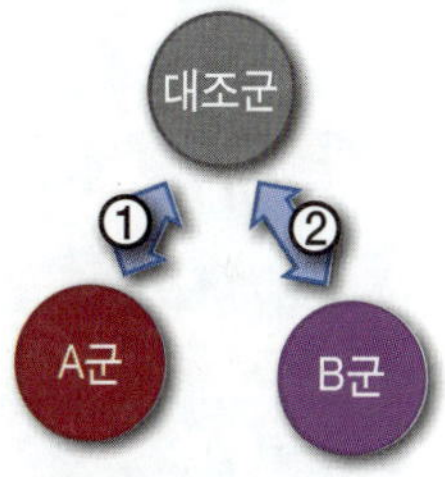

$$\frac{5\%}{2} = 2.5\%$$

라. 자유도

자유도란 실질적으로 독립인 값들의 개수를 의미한다. 예를 들어 평균이 μ인 10개의 자료 중에서 9개의 값은 아무 값이나 자유롭게 취할 수 있지만, 평균이 정해져 있다면 마지막 남은 1개의 값은 다른 값들에 의해 정의되므로 자유도는 9이다. 즉 평균이 정해져 있다면 자료의 개수가 n인 경우 자유도는 n−1이다.

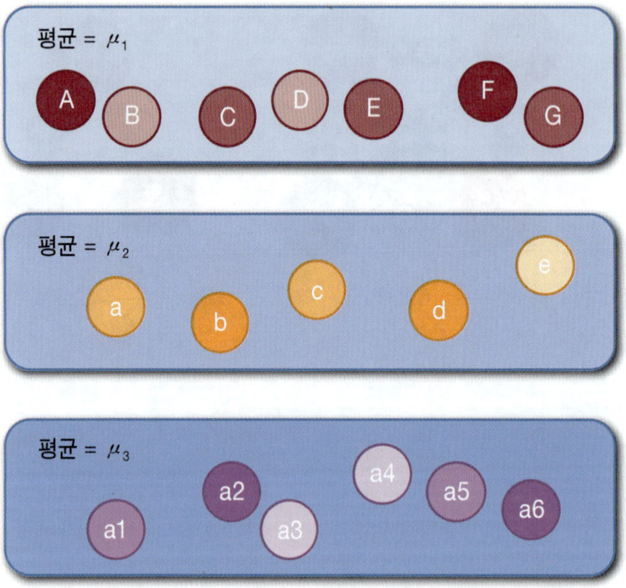

자유도는? 6

자유도는? 4

자유도는? 5

그럼 이제 2×2 분할표에서 자유도를 따져 보자. 다음은 100명의 환자를 대상으로 당뇨와 고혈압 유무를 각각 조사한 결과이다. *a*, *b*, *c*, *d*, 4개의 값 중 한 개의 값만 구해지면 각각의 테이블의 계산에 의해 나머지 값은 자동으로 정해지게 된다. 즉, 자유도는 1이다.

	당뇨	정상	전체
고혈압	*a*	*b*	20
정상	*c*	*d*	80
전체	25	75	100

자유도는? 1

그럼 이번에는 당뇨, 내당능장애, 정상의 3개 열과 고혈압, 정상의 2개 행으로 구분된 3×2 분할표를 살펴보자. *a*, *b*, *c*, *d*, *e*, *f*, 6개의 값 중 2개의 값만 정해지면 나머지 값을 모두 채울 수 있다. 이렇듯 주변합이 모두 정해져 있을 때, n×m 교차표는 (n−1)×(m−1)의 자유도를 가지는 것으로 알려져 있다.

	당뇨	내당능장애	정상	전체
고혈압	*a*	*b*	*c*	20
정상	*d*	*e*	*f*	80
전체	25	25	50	100

자유도는? 2

마. 분포와 검정통계량

어떤 집단에서 개개의 관측값들을 측정하거나 혹은 동일한 현상에 대해 반복적으로 관측된 결과들을 집합적으로 살펴보면 특징적인 분포를 이루는 경향이 있다. 그러므로 우리가 연구를 통해 얻은 결과가 관찰될 수 있을 확률도 그 집합적 양상에 근거하여 추정해 낼 수 있다. 이러한 관측결과들의 집합적 양상을 **확률분포**probability distribution 혹은 **분포**distrubition라고 한다. 의학통계에서 흔히 사용되는 분포로는 정규분포, T 분포, F 분포, 카이제곱분포 등이 있다. (이 장에서 사용된 그래프는 모두 위키피디아(www.wikipedia.org)를 참조하였다.)

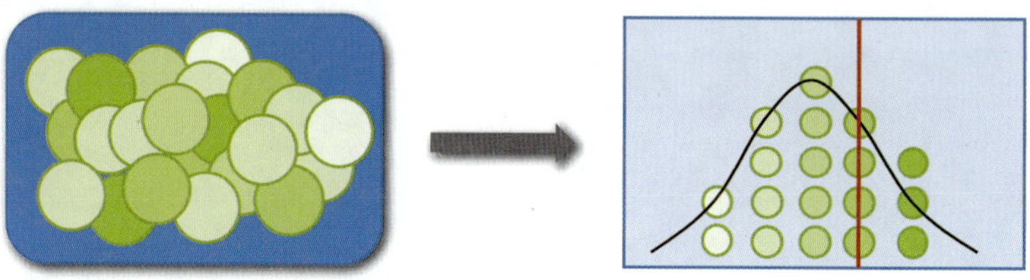

:: 정규분포

정규분포normal distribution는 마치 종을 엎어 놓은 것과 같은 모양으로 하나의 꼭지를 가진 완벽한 좌우대칭으로 양끄리 부분에는 자료가 거의 존재하지 않으며, 모든 정규분포는 평균(μ)과 표준편차(σ)에 의해 결정된다. 즉, 정규분포를 띠는 자료라면 내용이 어떻든지 간에 평균과 표준편차만 같다면 모두 동일한 정규분포($N(\mu, \sigma^2)$)가 된다.

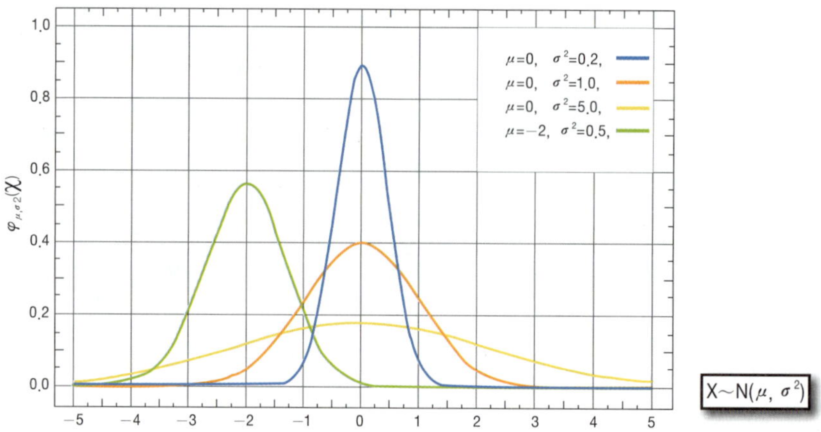

통계학이 처음 확립될 시기에는 모든 관측 결과들의 분포모형이 정규분포와 비슷해야만 옳고, 그렇지 않은 경우는 관측이나 자료수집 과정에서 잘못이 있는 것이라고 믿었다. 이러한 이유로 '정규 normal'라는 이름이 붙게 된 것이지만, 이는 잘못된 믿음으로 정규분포가 아닌 다양한 확률분포들이 밝혀져 있다. 우리가 관찰하는 자연 현상 중에 정규분포와 정확히 일치하는 예는 매우 드물지만 그럼에도 정규분포는 통계적 분석에서 가장 흔히 사용되는 확률분포로 수많은 생물학적 현상들의 측정 결과는 표본의 크기가 충분히 크다면 정규분포를 유사하게 따르는 경우가 많다.

:: 표준정규분포

모든 정규분포는 평균(μ)과 표준편차(σ)의 2개의 값만으로 정해진다. 만약 관측치(X)를 $Z = (X-\mu)/\sigma$로 치환한다면 이들은 모두 평균이 0이고, 표준편차가 1인 정규분포로 치환될 수 있다. 이 정규분포를 **표준정규분포**standard normal distribution, 혹은 z-분포($Z \sim N(0,1)$)라고 한다. 어떤 집단이 정규분포를 따른다고 가정하고 그 평균을 비교하는 것이 **z-검정**이다.

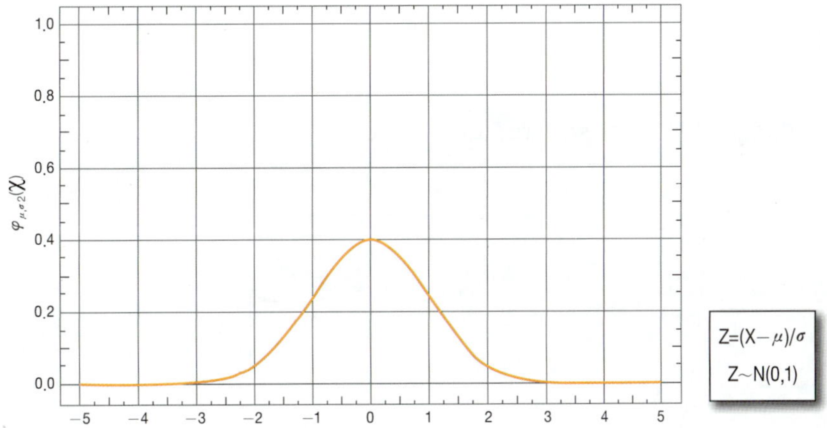

:: t-분포 t-distribution

일반적으로 표본수(n)가 충분히 클 때 표본평균들의 분포는 정규분포를 보인다고 알려져 있지만, 실제로 표본수가 정규분포를 이룰 만큼 충분치 않을 때에는 **t-분포**를 더 근사적으로 따른다는 것이 밝혀져 있다. 이러한 사실을 처음 발견한 Gossett은 여러 가지 사정으로 자신의 이름이 아닌 Student라는 필명으로 논문을 발표하였기 때문에 그의 필명을 따서 'Student's t-분포'라고 부르기도 한다.

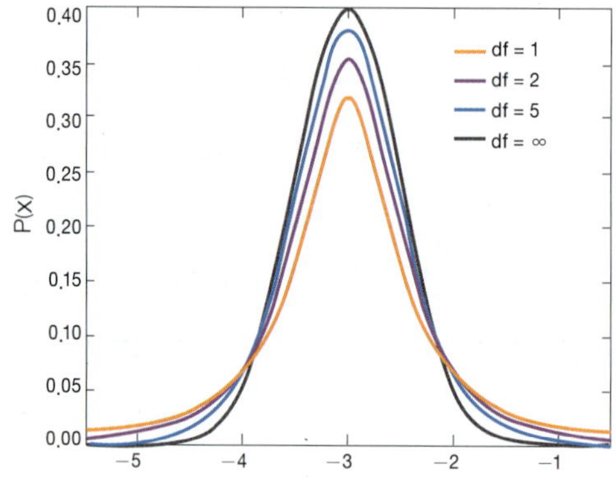

t-분포는 좌우대칭의 종모양으로 정규분포와 매우 흡사하지만, 좀더 긴 꼬리를 가진 형태로 더 넓게 퍼져 있다. t-분포는 자유도에 따라 조금씩 달라지는데 자유도가 증가함에 따라 표준정규분포의 형태에 근접하게 된다. 자료를 수집하는 대부분의 경우 우리는 모집단의 값(모수)을 모르고 우리가 구한 표본집단의 값(통계량)만을 알고 있다. 따라서 모집단의 표준편차(σ) 대신에 표본의 표준편차(s)를 사용하게 되고 이때 표본 평균의 분포가 t-분포를 이룬다는 가정하에 분석을 하게 된다. 이 t-분포를 이용하여 독립인 두 군의 평균을 비교하는 방법이 **독립표본 t 검정**으로 흔히 Student's t test라고도 불린다.

:: 카이제곱(χ^2) 분포 chi-squared distribution

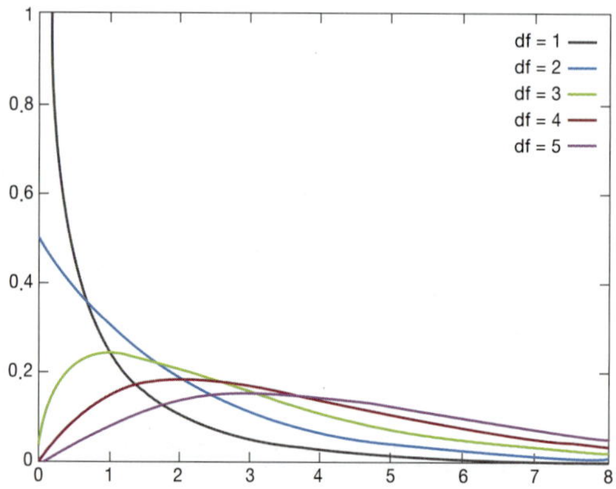

$$X \sim N(\mu, \sigma^2)$$
$$x^2 = \sum \frac{(x_i - \mu)^2}{\sigma^2}$$

χ^2 분포는 표준정규분포를 따르는 독립적인 확률변수($\frac{\chi_1 - \mu}{\sigma}$)를 제곱($\frac{(\chi_1 - \mu)^2}{\sigma^2}$)하여 합해서 얻어지는 분포로 자유도 1인 χ^2 분포를 따르는 서로 독립인 확률변수 $\chi_1{}^2$, $\chi_2{}^2$, ⋯ , $\chi_N{}^2$을 합치면 자유도 N인 χ^2 분포를 따르는 성질이 있다. 이 χ^2분포도 t-분포와 마찬가지로 자유도에 따라 달라지는데 자유도가 커

짐에 따라 오른쪽으로 길게 늘어진 모양이 점차 좌우대칭의 모양에 가까워짐을 볼 수 있다. 이 χ^2분포를 이용한 대표적인 통계 분석법이 두 집단 간의 비율을 비교하는 데 사용되는 **카이제곱 검정**이다.

:: F-분포 F-distribution

F-분포는 비율에 의해 정의되는 분포로 왼쪽으로 치우친 형태를 갖고 있다. F-분포는 2개의 모집단 각각의 분산 추정치의 비(변동의 평균의 비)로 정의되는데, 그 분포는 분자와 분모 각각 자유도에 따라 형태가 결정된다. F-분포는 **분산분석**analysis of variance, ANOVA에 흔히 사용된다.

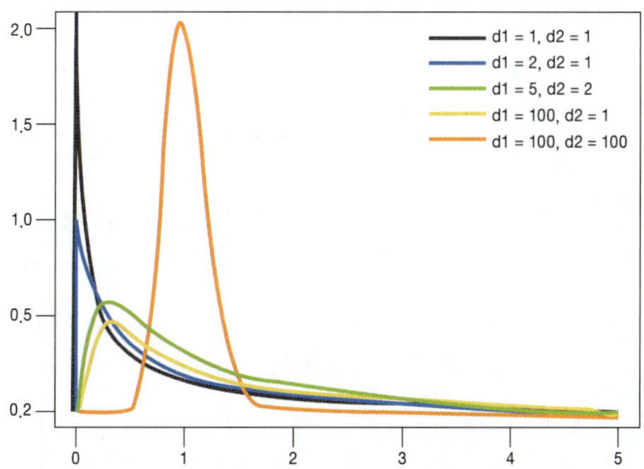

$$F_{k_1,k_2} = \frac{x_1^2 / k_1}{x_2^2 / k_2}$$

:: 분포와 검정통계량

통계적 가설검정에는 특정한 확률분포가 이용되는 경우가 많다. 예를 들어, 독립표본 T 검정은 T 분포를, 분산분석은 F분포를, 그리고 카이제곱 검정은 χ^2 분포를 이용한다. 가설검정 시에는 관찰된 표본으로부터 가설검정을 위한 **검정통계량**test statistic을 계산한다. 그리고 귀무가설이 옳다는 전제 하에, 가정된 분포에서 관찰된 표본(검정통계량)이 발견될 수 있는 **확률**probability value, *p* value은 곡선의 아래면적을 통해 알 수 있다. 이것이 분포와 검정통계량을 이용하여 유의확률*p* value을 구하는 방식이다.

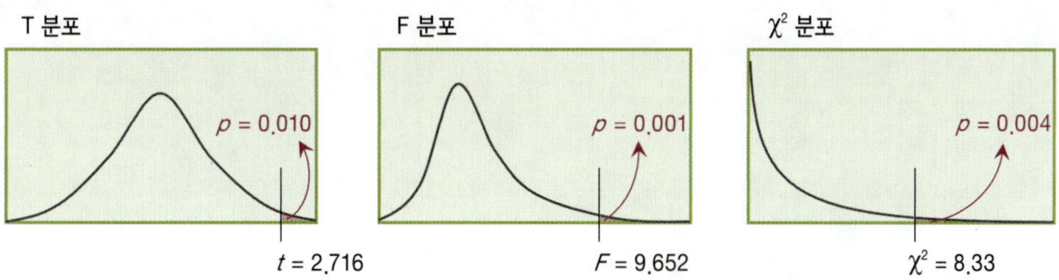

예를 들어, 당뇨와 비만 유무를 조사한 2×2 분할표를 통해 당뇨와 비만 사이에 연관성이 있는지 알아보자. 2×2 분할표의 경우 χ^2 검정통계량은 자유도 1인 χ^2 분포를 따르는 것으로 알려져 있다. 정해진 공식에 의해 계산된 검정통계량 χ^2 값은 8.33인데, 자유도 1인 χ^2 분포에서 χ^2=8.33인 현상이 관찰될 확률(p value)은 0.004이다. 즉, 당뇨와 비만 사이에 연관성이 없다는 귀무가설하에서 이러한 현상이 관찰될 확률이 0.4%라는 것이다. 이는 유의수준 5%보다 작으므로 귀무가설을 기각하고 두 질환은 서로 연관성이 있다는 대립가설을 채택할 수 있다.

	당뇨	정상	전체
비만	10	10	20
정상 체중	15	65	80
전체	25	75	100

$$\textbf{검정통계량 } \chi^2 = \sum \frac{(\text{관측빈도} - \text{기대빈도})^2}{\text{기대빈도}} = \frac{(+5)^2}{5} + \frac{(-5)^2}{20} + \frac{(-5)^2}{15} + \frac{(+5)^2}{60} = \mathbf{8.33}$$

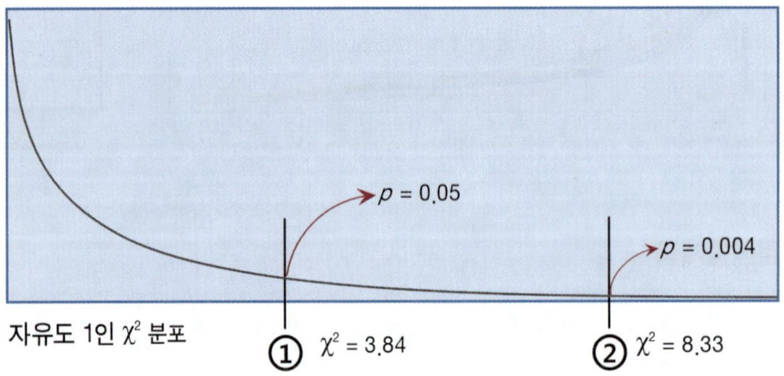

바. 중심극한정리

많은 통계모형들은 자료가 정규분포라는 가정에 기초하여 발달되었다. 그러므로 어떤 표본이 정규분포라는 가정을 할 수 있다면 다양한 분석법을 사용할 수 있어 통계적으로 매우 유리하다. 모집단으로부터 무작위로 표본을 추출할 때 표본의 크기가 충분히 크다면 표본 변수들의 그 합 또는 평균의 히스토그램은 정규분포 곡선에 수렴하며, 이를 **중심극한정리**central limit theorem라고 한다. 예를 한 번 들어 보자. (이 부분은 류근관 교수의 《통계학》(2011, 법문사)을 참고하였다.)

:: 대칭적인 자료

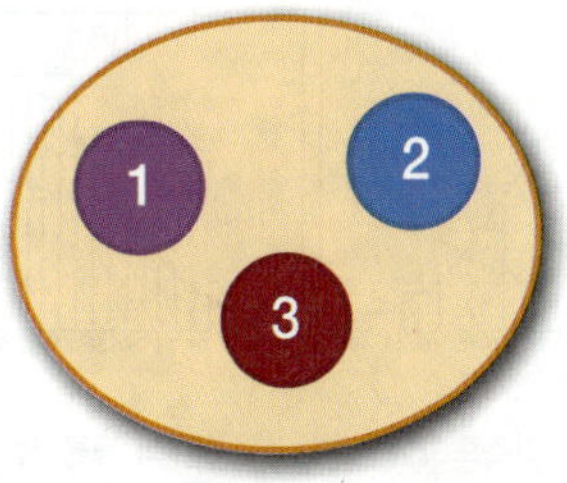

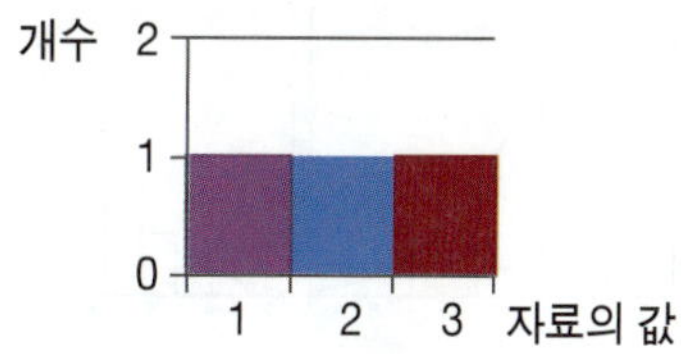

주머니에 1 1개, 2 1개, 3 1개, 총 3개의 공이 들어 있다고 하자. 이를 무작위로 복원추출(공을 1개 꺼내어 숫자를 기록한 다음 도로 주머니에 넣고 다시 공을 1개 꺼냄)했을 때 그 숫자들의 합의 히스토그램을 그려 보면 다음과 같다.

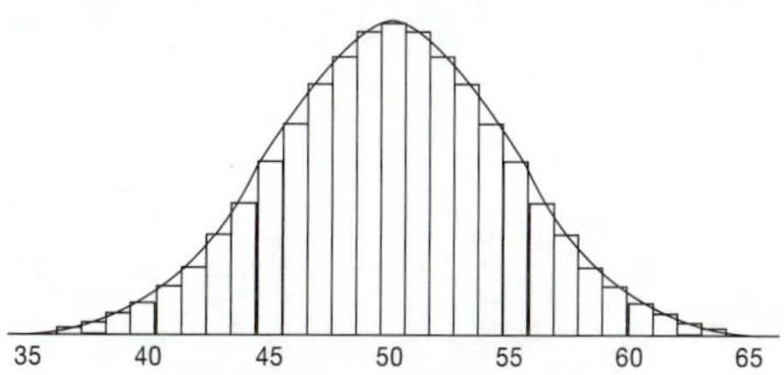

25회 복원추출 합의 히스토그램

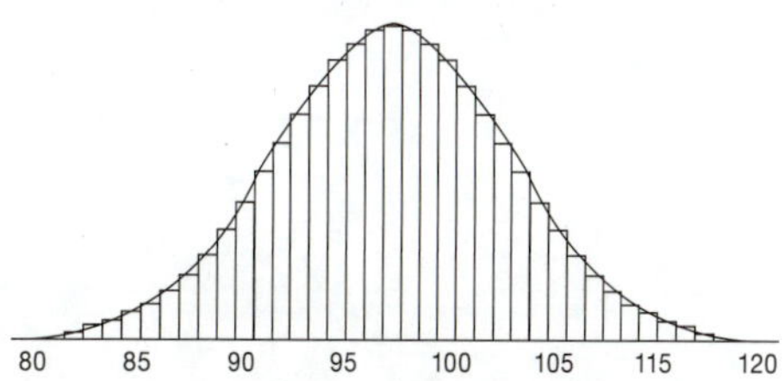

50회 복원추출 합의 히스토그램

즉, 대칭인 자료를 무작위 복원추출하였더니 25회만 반복하여도 정규분포에 가까운 그림을 얻을 수 있었다. 그러면 한쪽으로 치우친 자료는 어떨까?

:: 치우친 자료 1

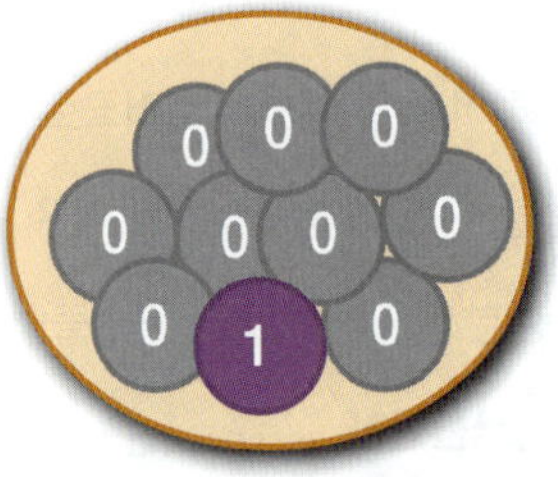

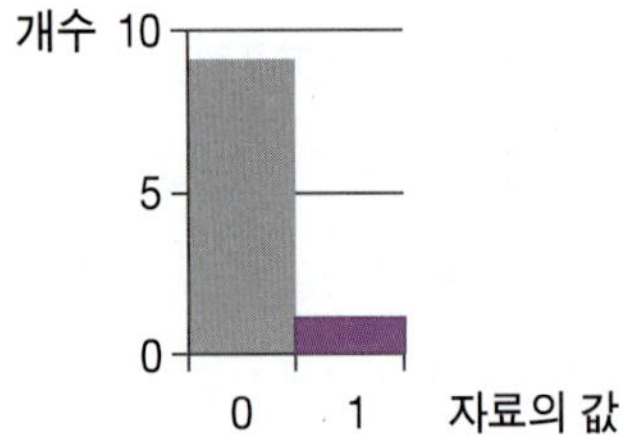

이번에는 주머니에 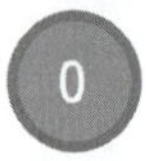 9개,  1개, 총 10개의 공이 들어 있다고 하자. 이를 무작위로 복원추출했을 때 합의 히스토그램을 그려 보자.

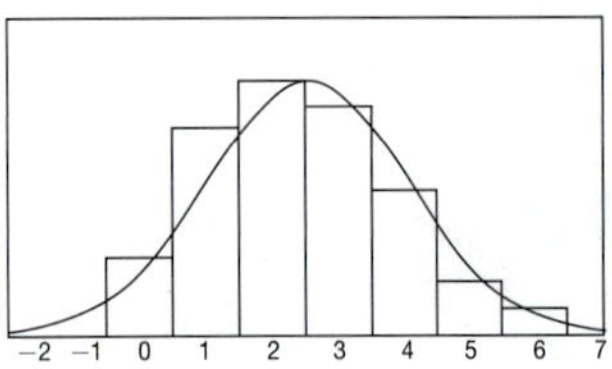

25회 복원추출 합의 히스토그램

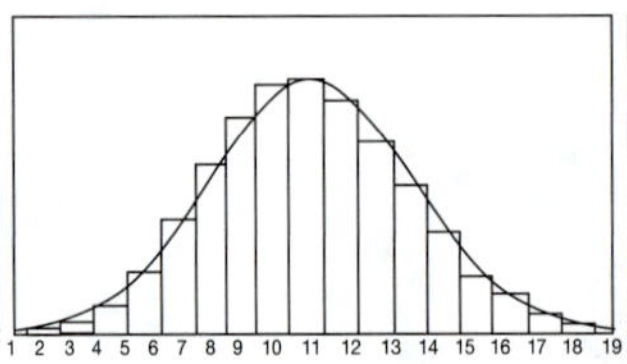

100회 복원추출 합의 히스토그램

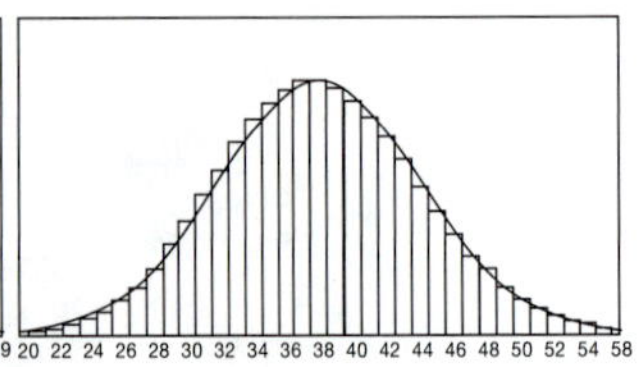

400회 복원추출 합의 히스토그램

치우친 자료의 경우에도 복원추출을 반복하였을 때 역시 정규분포의 형태를 보여 주었다. 이번에는 다른 형태로 치우친 자료를 살펴보자.

:: 치우친 자료 2

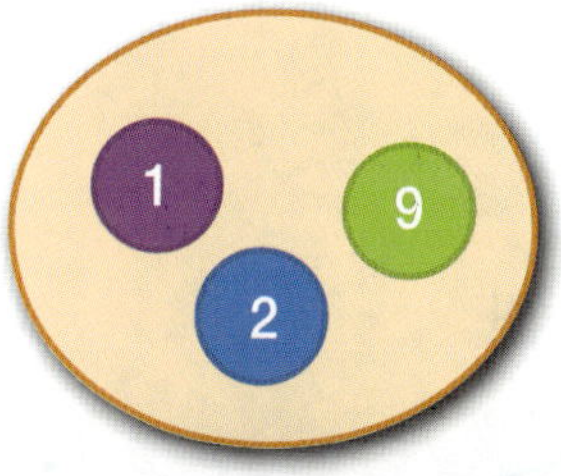

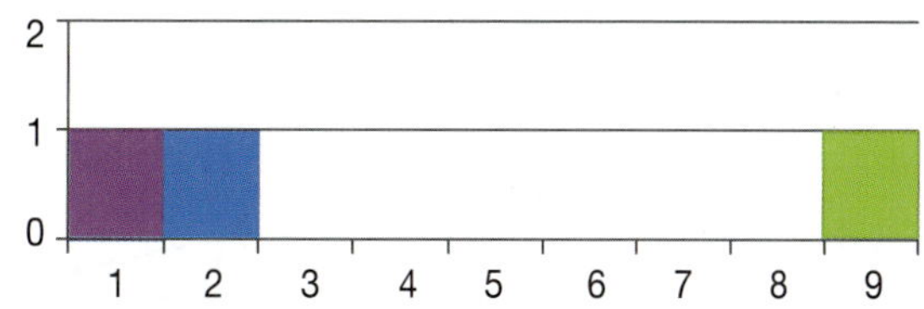

주머니에 1 1개, 2 1개, 9 1개, 총 3개의 공이 들어 있을 때에도 무작위 반복 복원추출 결과를 확률 히스토그램으로 그려 보자.

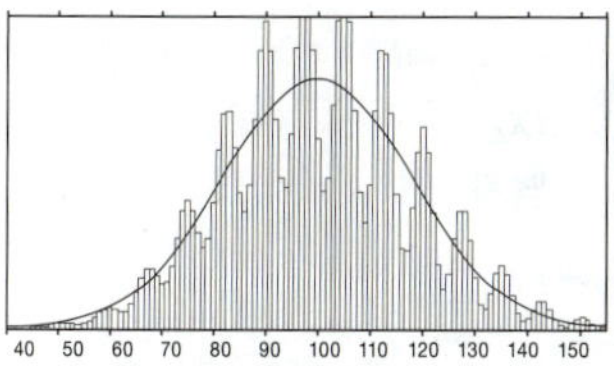

25회 복원추출 합의 히스토그램

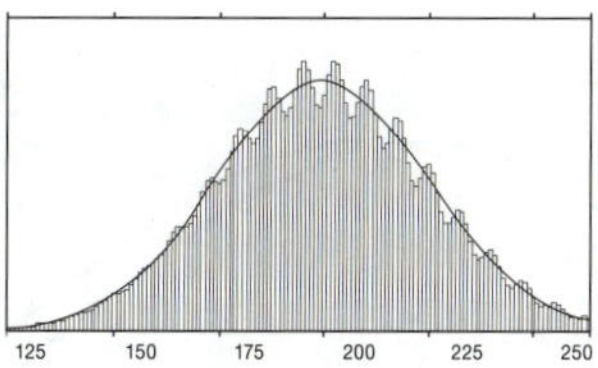

50회 복원추출 합의 히스토그램

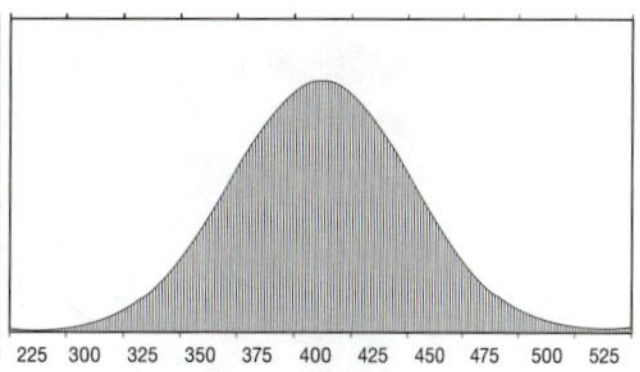

100회 복원추출 합의 히스토그램

이 경우에도 무작위 복원추출 결과 결국 정규분포에 가까운 그림을 보여 주었다. 다만 정규분포에 도달하는 복원추출의 횟수만 다를 뿐이었다. 이렇듯 어떠한 형태의 자료도 추출 횟수가 증가한다면 그 합의 히스토그램은 정규분포로 수렴함을 알 수 있다.

정리해 보면, 모집단으로부터 무작위로 복원추출을 시행할 때 표본의 크기가 충분히 크다면 그 합 또는 평균의 히스토그램은 중심극한정리에 의해 정규분포 곡선에 수렴한다. 그리고 이 정리는 위의 여러 예에서 확인하였듯이 모집단의 구성에 관계없이 항상 성립한다. 다만 히스토그램을 정규분포 곡선으로 근사시키는 데 필요한 최소한의 추출 횟수는 모집단의 분포에 따라 달라진다.

:: **중심극한정리는 왜 중요할까?**

남녀의 해부학 성적 분포가 다음과 같은 분포를 띤다고 하자. 이 분포를 보고 남자와 여자 중 어느 집단이 성적이 높은지 쉽게 말할 수 있을까?

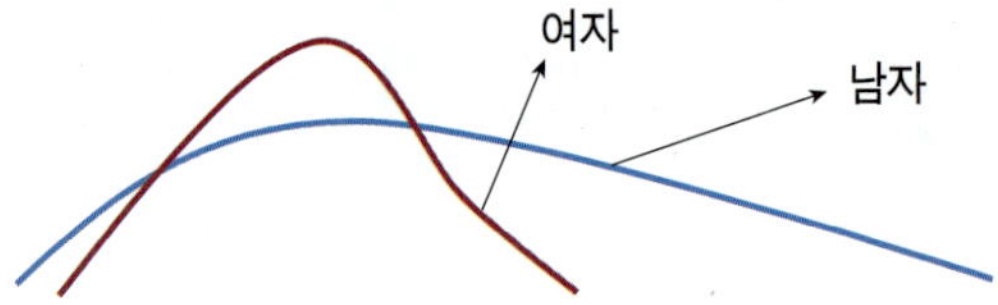

이제 다음과 같이 두 분포가 모두 정규분포를 띤다고 가정해 보자. 이제는 눈대중으로도 두 군의 크기를 비교하기가 한결 수월해졌다.

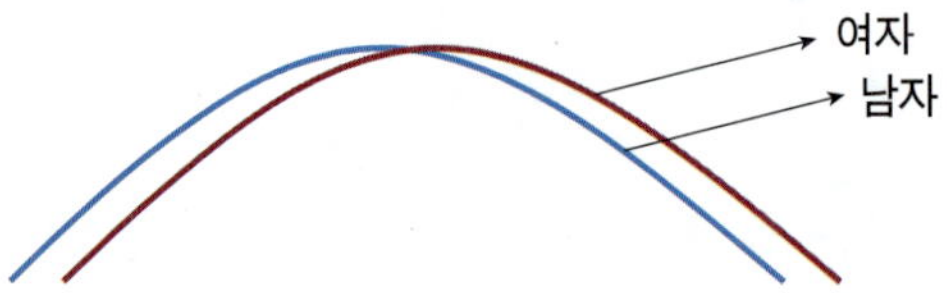

이렇듯 두 집단의 측정치가 정규분포를 띤다고 가정할 수 있다면 우리는 그 평균을 비교함으로써 두 집단의 차이를 쉽게 비교할 수 있다. 실제로 통계학의 많은 모형들은 자료의 분포가 정규분포라는 가정하에 작동하는 경우가 많으므로, 자료가 정규성을 갖는지 판단하는 것은 매우 중요한 작업이 된다.

모집단의 분포를 알지 못하는 경우에도 표본수가 충분히 크다면 중심극한정리에 의해 표본평균의 분포는 정규성을 띤다고 가정할 수 있으며, 이러한 정규성 가정을 통해 다양한 확률분포를 통계검정에 이용할 수 있다.

사. 모수적 방법과 비모수적 방법

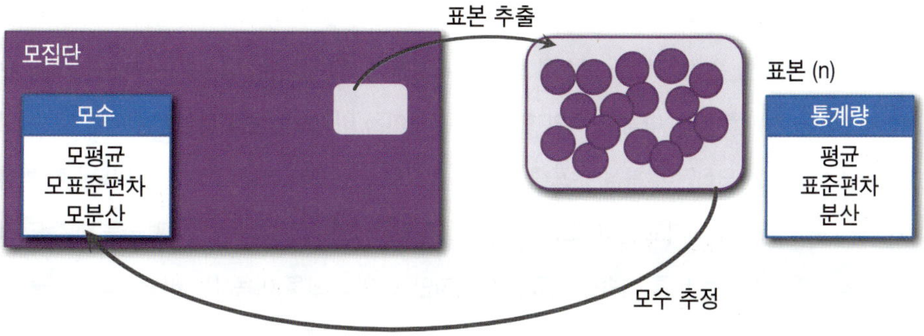

우리가 궁극적으로 알고 싶은 전체 집단을 모집단이라고 한다. 하지만 전체 집단을 모두 조사하는 것은 현실적으로 불가능하다. 고혈압 환자에게 A약을 투여해서 얼마나 효과가 있는지 알고 싶을 때 전 세계의 모든 고혈압 환자(모집단)를 대상으로 효과를 파악할 수는 없는 노릇이다. 우리가 할 수 있는 일은 적절한 표본집단을 지정하여 이 표본집단에서 평균, 표준편차와 같은 통계량을 구한 뒤 이를 통해 모평균과 모표준편차를 추정하는 것이다. 그렇기 때문에 통계라는 학문이 필요한 것이다. 추출된 표본의 평균, 표준편차, 분산 등을 **통계량**statistic이라고 하며 모집단의 모평균, 모표준편차, 모분산 등을 **모수**parameter라고 한다. 통계적 검정을 위해 표본으로부터 계산된 검정통계량도 통계량의 일종이다.

:: 모수적 방법

우리는 중심극한정리에 의해 모집단의 분포에 상관없이 무작위 추출된 표본의 평균은 표본 크기가 충분히 클 때 정규분포를 따른다는 것을 알고 있다. 따라서 표본의 크기가 충분히 크다면 모집단의 정규성 유무와 관계 없이 모평균에 대한 가설검정을 시행할 수 있다. 이렇듯 정규성을 갖는다는 모수적 특성을 이용하는 통계적 방법을 **모수적 방법**parametric method이라고 한다.

그러면 중심극한정리에 의해 표본평균이 정규분포를 따른다고 가정할 수 있는 최소한의 표본의 크기는 얼마나 될까? 이 질문에 대한 대답은 앞에서 공부했듯이 모집단의 분포에 따라 차이가 있겠지만, 일반적으로 군당 30명 이상으로 구성된 표본의 경우에 표본평균이 정규분포를 따른다고 가정할 수 있다. 만약 표본의 크기가 군당 10~30명인 경우에는 따로 정규성 검정을 통해 정규분포임이 확인한 다음 독립표본 t 검정과 같은 모수적 방법을 사용할 수 있다.

:: 비모수적 방법

정규성 검정에서 정규분포를 따르지 않는다고 증명되거나 군당 10명 미만의 소규모 실험에서는 정규분포임을 가정할 수 없으므로 모수적 방법을 사용할 수 없다. 이런 경우에는 자료를 크기 순으로 배열하여 순위를 매긴 다음 순위의 합을 통해 차이를 비교하는 **순위합검정**을 적용할 수 있는데 이런 방법들은 모집단이 특정 분포를 따르는 것으로 가정하지 않는다고 하여 **비모수적 방법** nonparametric method이라고 한다. 또, 숫자로는 표현되지만 수량화할 수 없고, 평균을 낼 수도 없는 순위 척도의 경우에는 비록 연속형 자료는 아니지만, 순위의 합을 이용하는 비모수적 방법을 적용하는 것은 가능하다.

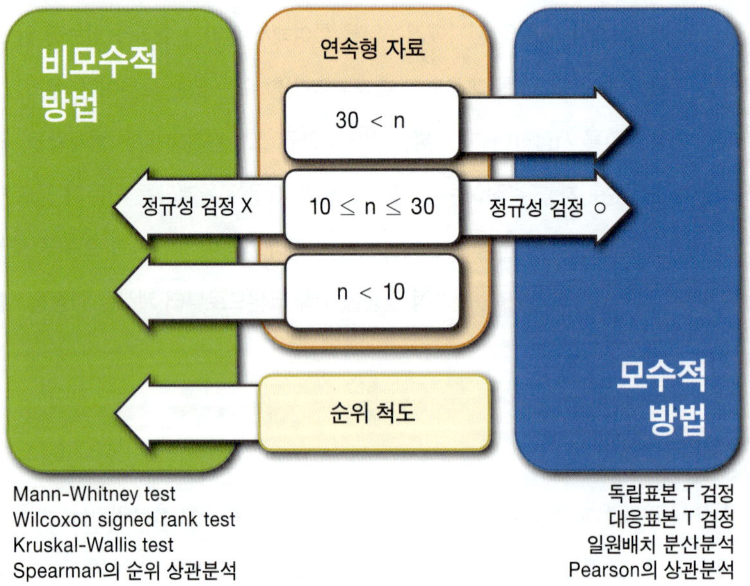

일반적으로 위 그림과 같이 $n>30$으로 충분히 크거나, $n \geq 10$이면서 정규성 검정에서 정규분포로 간주할 수 있는 연속형 자료의 경우 모수적 방법을 사용할 수 있으며, 그 외에는 비모수적 방법을 사용해야 한다. 흔히 모수적 방법을 더 선호하는 이유는 가정이 잘 충족되는 경우 모수적 방법이 비모수적 방법보다 검정력이 다소 높고, 두 군 사이에 크기의 차이가 있는 경우 차이의 정도를 함께 제시해 줄 수 있다는 장점을 갖기 때문이다.

이에 반해 비모수적 방법은 모수적 방법과 비교하여 다음과 같은 몇 가지 특성을 가지고 있다. (1) 일반적으로 모수적 방법에 비해 분포에 대한 가정이 완화되거나 또는 가정이 거의 없으며, 표본의 크기가 작은 경우에도 안정적이다. (2) 대부분의 비모수적 방법들은 부호 또는 상대 크기의 순위 등 직관적이고 이해하기 쉬운 정보를 사용한다. (3) 많은 경우에 모수적 방법과 비교하여 표본이 정규분포를 따를 때에도 검정력이 크게 떨어지지는 않으며, 표본의 분포가 정규분포로부터 멀리 이탈한 경우에는 비모수적 방법밖에 사용할 수 없다.

아. 자료의 탐색 및 정규성 검정

모든 자료는 본격적인 통계 분석에 들어가기 앞서 어떤 분포를 띠고 있는지, 치우침이나 특이점은 없는지 파악하는 것이 필요하다. **탐색적 자료분석**exploratory data analysis이란 자료의 특징과 내재하는 구조적 관계를 알아내기 위해 시행하는 모든 방법으로 여기서 얻은 정보를 바탕으로 통계모형을 구축하는 데 도움을 준다. 자료의 분포가 실제로 정규분포에 근사하는지, 그리고 회귀분석을 시행하기 앞서 두 변수가 실제로 선형의 관계를 보이고 있는지 파악하는 것은 매우 중요한 과정이다.

:: 대표값

대표값representative value이란 자료를 대표할 수 있는 하나의 값을 의미하며 평균과 중앙값 등이 있다. 가장 널리 사용되는 지표인 **평균**mean은 모든 관측값들을 합하고 이를 관측수로 나누어 구할 수 있는데, 모든 관측값들의 무게 중심과도 같다. 한편, 관측값을 크기 순으로 배열하였을 때 한가운데 있는 수는 **중앙값**(중위수)median이 된다. 관측수가 짝수인 경우에는 한가운데 있는 두 수의 평균으로 중앙값을 정한다. 자료의 개수가 많지 않은 경우에 평균은 크기가 특별히 크거나 작은 한 값에 크게 영향을 받게 되는 단점이 있는데 반해 중앙값은 이러한 특이점outlier의 영향이 제한적이어서 탐색적 자료분석에서 더 선호된다.

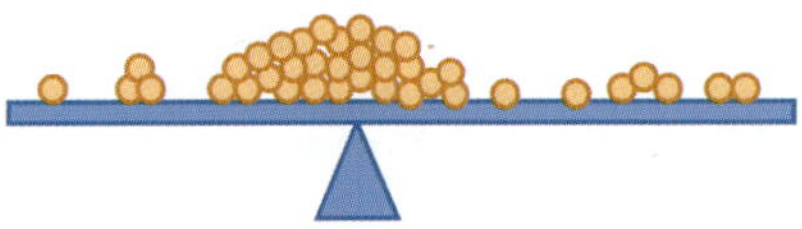

평균 = 무게 중심

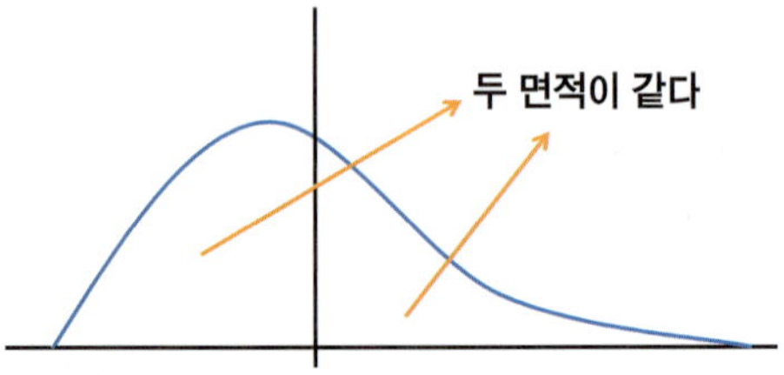

중앙값 = 분포의 한가운데 수

:: 산포도

산포도degree of scattering란 자료의 흩어진 정도를 의미하며 분산, 표준편차, 범위, 사분위수범위 등이 이에 해당된다. **분산**variance은 개별 관측치와 평균의 차이의 제곱의 평균을 말하며, 이에 다시 제곱근을 구하여 원래 측정값들과 차수를 맞추어 준 것이 **표준편차**standard deviation이다. 우리는 자료를 요약할 때 흔히 평균과 표준편차를 함께 언급하지만, 통계적으로는 분산이 수리적으로 더 다루기 편리한 경우가 많다.

범위range란 자료의 가장 큰 값과 가장 작은 값 간의 차이를 의미하는데, 만일 특별히 크거나 작은 특이점outlier이 포함된 경우에는 자료의 흩어진 정도를 보여 주는 척도로 적절하지 않다.

자료를 4등분한 한 값을 **사분위수**quartiles라 한다. 예를 들어 400개의 값을 크기순으로 배열하여 작은 값부터 100번째 값이 1사분위수, 200번째 값이 2사분위수(=중앙값), 300번째 값이 3사분위수이다. **사분위수 범위**interquartile range란 3사분위수와 1사분위수의 차이로서 분포의 퍼진 정도를 표현하는데, 다시 말하면 전체 자료의 중간에 위치한 50%의 값들이 지니는 범위이다. 사분위수는 멀리 떨어져 있는 특이점에 의한 영향을 받지 않으며, 표본수에 따라서도 거의 영향을 받지 않는다는 장점이 있다.

탐색적 자료분석에서는 최소값과 최대값, 중앙값, 1사분위수와 3사분위수를 **다섯수치요약**five number summary라고 하여 (최소값, 1사분위수, 중앙값, 3사분위수, 최대값)와 같이 표현하며 자료의 특성을 파악하는 데 흔히 사용한다.

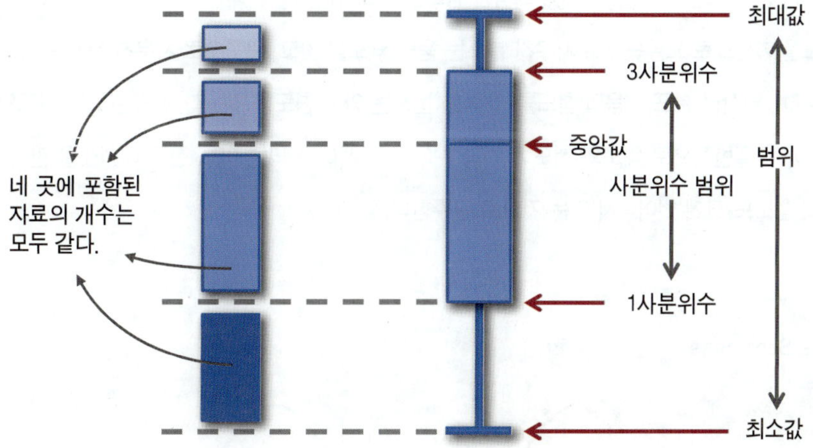

마지막으로 다음의 자료를 대상으로 탐색적 자료분석을 시행해 보자.

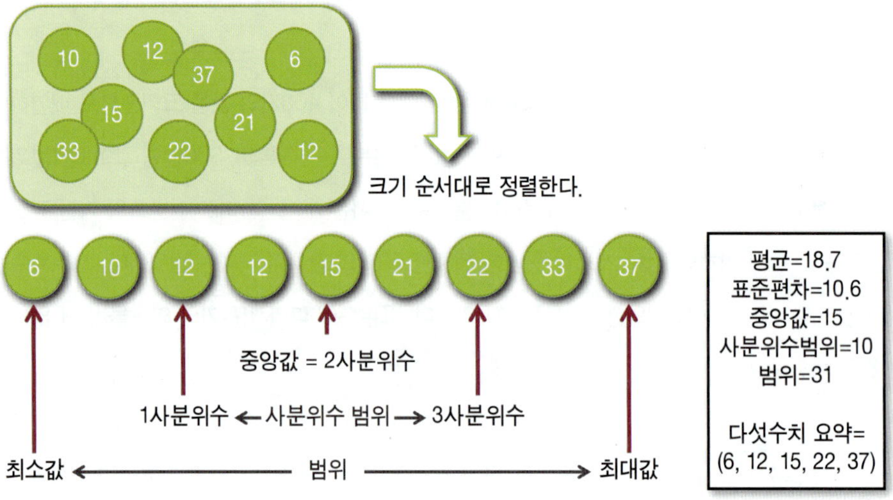

:: **왜도와 첨도**

자료의 치우친 정도를 **왜도**skewness, 뾰족한 정도를 **첨도**kurtosis라 하며 분포의 특징을 보여 준다. 정규분포를 기준으로 오른쪽으로 치우친 분포는 음의 왜도를 갖고, 왼쪽으로 치우친 분포는 양의 왜도를 가지며, 납작한 분포는 음의 첨도를, 뾰족한 분포는 양의 첨도를 갖는다. 정규분포의 왜도와 첨도는 '0'이며, 일반적으로 왜도와 첨도가 각각 −2~+2 사이가 되면 어느 정도 대칭성을 만족하고 뾰족함의 정도도 크게 벗어나지 않는 것으로 간주한다.

왜도 Skewness

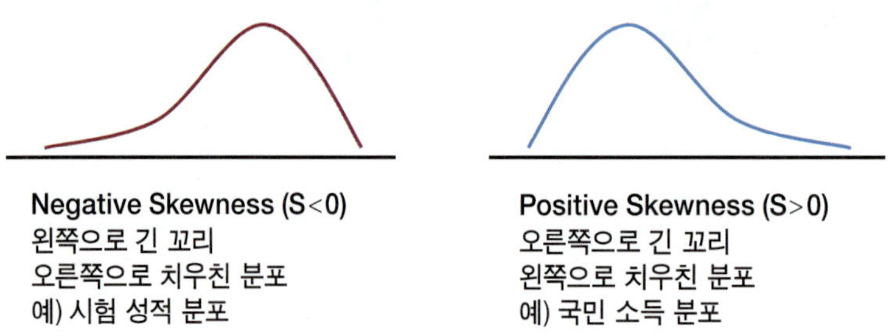

첨도 Kurtosis

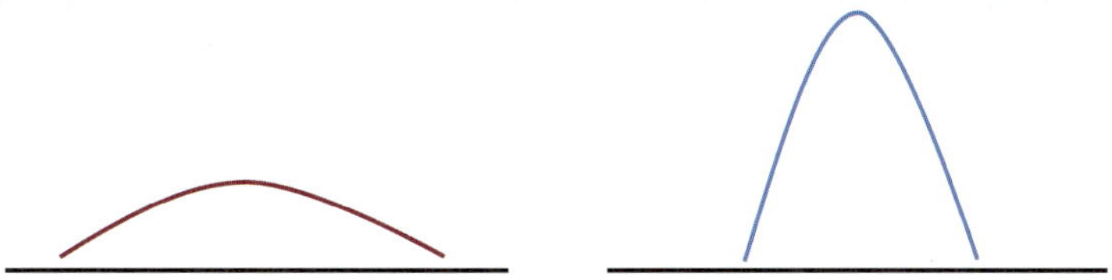

Negative Kurtosis (K<0)
정규분포보다 납작한 분포

Positive Kurtosis (K>0)
정규분포보다 뾰족한 분포

:: 정규성 검정

많은 통계적인 방법들이 자료가 정규분포임을 가정하고 작동하기 때문에 자료가 정규성을 만족하는지 확인하는 것은 매우 중요하다. 이를 위해서는 탐색적 자료분석을 통해 자료의 분포 형태를 파악하고, 평균과 중앙값이 차이가 많이 나지 않는지, 왜도와 첨도값이 −2~+2 사이에 위치하는지 등을 확인하는 것이 우선 필요하다.

일반적으로 표본수가 30을 넘는 경우 중심극한정리에 의해 모집단의 분포에 상관없이 표본평균이 정규성을 갖는다고 가정할 수 있다. 하지만 표본수가 10~30인 경우에는 **정규성 검정**을 통해 정규성을 검정한다. 그리고 표본수가 10 미만인 경우에는 정규성을 인정받기에는 자료의 수가 너무 적으므로 비모수적인 통계방법들을 사용해야 한다.

:: 정규성 검정의 가설 설정

귀무가설 H_0	자료는 정규분포를 따른다.
대립가설 H_1	자료는 정규분포를 따르지 않는다.

정규성 검정을 위해 흔히 사용되는 검정 방법은 Kolmogorov-Smirnov test와 Shapiro-Wilk test를 들 수 있다. SPSS 프로그램에서는 이 두 검정법을 동시에 지원한다. **정규성 검정에서는 정규성을 만족하는 것이 귀무가설로 설정된다.** 그러므로 검정에 의해 *p* value가 0.05보다 작다면 귀무가설을 기각하여 정규성이 만족되지 않는 것이고, ***p* value가 0.05 이상일 때 귀무가설이 채택되어 정규분포를 따른다고 간주한다**.

하지만 여기서 주의할 점이 있다. 귀무가설을 기각하지 못하는 것이 귀무가설이 꼭 옳음을 의미하는 것은 아니라는 사실이다. 이것은 "정규분포를 따르지 않는다고 말할 충분한 증거가 없다"는 결론이 더 옳다. 그러므로 적어도 자료의 개수가 10개 이상일 때에만 이 검정에 의미를 부여할 수 있다. 자료가 4~5개뿐이라면 어떻게 정규성을 운운할 수 있겠는가?

SPSS 실습

정규성 검정

Q 새로운 항우울제의 치료 효과를 증명하기 위해 40명의 우울증 환자를 군당 20명씩 실험군과 대조군으로 무작위 배정하여 실험군에게는 항우울제를, 대조군에게는 위약을 투여하였다. 치료 한 달 뒤 측정한 우울증 점수를 통해 두 군의 효과의 크기를 비교하고자 한다. 이에 앞서 탐색적 자료분석을 실시하고, 정규성을 검정하라.

실험군 (Group=1)		
Patient No.	Group	Score
1	1	10
2	1	16
3	1	27
4	1	15
5	1	21
6	1	14
7	1	16
8	1	21
9	1	22
10	1	23
11	1	25
12	1	28
13	1	27
14	1	13
15	1	15
16	1	16
17	1	21
18	1	22
19	1	25
20	1	28

대조군 (Group=2)		
Patient No.	Group	Score
21	2	23
22	2	26
23	2	27
24	2	23
25	2	16
26	2	18
27	2	31
28	2	33
29	2	28
30	2	36
31	2	18
32	2	21
33	2	26
34	2	28
35	2	29
36	2	33
37	2	32
38	2	16
39	2	18
40	2	23

1 ❶ **분석** ▶ ❷ **기술통계량** ▶ ❸ **데이터 탐색**을 선택한다.

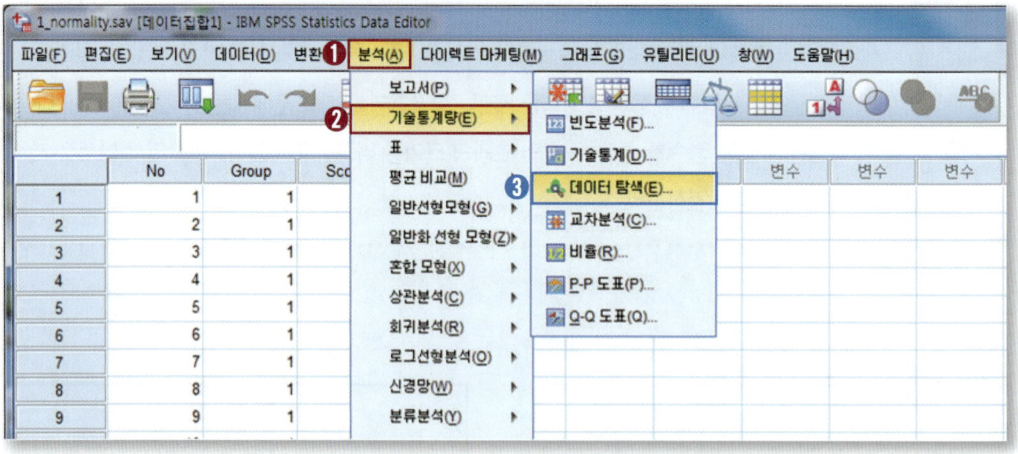

2 우리는 두 군의 관측값들이 정규분포의 가정을 만족하는지 검정하고자 한다. ❶ **종속변수**에 Score를, ❷ **요인**에 Group을 이동시킨다. 자료를 도표로 확인하고 정규성 검정을 하기 위하여 ❸ **도표**를 선택한다.

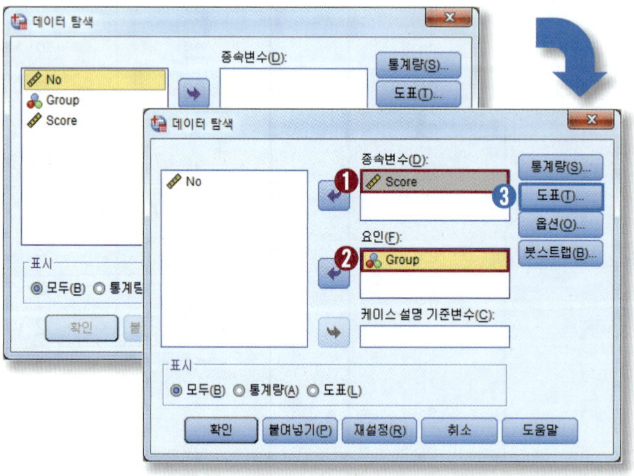

3 도표 상자에서 **줄기와 잎그림**은 기본값으로 이미 설정되어 있다. 추가로 ❶ **히스토그램**을 체크하고, 정규성 검정을 위해 ❷ **검정과 함께 정규성도표**를 체크한 다음 ❸ **계속**을 선택한다.

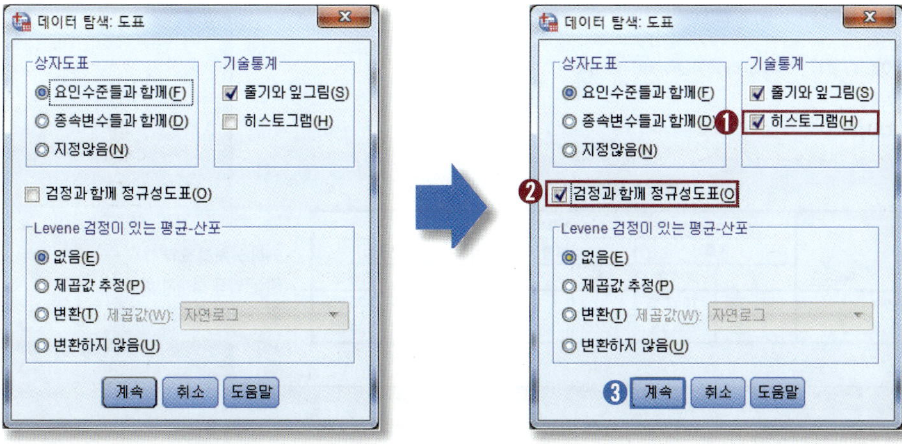

4 ❶ **확인**을 선택하고 결과를 기다린다.

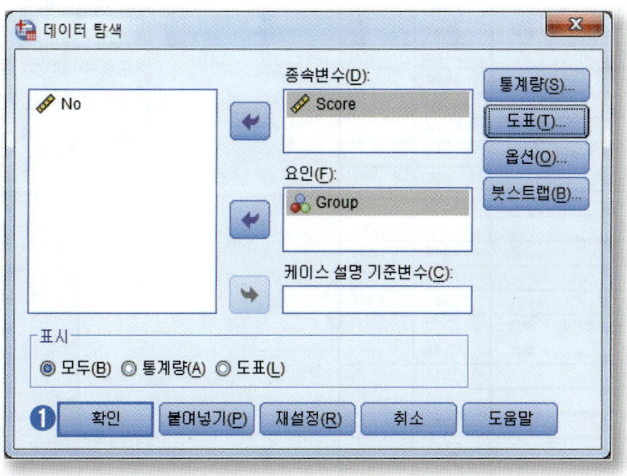

데이터 탐색 및 정규성 검정의 결과

➜ 데이터 탐색

[데이터집합1] C:₩exercise₩1_normality.sav

Group

케이스 처리 요약

		케이스					
		유효		결측		전체	
	Group	N	퍼센트	N	퍼센트	N	퍼센트
Score	1	20	100.0%	0	0.0%	20	100.0%
	2	20	100.0%	0	0.0%	20	100.0%

케이스 처리 요약
각 군별로 결측치 없이
20개씩의 자료를 포함하고 있다.

기술통계

	Group			통계량	표준오차
Score	1	평균		20.25	1.233
		평균의 95% 신뢰구간	하한	17.67	
			상한	22.83	
		5% 절삭평균		20.39	
		중위수		21.00	
		분산		30.408	
		표준편차		5.514	
		최소값		10	
		최대값		28	
		범위		18	
		사분위수 범위		10	
		왜도		-.149	.512
		첨도		-1.173	.992
	2	평균		25.25	1.367
		평균의 95% 신뢰구간	하한	22.39	
			상한	28.11	
		5% 절삭평균		25.17	
		중위수		26.00	
		분산		37.355	
		표준편차		6.112	
		최소값		16	
		최대값		36	
		범위		20	
		사분위수 범위		12	
		왜도		-.017	.512
		첨도		-1.086	.992

기술통계
각 군별로 평균, 중위수, 분산, 표준편차, 최소값과 최대값, 범위, 사분위수범위, 왜도와 첨도를 알려준다.
왜도<0은 오른쪽으로 치우친 분포,
첨도<0은 납작한 분포를 의미하지만,
두 값 모두 −2~2 사이에 있다면 크게
치우침이 있는 분포로 생각하지 않는다.

정규성 검정

Group		Kolmogorov-Smirnov[a]			Shapiro-Wilk		
		통계량	자유도	유의확률	통계량	자유도	유의확률
Score	1	.180	20	.090	.935	20	.190
	2	.132	20	.200*	.951	20	.385

*. 이것은 참인 유의확률의 하한값입니다.

a. Lilliefors 유의확률 수정

❶ ❷

정규성 검정

H_0: 집단은 정규성을 띤다.

H_1: 집단은 정규성을 띠지 않는다.

❶ Kolmogorov-Smirnov 검정

그룹1: p=0.09>0.05 → H_0 채택

그룹2: p=0.20>0.05 → H_0 채택

❷ Shapiro-Wilk 검정

그룹1: p=0.19>0.05 → H_0 채택

그룹2: p=0.39>0.05 → H_0 채택

→ 두 그룹 모두 정규성을 띤다고 가정할 수 있다.

Score

히스토그램

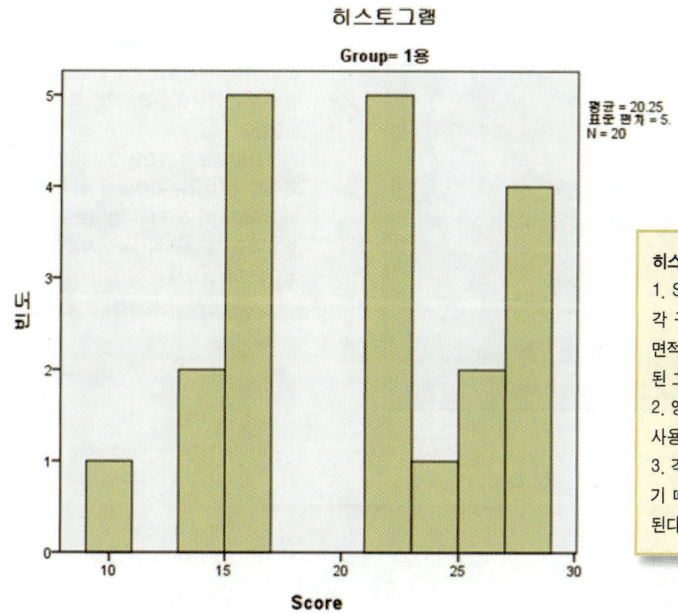

두 그룹 간의 유사한 그래프에 대해서는 Group=1의 결과만 제시하였다.

히스토그램 Histogram

1. Score를 일정한 구간으로 적절히 나누고 각 구간에 포함되는 자료의 빈도에 비례하는 면적(높이)을 가진 직사각형을 나열하여 작성된 그래프
2. 양적 자료의 분포를 살펴볼 때 일반적으로 사용되는 방법
3. 각 구간에 속하는 자료의 개수만을 표현하기 때문에 원자료의 정보는 부분적으로 상실된다.

줄기와 잎그림 도표

```
Score Stem-and-Leaf Plot for
Group= 1

 Frequency    Stem &  Leaf

     3.00        1 .  034
     5.00        1 .  55666
     6.00        2 .  111223
     6.00        2 .  557788

 Stem width:       10
 Each leaf:      1 case(s)
```

줄기-잎 그림 Stem-and-Leaf plot

1. 각 원자료를 줄기(stem)와 잎(leaf) 부분으로 나누어 표현한다.
2. 일반적으로 잎은 마지막 자리의 한 자릿수이고, 줄기 부분은 마지막 자리를 잎으로 떼어낸 나머지로 정의된다.

예) 13 → 줄기=1, 잎=3
　752 → 줄기=75, 잎=2
　5.213 → 줄기=5.21, 잎=3

3. 줄기를 아래로 나열하여 쓴 뒤, 줄기마다 잎들을 크기순으로 정렬한다.
4. 히스토그램과 유사하지만, 실제 수치가 상실되지 않고 보존되는 장점이 있다.

정규 Q-Q 도표

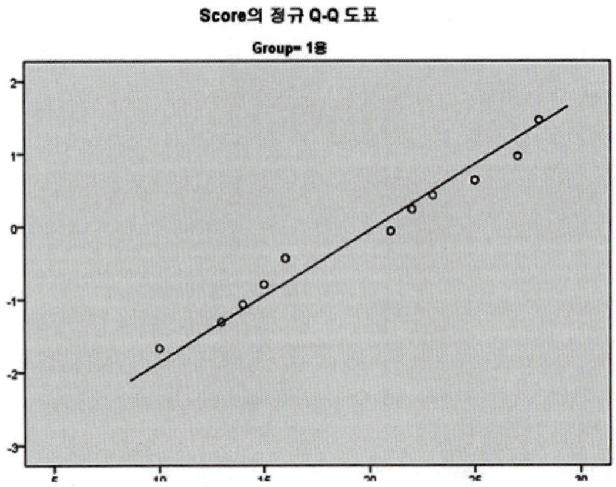

정규 Q-Q 도표

1. Q-Q 도표(quantile-quantile plot)는 특정 분포에서의 이론적인 분위수(정규 기대값)와 실제 분위수(관측값)를 각각 y축과, x축으로 표현한 것
2. 표본의 정보에 기초한 분포가 가정된 분포와 얼마나 일치하는지를 보여 줌
3. 관측값(x)과 정규 기대값(y)으로 표현된 점들이 확률도상에서 직선에 일치할수록 자료는 정규분포에 가깝다.

기울기없는 정규 Q-Q 도표

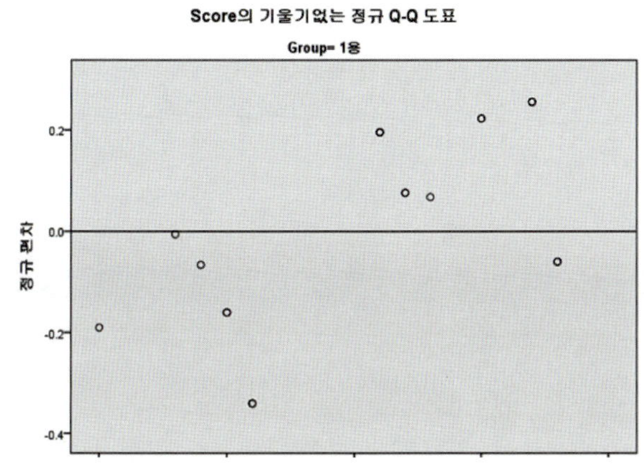

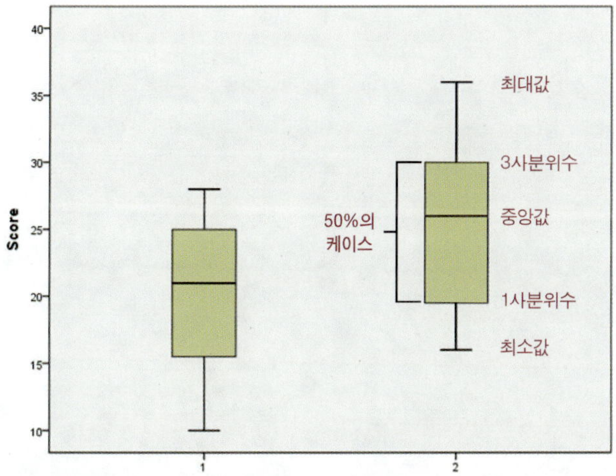

상자그림 Boxplot

02

두 군의 크기 비교

가. 독립표본 T 검정

나. Mann-Whitney test

결과변수가 연속형인 독립된 두 군의 크기를 비교할 때 독립표본 T 검정과 Mann-Whitney test를 사용한다. 독립표본 T 검정은 흔히 Student's t-test라고도 불리며, 실험군과 대조군의 치료 효과를 비교하거나, 두 군 사이의 측정치의 크기를 비교하는 데 널리 사용되는 가장 기본적인 통계 분석법 중 하나이다.

독립표본 T 검정을 사용하려면 ① 독립성, ② 정규성, ③ 등분산성의 3가지 가정이 만족되어야 한다. 만약 동일한 대상에게서 치료 전과 후를 비교하는 것과 같이 짝지어진 자료의 경우에는 독립성(①)이 만족되지 않으므로 대응표본 T 검정(3장)이나 Wilcoxon signed rank test(3장)를 적용해야 한다. 그리고 정규성 가정(②)을 만족하지 못하는 경우에는 자료들의 순위의 합을 이용하는 비모수적인 방법인 Mann-Whitney test 등을 사용할 수 있다. 자료가 순위 척도인 경우에도 크기를 비교할 수 있는데, 순위 척도는 정규분포를 따른다고 말할 수 없으므로 반드시 비모수적인 방법을 이용해야 한다. 독립표본 T 검정은 두 군이 서로 독립이고(①), 각각 정규성 가정을 만족할 때(②) 사용할 수 있다.

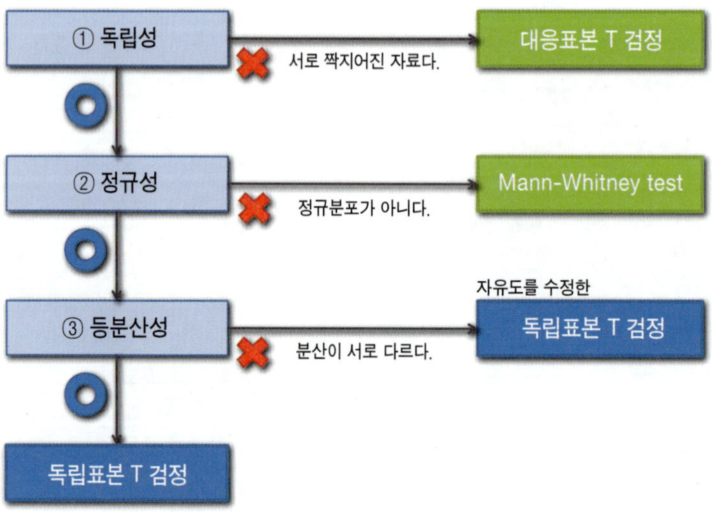

가. 독립표본 T 검정

독립표본 T 검정은 보건의학통계의 가장 기본적인 검정법 중 하나로 흔히 Student's t-분포를 이용하기 때문에 Student's t-test, 혹은 줄여서 t-test라고도 불린다. 독립표본 T 검정을 사용하기 위해서는 앞에서 살펴본 것과 같이 몇 가지 가정이 필요한데 여기에서는 ② 정규성과 ③ 등분산성에 대해서 살펴보자.

:: 두 분포가 정규분포를 따르지 않을 때

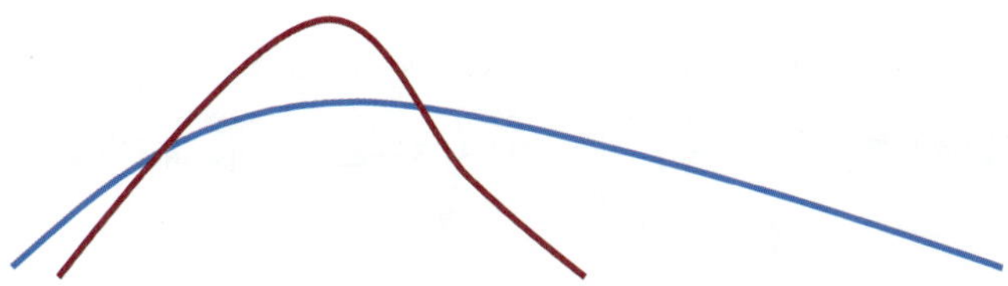

얼핏 보아도 이 둘을 비교하는 것은 쉽지가 않아 보인다. 위 그림과 같이 두 군이 정규분포를 만족하지 않을 때는 독립표본 T 검정 대신 비모수적 방법인 Mann-Whitney test를 사용해야 한다.

:: 두 분포가 정규분포를 따르고 같은 분산을 가질 때

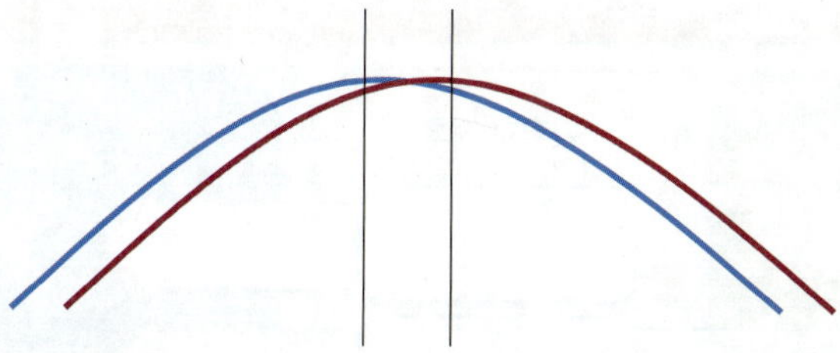

만약 두 분포가 모두 정규분포를 띠고(② 정규성 만족), 동일한 분산을 가질 때는(③ 등분산성 만족), 즉 둘의 분포가 동일하다고 가정할 수 있을 때에는 이 둘의 평균을 비교함으로써 둘의 크기를 비교할 수 있을 것이다. 이것이 독립표본 T 검정의 기본적인 방법이다.

:: **두 분포가 정규분포를 따르지만 분산이 서로 다를 때**

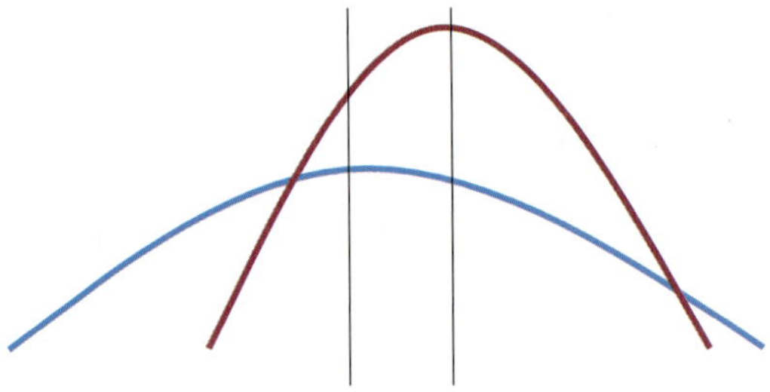

두 분포가 정규분포를 따른다면, 설령 분산이 조금 다르더라도 평균을 통해 두 군의 크기를 비교할 수 있을 것이다. 즉, 등분산이 만족되지 않는다면 자유도를 수정하여 근사적인 방법으로 독립표본 T 검정을 시행할 수 있다. 물론 이것은 통계 프로그램에서 자동으로 계산하여 결과를 함께 제공해 준다.

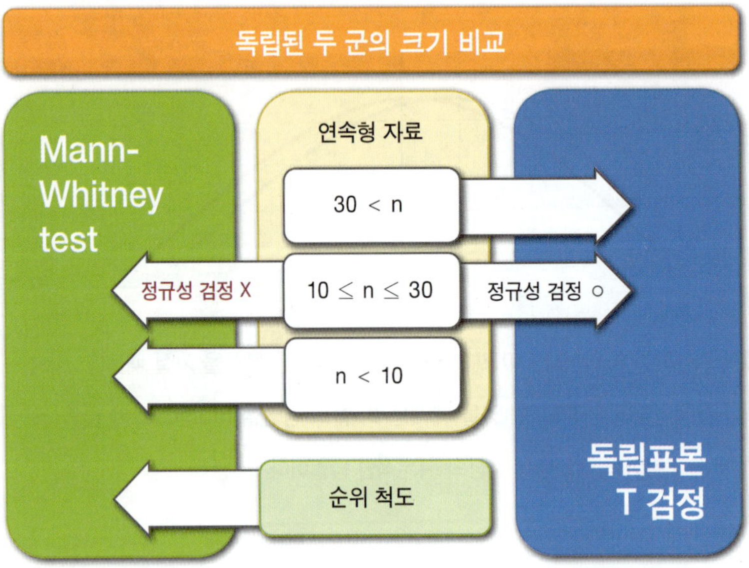

:: 정규성 검정

정규성 가정은 독립표본 T 검정이 작동하는 매우 중요한 가정이다. 일반적으로 표본수가 30 이상인 경우 중심극한정리에 의해 검정 없이도 정규성을 가정할 수 있으며, 10~30개 사이이면 Kolmogorov-Smirnov test, Shapiro-Wilk test 등의 방법으로 정규성을 증명해야 하고, 10 미만이면 정규성을 띠지 않는 것으로 간주하고 비모수적 방법을 사용한다. 정규성 검정의 가설은 다음과 같이 설정한다.

귀무가설 H_0	자료는 정규분포를 따른다.
대립가설 H_1	자료는 정규분포를 따르지 않는다.

:: Levene의 등분산 검정

귀무가설 H_0	두 군의 분산은 같다.
대립가설 H_1	두 군의 분산은 같지 않다.

대부분의 통계 프로그램에서는 독립표본 T 검정 수행 시에 등분산 검정을 위한 Levene's test 결과를 기본적으로 함께 제공한다. 등분산 검정에서는 등분산성을 만족하는 것이 귀무가설로 설정된다. 그러므로 검정에 의해 *p* value가 0.05보다 작다면 귀무가설이 기각되어 등분산성이 만족되지 않는 것이고, ***p* value가 0.05 이상이면 귀무가설이 채택되어 등분산성을 갖는 것으로 판단한다.** 하지만 등분산성이 만족되지 않는 경우에도 프로그램 내에서 자동으로 자유도를 수정하여 독립표본 T 검정을 수행해 주므로, 통계를 처리하는 데 추가적인 절차가 필요한 것은 아니다.

:: **독립표본 T 검정의 가설 설정**

귀무가설 H_0	두 군의 평균은 같다.
대립가설 H_1	두 군의 평균은 같지 않다.

독립표본 T 검정은 두 군의 평균이 같다는 귀무가설을 전제로 자료를 분석한다. 귀무가설하에서 주어진 자료가 해석될 가능성이 5% 미만인 경우, 즉 $p<0.05$인 경우 귀무가설을 기각하고 '두 군의 평균은 같지 않다'는 대립가설을 채택한다. 그리고 독립표본 T 검정에서는 각 군의 평균을 통해 어느 군이 어느 군보다 얼마만큼 크기가 큰지 그 차이도 함께 제시할 수 있다.

SPSS 실습

독립표본 T 검정

Q

새로운 항우울제의 치료 효과를 증명하기 위해 40명의 우울증 환자를 군당 20명씩 실험군과 대조군으로 무작위 배정하여 실험군에게는 항우울제를, 대조군에게는 위약을 투여하였다. 1개월의 치료 뒤 측정한 우울증 점수를 통해 두 군의 치료 효과의 크기를 비교하고자 한다. 두 군 사이에 우울증 점수의 차이가 있는지 검정하라. (정규성 검정은 1장에서 실시하였으므로 생략한다.)

실험군 (Group=1)		
Patient No.	Group	Score
1	1	10
2	1	16
3	1	27
4	1	15
5	1	21
6	1	14
7	1	16
8	1	21
9	1	22
10	1	23
11	1	25
12	1	28
13	1	27
14	1	13
15	1	15
16	1	16
17	1	21
18	1	22
19	1	25
20	1	28

대조군 (Group=2)		
Patient No.	Group	Score
21	2	23
22	2	26
23	2	27
24	2	23
25	2	16
26	2	18
27	2	31
28	2	33
29	2	28
30	2	36
31	2	18
32	2	21
33	2	26
34	2	28
35	2	29
36	2	33
37	2	32
38	2	16
39	2	18
40	2	23

1 ❶ **분석** ▶ ❷ **평균비교** ▶ ❸ **독립표본 T 검정**을 선택한다.

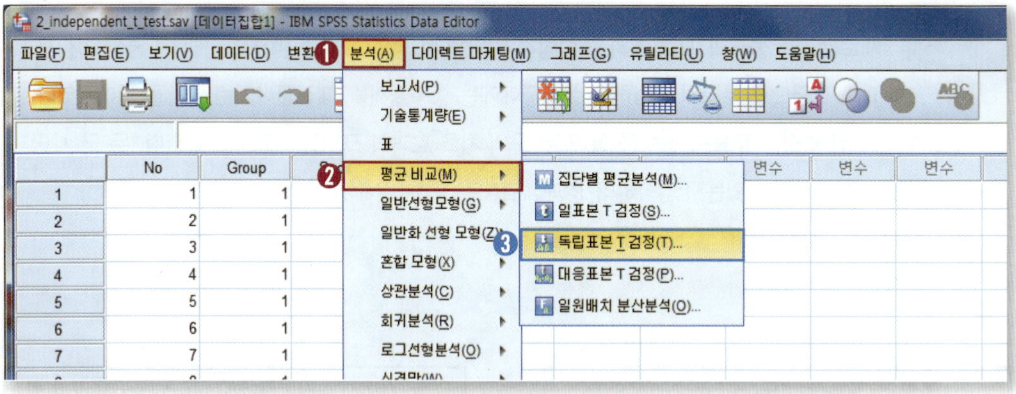

2 우리가 비교하고 싶은 것은 두 Group 간의 Score이다. ❶ **검정변수**에 **Score**를, ❷ **집단변수**에 **Group**을 이동시킨 다음, 비교할 Group을 지정해 주기 위해 ❸ **집단정의**를 선택한다.

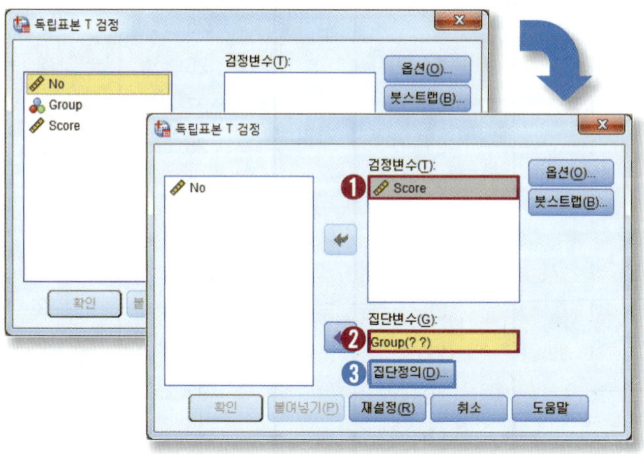

3 우리는 Group을 1과 2로 구분하였고, 이 두 군을 비교하고자 한다. 집단정의에서 ❶ **집단 1**에 '**1**'을, ❷ **집단 2**에 '**2**'를 입력한 뒤 ❸ **계속**을 선택한다.

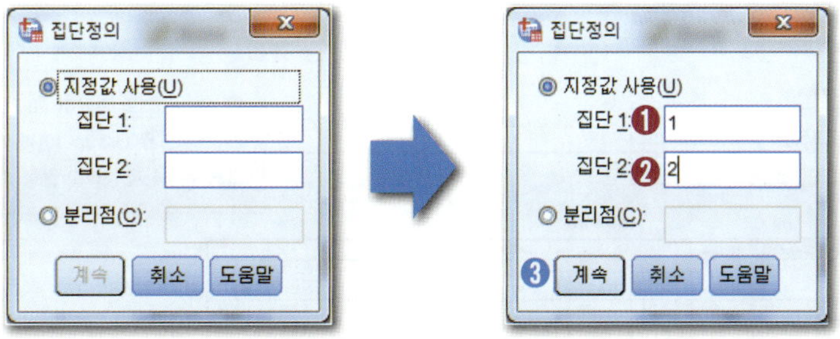

4 다시 독립표본 T 검정 상자로 돌아오면 ❶ **확인**을 선택하고 결과를 기다린다.

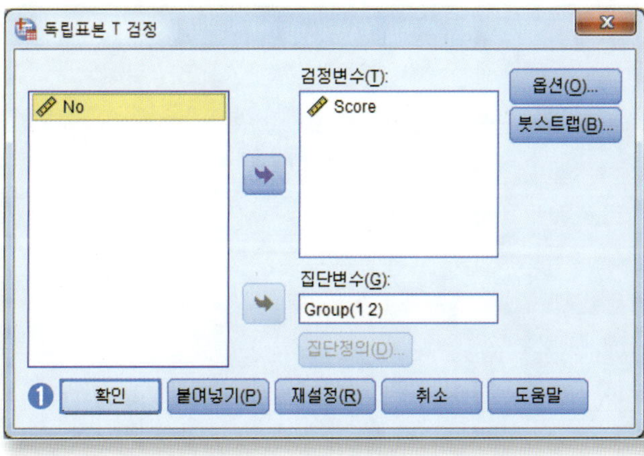

독립표본 T검정의 결과

T-검정

[데이터집합1] C:₩exercise₩2_independent_t_test.sav

집단통계량

	Group	N ❹	평균	표준편차	평균의 표준오차
Score	1	20	20.25	5.514	1.233
	2	20	25.25	6.112	1.367

독립표본 검정

		Levene의 등분산 검정		평균의 동일성에 대한 t-검정						
									차이의 95% 신뢰구간	
	❷	F	❶ 유의확률	t	자유도	❸ 유의확률 (양쪽)	평균차	차이의 표준오차	하한	상한
Score	등분산이 가정됨	.214	.646	-2.716	38	.010	-5.000	1.841	-8.726	-1.274
	등분산이 가정되지 않음			-2.716	37.605	.010	-5.000	1.841	-8.728	-1.272

❹ Group 1의 평균이 20.25, Group 2의 평균은 25.25이므로 Group 1이 Group 2에 비해 통계적으로 유의하게 낮다고 말할 수 있다.

Levene의 등분산 검정

H_0: 두 군의 분산은 같다.

H_1: 두 군의 분산은 같지 않다.

❶ $p=0.646>0.05$ 이므로 H_0 채택

→ **등분산이 가정됨을 선택** ❷

가설 검정

H_0: 두 군의 평균은 같다.

H_1: 두 군의 평균은 같지 않다.

❸ $p=0.010<0.05$ 이므로 H_0 기각

→ **두 군의 평균은 같지 않다.**

나. Mann-Whitney test

정규분포를 따른다고 가정할 수 없는 두 군은 평균을 통해 크기의 차이를 비교할 수 없다. 이런 경우에는 모집단의 분포를 가정하지 않는 비모수적인 방법이 사용되는데, 독립된 두 군의 크기를 비교하는 비모수적인 방법으로 Mann-Whitney test와 Wilcoxon rank sum test 등이 있다. 이 두 가지 방법은 모두 순위의 합을 기본으로 하는 검정법으로 검정통계량을 산출하는 방법은 조금 다르지만 동일한 검정결과를 보여 준다.

순위합 검정이란 두 군의 자료를 혼합하여 크기 순으로 정렬하여 순위를 부여한 뒤, 그 순위의 합을 군별로 구하여 두 군의 순위합의 크기가 통계적으로 차이가 있는지 검정하는 방법이다. 이 과정에서 본래 자료가 갖고 있던 고유의 값들은 순위만 남고 모두 상실되어 분석에 작용하지 않으므로, 두 군의 평균과 표준편차는 가설검정에서 의미가 전혀 없다. 한편, 순위 척도도 연속형 변수는 아니지만 순위 정보가 있으므로 순위합 검정으로 크기를 비교하는 것이 가능하다.

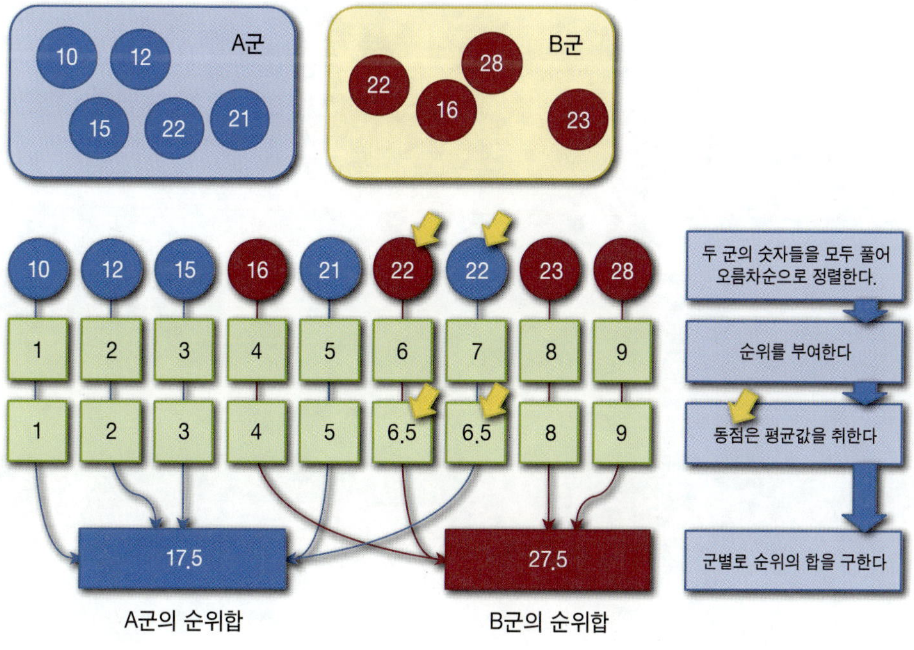

:: 순위합 검정의 가설 설정

귀무가설 H_0	두 군의 크기가 같다.
대립가설 H_1	두 군의 크기가 같지 않다.

순위합 검정은 일반적으로 독립표본 T 검정에 비해 검정력이 낮으며, 순위만 비교한 것이기 때문에 두 군의 크기의 차이(평균의 차이)를 언급할 수 없는 단점이 있지만, 정규분포에 대한 가정을 하지 않기 때문에 크기 순서가 있는 어떤 상황에도 적용할 수 있는 장점이 있다.

SPSS 실습

Mann-Whitney test

Q 다음은 새로운 항우울제의 치료 효과를 비교하기 위한 예비 연구이다. 실험군(1) 5명, 대조군(2) 4명에게 각각 새 항우울제와 위약을 투여한 뒤 1개월 뒤 우울증 점수를 측정하여 두 군의 치료 효과를 비교하고자 한다. 새 항우울제가 위약에 비해 효과가 있는지 검정하라.

실험군 (Group=1)		
Patient No.	Group	Score
1	1	10
2	1	12
3	1	22
4	1	15
5	1	21

대조군 (Group=2)		
Patient No.	Group	Score
6	2	23
7	2	16
8	2	28
9	2	23

1 ❶ **분석** ▶ ❷ **비모수 검정** ▶ ❸ **레거시 대화 상자**▶ ❹ **독립 2-표본**을 선택한다.

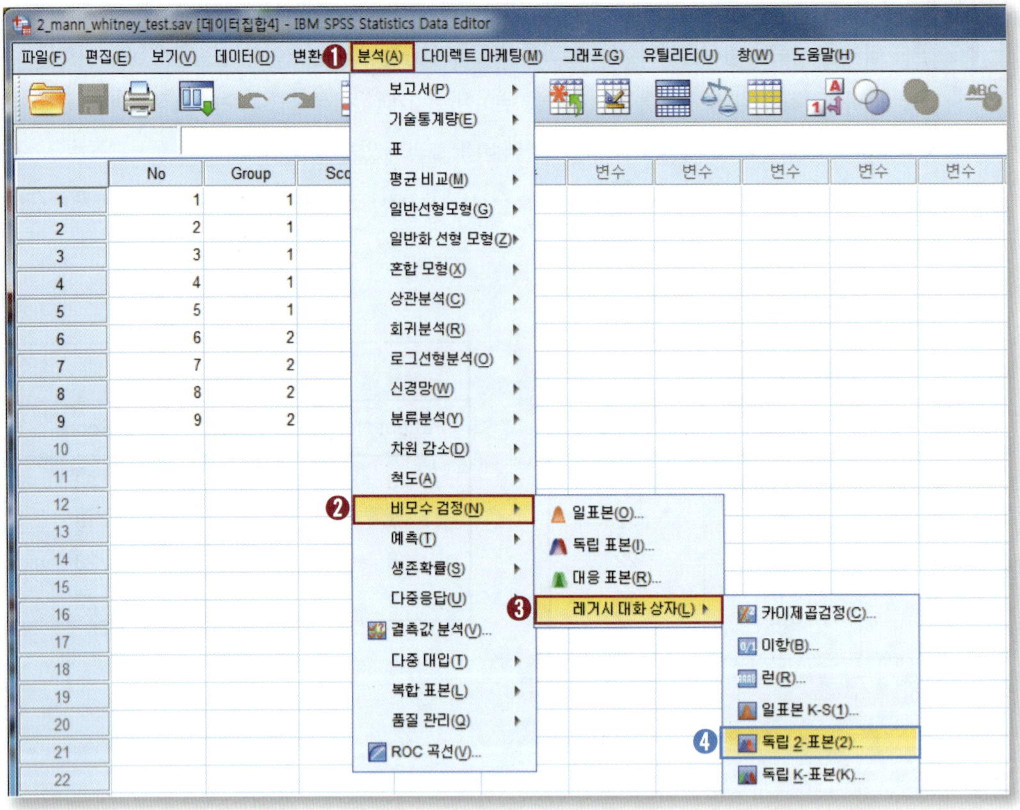

2 우리가 비교하고 싶은 것은 두 Group 간의 Score이다. ❶ **검정변수**에 **Score**를, ❷ **집단변수**에 **Group**을 이동시킨 다음, 비교할 Group이 어떤 것인지 지정해 주기 위해 ❸ **집단정의**를 선택한다.

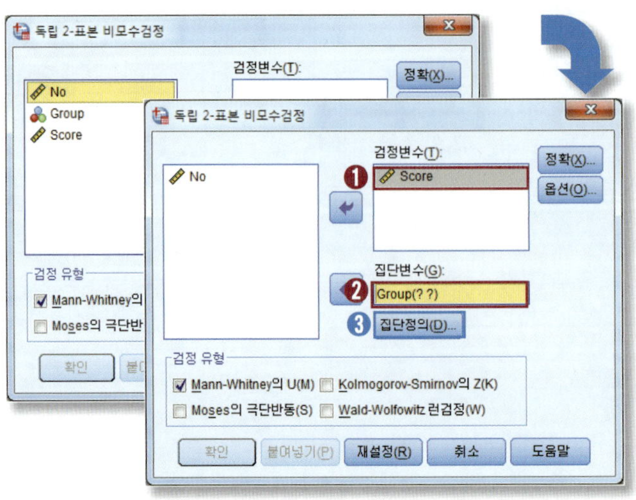

3 우리는 Group을 1과 2로 구분하였고, 이 두 군의 순위합을 비교하고자 한다. 집단정의에서 ❶ **집단 1**에 '**1**'을, ❷ **집단 2**에 '**2**'를 입력한 뒤 ❸ **계속**을 선택한다.

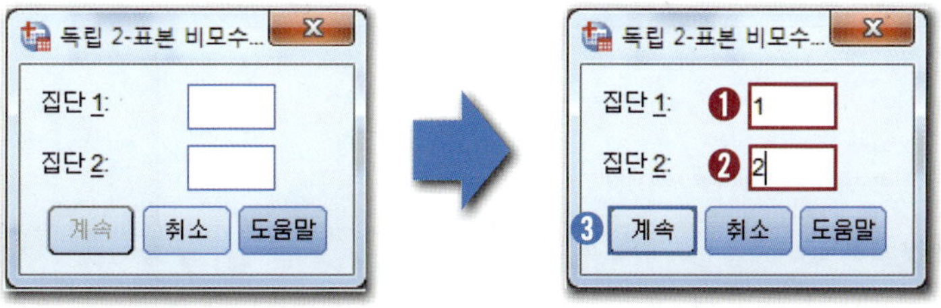

4 다시 독립 2-표본 비모수검정 상자로 돌아오면 ❶ **확인**을 선택하고 결과를 기다린다.

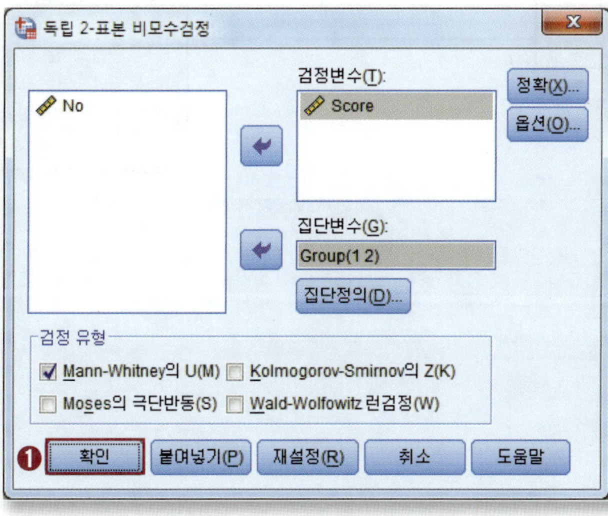

Mann-Whitney test의 결과

→ 비모수 검정

[데이터집합4] C:₩exercise₩2_mann_whitney_test.sav

Mann-Whitney 검정

순위

	Group	N	평균순위	❷ 순위합
Score	1	5	3.50	17.50
	2	4	6.88	27.50
	합계	9		

검정 통계량[a]

	Score
Mann-Whitney의 U	2.500
Wilcoxon의 W	17.500
Z	-1.845
근사 유의확률(양측)	.065
정확한 유의확률 [2*(단측 유의확률)] ❶	.063[b]

a. 집단변수: Group

b. 동률에 대해 수정된 사항이 없습니다.

❷ 두 군의 순위합이 각각 17.5와 27.50이다. 순위합을 구하는 과정에서 실제 수치들의 크기 정보는 모두 상실되고 순위 정보만을 취하였으므로 순위합은 group 1과 group 2의 크기를 비교하는 데 사용될 뿐 결과로 제시할 필요는 없다.

가설 검정

H_0: 두 군의 크기는 같다.

H_1: 두 군의 크기는 같지 않다.

❶ p=0.063>0.05 이므로 H_0 채택

→ 두 그룹의 점수에 차이가 있다고 말할 수 없다.

03

치료 전과 후의 크기 비교

가. 대응표본 T 검정

나. Wilcoxon signed rank test

서로 독립인 두 군의 크기는 독립표본 T 검정을 이용하여 비교하였다. 하지만, 치료 전과 후의 비교를 통해 치료 효과를 검정하고자 하는 경우에는 자료들이 서로 짝을 이루고 있기 때문에 독립성 가정을 만족하지 못한다. 이 경우에는 2장에서 공부한 독립표본 T 검정과 Mann-Whitney test 대신 대응표본 T 검정과 Wilcoxon signed rank test을 이용한다.

짝지어진 자료는 각 쌍별로 차이를 계산하여 (예를 들면 '치료 후-치료 전') 새로운 자료를 만들어 그 자료를 분석한다. 이 새 자료가 정규성을 만족하면 원 자료에 대응표본 T 검정을 적용하고, 그렇지 못하면 비모수적인 방법인 Wilcoxon signed rank test를 사용해야 한다. 역시 표본수가 30 이상이면 표본평균이 정규분포를 따른다고 가정할 수 있으며, 10 미만이면 정규성을 갖지 않는 것으로 간주하고, 그 사이이면 정규성 검정을 통해 정규성 만족 유무를 판단한다.

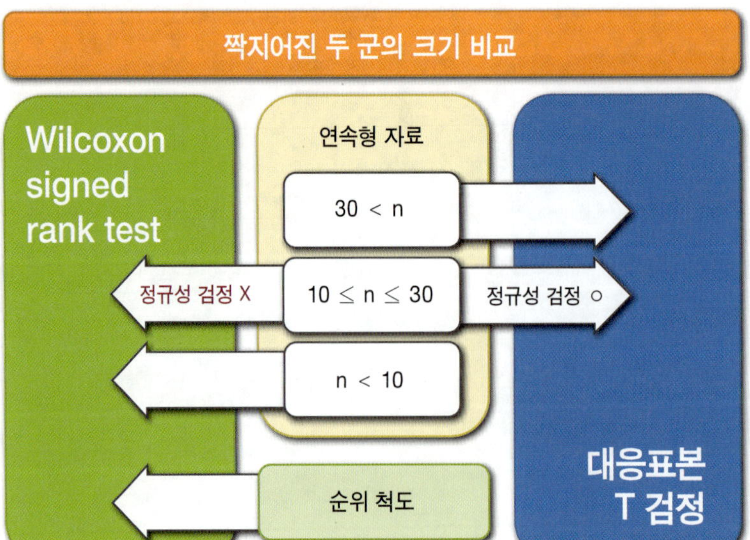

가. 대응표본 T 검정

대응표본 T 검정paired t-test은 짝지어진 자료의 분석에 사용된다. '치료 후-치료 전' 계산을 통해 새로운 자료를 형성하고 그 새 자료의 평균이 0이 아닌지, 즉 치료 후와 치료 전에 유의한 차이가 있는지 검정하는 것이 대응표본 T 검정이다.

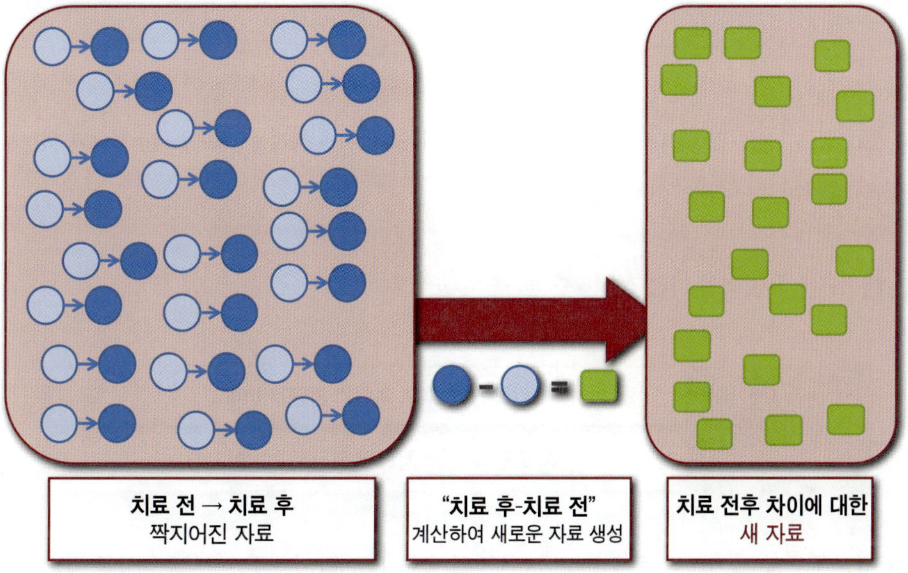

:: **새 자료가 정규분포를 따르지 않을 때**

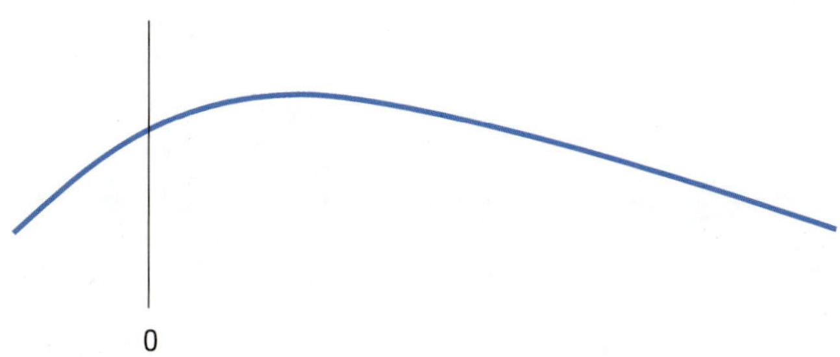

위와 같이 '치료 후-치료 전'의 새 자료가 정규분포를 따르지 않는 경우에는 비모수적 방법인 Wilcoxon signed rank test를 사용할 수 있다.

:: **새 자료가 정규분포를 따를 때**

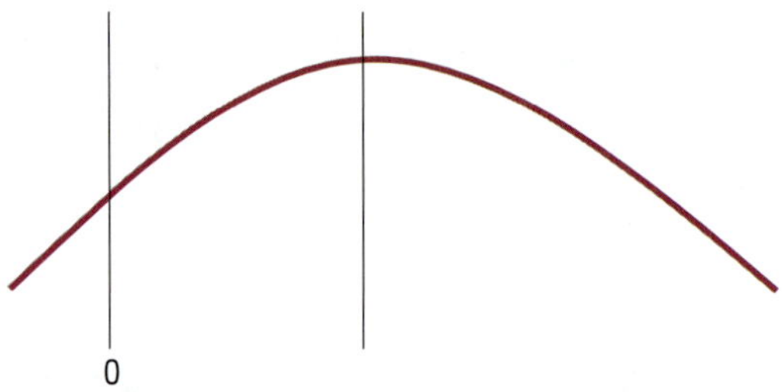

새 자료가 정규성을 만족한다면, 이 자료의 평균을 이용하여 0과 통계적으로 유의한 차이가 있는지 검정하기가 수월해진다. 이것이 대응표본 T 검정이다.

:: **대응표본 T 검정의 가설 설정**

귀무가설 H_0	치료 전과 후의 차이의 평균은 0이다.
대립가설 H_1	치료 전과 후의 차이의 평균은 0이 아니다.

대응표본 T 검정은 '치료 후-치료 전'의 새 자료의 평균이 0이라는 귀무가설하에 자료를 검정한다. 귀무가설을 전제로 주어진 자료가 해석될 가능성이 5% 미만인 경우, 즉 p<0.05인 경우 귀무가설을 기각하고 대립가설을 채택한다. 그리고 치료 전과 후의 차이의 평균을 통해 차이의 방향과 크기를 함께 제시해 줄 수 있다.

대응표본 T 검정

Q 다음은 새로운 항우울제의 치료 효과를 증명하기 위한 연구이다. 총 26명의 우울증 환자를 대상으로 항울제 치료 전/후(Pre/Post)의 우울증 점수를 측정하였다. 치료 전과 비교하여 새 항우울제 치료 후 우울증 점수가 유의하게 감소하였는지 검정하라.

Patient No.	Pre	Post
1	38	24
2	26	22
3	25	19
4	32	18
5	28	24
6	34	31
7	27	19
8	33	18
9	32	17
10	18	8
11	25	12
12	29	19
13	27	16

Patient No.	Pre	Post
14	24	12
15	25	18
16	28	24
17	31	16
18	34	17
19	29	21
20	28	27
21	34	29
22	33	24
23	24	22
24	26	23
25	29	19
26	28	16

1 먼저 "치료 후-치료 전"의 새 변수를 만들고, 정규성 검정을 통해 이 새 변수가 정규성을 만족하는지 확인해야 한다. ❶ **변환** ▶ ❷ **변수 계산**을 선택한다.

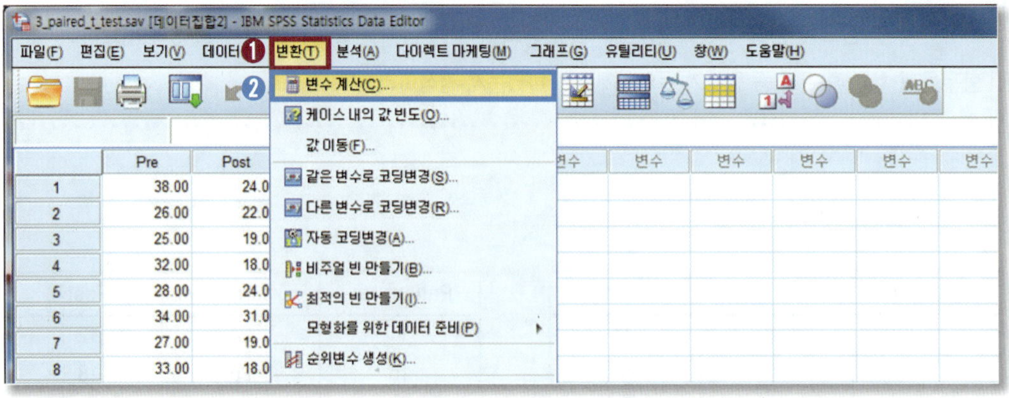

2 ❶ **Diff**로 새 변수의 이름을 정하고 ❷ **Pre-Post**로 정의한 다음, ❸ **확인**을 선택하여 새 변수를 생성한다.

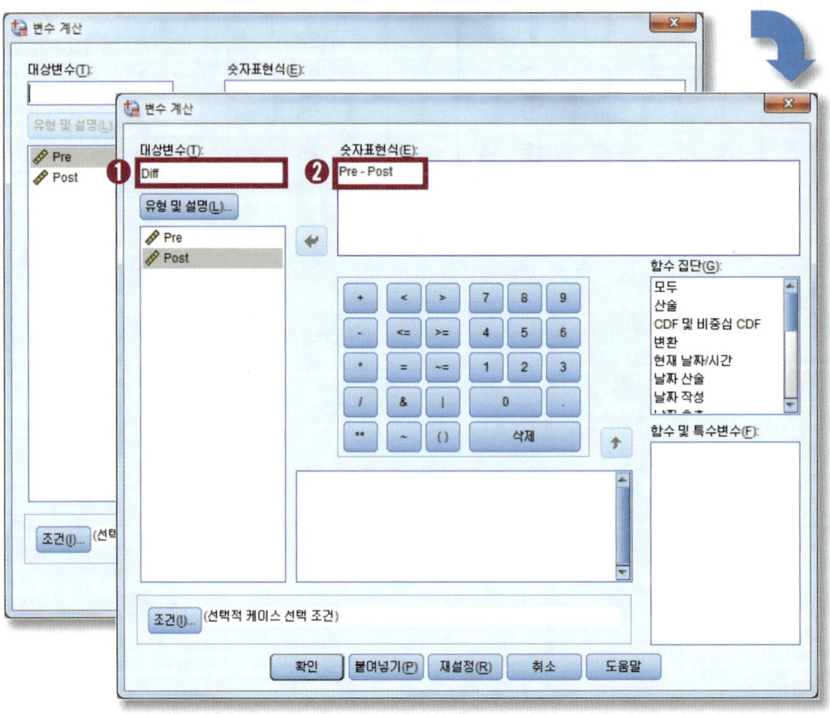

3 ❶ **Diff**라는 변수가 생성된 것을 확인할 수 있다. 이제 우리는 새로 생성된 Diff 변수가 정규성 가정을 만족하는지 검정해야 한다.

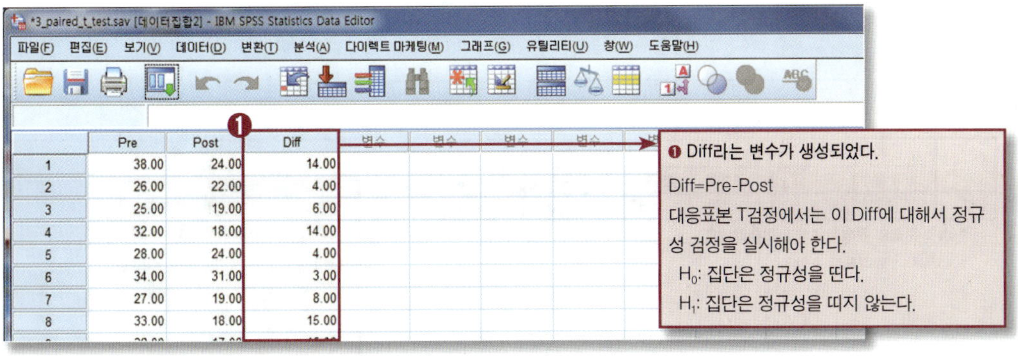

4 ❶ **분석** ▶ ❷ **기술통계량** ▶ ❸ **데이터 탐색**을 선택한다. (정규성 검정의 자세한 절차는 1장을 참조한다.)

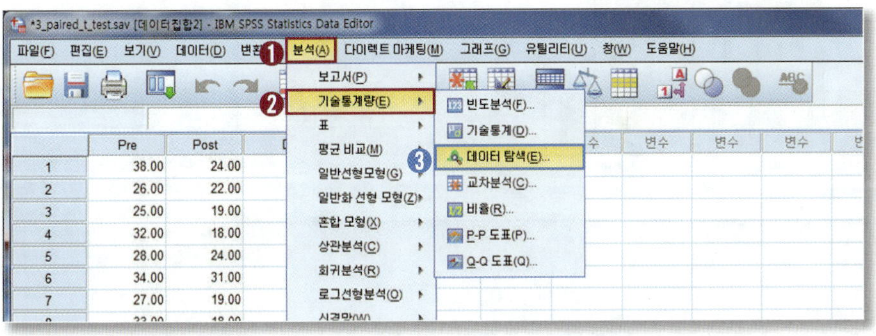

5 Diff 변수에 대한 정규성 검정 결과, Kolmogorov-Smirnov 검정, Shapiro-Wilk 검정 모두 $p>0.05$로 Diff 변수는 정규분포를 띤다고 가정할 수 있다. 히스토그램을 통해 그 분포를 눈으로 확인할 수 있다. 이제 **대응표본 T 검정**을 시행할 수 있다.

정규성 검정

	Kolmogorov-Smirnov[a]			Shapiro-Wilk		
	통계량	자유도	유의확률 ❶	통계량	자유도	유의확률 ❷
Diff	.121	26	.200*	.951	26	.247

*. 이것은 참인 유의확률의 하한값입니다.

a. Lilliefors 유의확률 수정

정규성 검정

H_0: 집단은 정규성을 띤다.

H_1: 집단은 정규성을 띠지 않는다.

❶ Kolmogorov-Smirnov 검정

$p=0.200>0.05$ → H_0 채택

❷ Shapiro-Wilk 검정

$p=0.247>0.05$ → H_0 채택

→ **정규성을 띤다고 가정할 수 있다.**

Diff

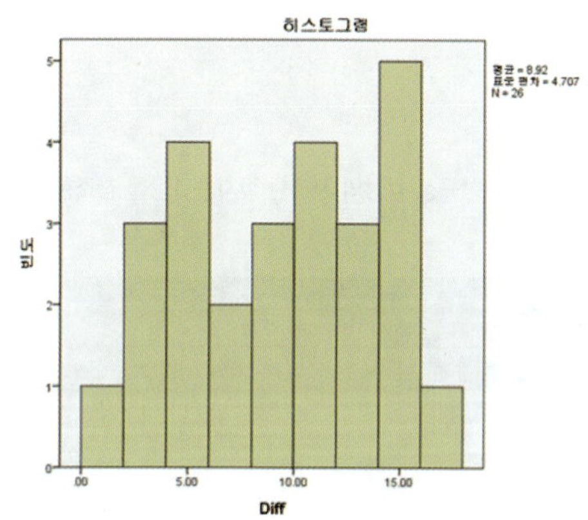

6 ❶ **분석** ▶ ❷ **평균비교** ▶ ❸ **대응표본 T 검정**을 선택한다.

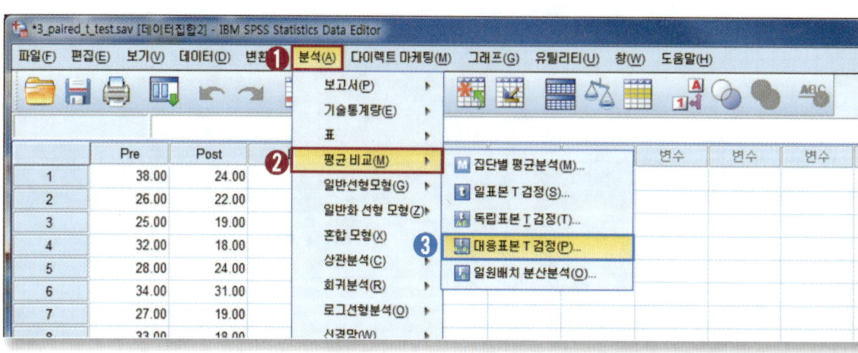

7 ❶ **대응변수**에서 **변수1**에 **Pre**(치료 전)를, **변수2**에 **Post**(치료 후)를 입력한 뒤, ❷ **확인**을 선택하고 결과를 기다린다.

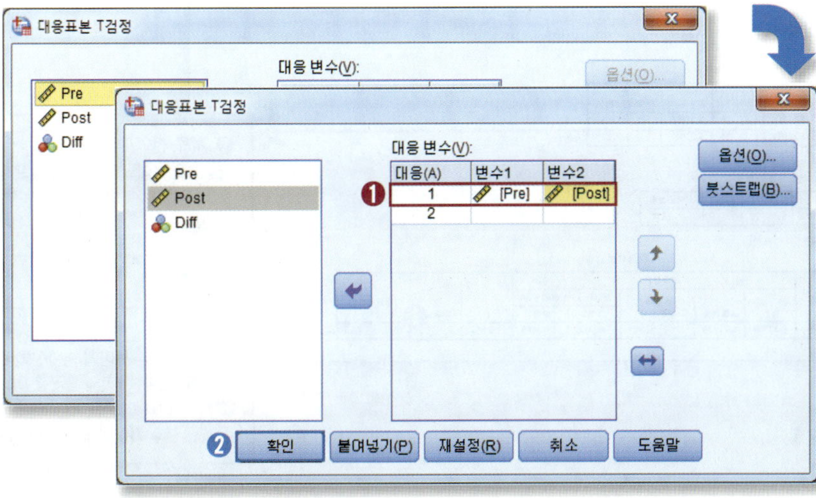

대응표본 T 검정의 결과

◆ T-검정

[데이터집합2] C:₩exercise₩3_paired_t_test.sav

대응표본 통계량

		평균	N	표준편차	평균의 표준오차
대응 1	Pre	28.7308	26	4.27605	.83860
	Post	19.8077	26	5.23847	1.02735

대응표본 상관계수

		N	상관계수	유의확률
대응 1	Pre & Post	26	.526	.006

대응표본 검정

		대응차					t	자유도	유의확률 (양쪽)
		평균	표준편차	평균의 표준오차	차이의 95% 신뢰구간 하한	차이의 95% 신뢰구간 상한			
대응 1	Pre - Post	8.92308	4.70679	.92308	7.02196	10.82419	9.667	25	.000

❷ 치료 전의 평균이 28.73, 치료 후의 평균이 19.81이므로 치료를 받은 뒤 치료 전보다 점수가 유의하게 감소하였다고 말할 수 있다.

가설 검정
H_0: 치료 전후 차이의 평균은 0이다.
H_1: 치료 전후 차이의 평균은 0이 아니다.
❶ $p<0.001$ 이므로 H_0 기각
→ **치료 전후 차이의 평균은 0이 아니다.**

나. Wilcoxon signed rank test

자료의 숫자가 적거나 '치료 후-치료 전' 자료가 정규분포를 따른다고 할 수 없는 경우에는 모집단의 특성을 따지지 않는 비모수적인 방법을 사용해야 한다. 짝지어진 자료의 크기를 비교하는 비모수적 방법은 순위합을 이용하는 Wilcoxon signed rank test가 있다.

Wilcoxon signed rank test에서도 일단 '치료 후-치료 전'을 통해 새로운 한 개의 자료를 만들어서 순위합 검정을 실시한다. '치료 후-치료 전' 자료를 절대값 순으로 나열하여 순위를 부여하는데, 이때 동률은 평균값을 취한다. 이렇게 부여된 순위를 양의 순위합과 음의 순위합으로 부호별로 합하여 그 크기가 통계적으로 차이가 있다고 말할 수 있는지 통계검정을 실시한다. 이 과정에서 원자료 고유의 값들은 순위만 남고 모두 상실되므로 치료 전과 후의 평균과 표준편차는 가설검정에서 의미가 없다.

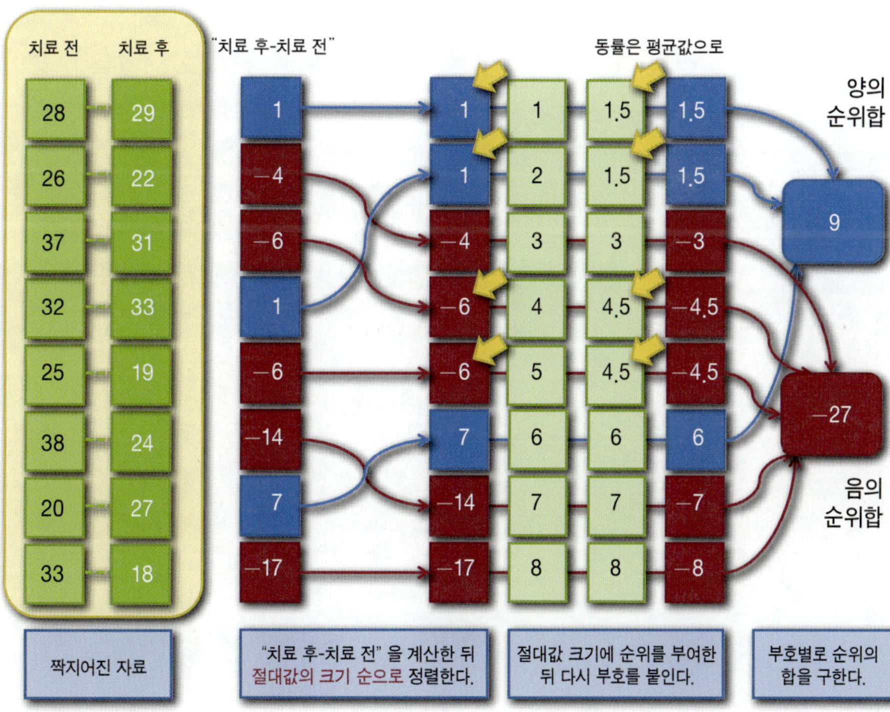

:: 순위합 검정의 가설 설정

귀무가설 H_0	치료 전과 후의 크기가 같다.
대립가설 H_1	치료 전과 후의 크기가 같지 않다.

비모수적인 방법은 일반적으로 모수적인 방법보다 검정력이 낮으며, 순위만 비교한 것이기 때문에 치료 전과 후의 크기의 차이(평균의 차이)를 언급할 수 없는 단점이 있다.

SPSS 실습

Wilcoxon signed rank test

Q 다음은 새로운 항우울제의 치료 효과를 증명하기 위한 예비 연구이다. 총 8명의 우울증 환자를 대상으로 항울제 치료 전/후(Pre/Post)의 우울증 점수를 측정하였다. 치료 전과 비교하여 새 항우울제 치료 후 우울증 점수가 유의하게 감소하였는지 검정하라.

Patient No.	Pre	Post
1	28	29
2	26	22
3	37	31
4	32	33
5	25	19
6	38	24
7	20	27
8	33	18

1 ❶ **분석** ▶ ❷ **비모수 검정** ▶ ❸ **레거시 대화 상자** ▶ ❹ **대응 2-표본**을 선택한다.

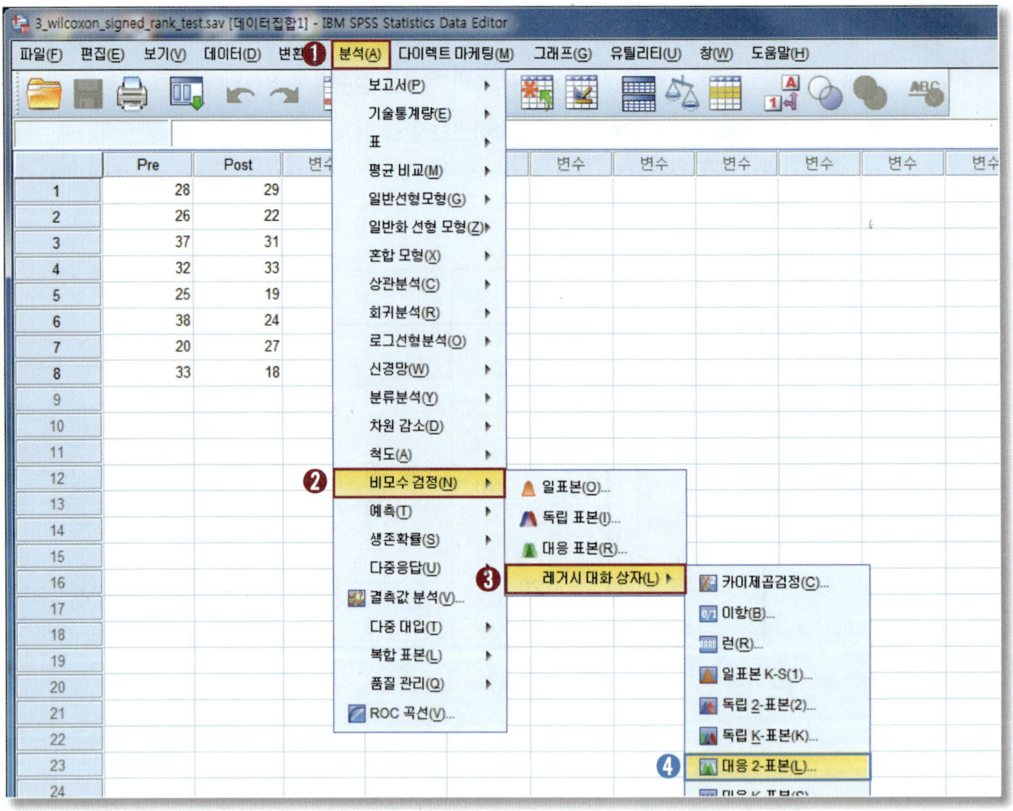

2 ❶ **검정 쌍 변수1**과 **변수2**에 **Pre**(치료 전)와 **Post**(치료 후)를 각각 옮기고, ❷ **확인**을 선택한 뒤 결과를 기다린다.

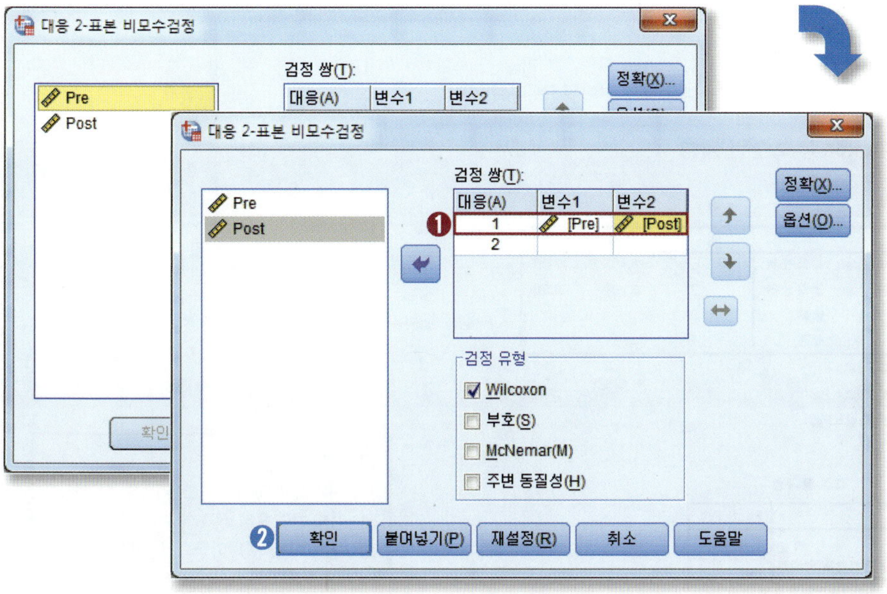

Wilcoxon signed rank test의 결과

비모수 검정

[데이터집합1] C:₩exercise₩3_wilcoxon_signed_rank_test.sav

Wilcoxon 부호순위 검정

순위

		N	평균순위	순위합
Post - Pre	음의 순위	5[a]	5.40	27.00
	양의 순위	3[b]	3.00	9.00
	동률	0[c]		
	합계	8		

a. Post < Pre
b. Post > Pre
c. Post = Pre

❷ 음의 순위합 27, 양의 순위합 9로 차이가 나는 것 같지만, 비모수 검정에서는 검정력이 높지 못하므로 치료 전후 차이를 통계적으로 증명하지 못했다.

검정 통계량[a]

	Post - Pre
Z	-1.263[b]
근사 유의확률(양측) ❶	.206

a. Wilcoxon 부호순위 검정
b. 양의 순위를 기준으로.

가설 검정
H_0: 치료 전과 후의 크기는 같다.
H_1: 치료 전과 후의 크기는 같지 않다.
❶ p=0.206>0.05 이므로 H_0 채택
→ 치료 전과 후의 차이가 있다고 할 수 없다.

04

세 군 이상의 크기 비교

가. 독립된 세 군 이상의 크기를 비교하는 방법

나. 사후분석

다. 일원배치 분산분석

라. Kruskal-Wallis test

마. Jonckheere-Terpstra test

일원배치 분산분석one way analysis of variance, one way ANOVA은 연속형 변수로 측정된 세 군 이상의 크기를 동시에 비교하기 위해 흔히 사용되는 통계 분석방법으로, 독립표본 T 검정과 같이 ① 독립성, ② 정규성, ③ 등분산성의 3가지 가정을 만족해야 한다. 단, 분산분석은 비교하는 집단들의 표본수가 서로 같거나 거의 비슷한 경우에는 등분산성 가정(③)이 위배되는 것에 큰 영향을 받지 않으며, 집단 간의 표본수 차이가 크고 등분산성 가정을 심하게 위배되는 경우에는 Welch의 강건한 robust 분산분석을 대신 시행할 수 있다. SPSS 프로그램에서는 **옵션**에서 이 항목을 체크함으로써 쉽게 적용할 수 있다. 결국 일원배치 분산분석에서 중요한 가정은 ① 독립성과 ② 정규성 가정이다. 이제 이 둘의 가정에 대해 하나씩 살펴보자.

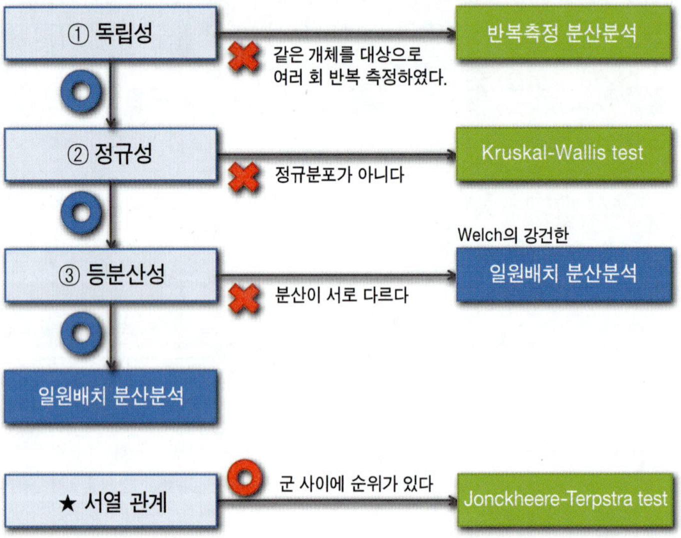

:: 독립성 가정

같은 개체를 대상으로 여러 시점에서 반복적으로 결과변수를 측정한 경우에 이들 측정치들은 서로 독립적인 관계라고 할 수 없다. 이런 경우 분산분석의 한 형태인 **반복측정 분산분석**repeated measures ANOVA, RM-ANOVA 등을 이용하여 분석할 수 있다. 이렇듯 군 간에 서로 독립이 아니고 개체 내 상관관계가 존재하는 경우에 대해서는 10장에서 따로 공부하도록 하자. 일원배치 분산분석은 모든 군이 서로 독립인 경우에 한하여 적용이 가능하다.

:: 정규성 가정

T 검정에서와 마찬가지로 정규성 가정을 만족할 때에는 모수적 방법인 **일원배치 분산분석**을, 만족하지 않을 때에는 비모수적 방법인 **Kruskal-Wallis test**를 사용한다. 군당 30명 이상으로 표본수가 충분히 크거나, 군당 10~30명이지만 정규성 검정을 통해 각 군 모두 정규분포를 가정할 수 있다면 일원배치 분산분석을 사용할 수 있지만, 표본수가 작고 정규성을 가정할 수 없다면 비모수적인 방법인 Kruskal-Wallis test를 적용하여 분석하는 것이 옳다.

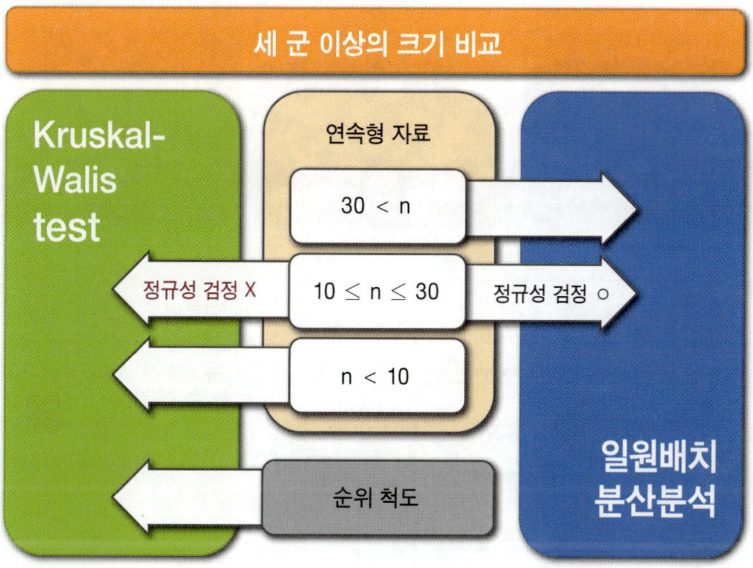

:: 군 간에 서열 관계가 있는 경우

한편, 셋 이상의 군이 서로 독립적이기는 하지만 군 간에 서열 관계가 있는 경우가 있다. 예를 들어 항우울제를 각각 20mg, 40mg, 60mg, 80mg 투여한 네 군 사이에 약제 투여 용량이 증가함에 따라 우울증 점수가 감소하는 경향성이 존재하는지 검정하고 싶은 경우, 혹은 20~30대, 40~50대, 60~70대 세 군 사이에, 즉 연령대가 증가함에 따라 혈압약의 효과에 일정한 경향이 있는지 밝히고자 하는 경우 등이 이에 해당된다. 이렇게 서열 관계가 있는 군 사이의 경향성을 검정하는 경우에는 일원배치 분산분석이나 Kruskal-Wallis test 대신에 **Jonckheere-Terpstra test**를 사용할 수 있다. Jonckheere-Terpstra test를 사용하면 독립변수 간의 양적 변화에 따라 종속변수가 증가 혹은 감소하는 경향이 있는지를 검정할 수 있다.

가. 독립된 세 군 이상의 크기를 비교하는 방법

우리는 이미 1장에서 **다중비교의 문제**multiple comparison problem에 대해 공부하였다. 다중비교의 문제란 여러 개의 검정을 동시에 수행하게 되면 제1종 오류가 증가하기 때문에 귀무가설이 사실임에도 불구하고 귀무가설을 기각하고 대립가설을 채택할 가능성이 높아진다는 것이다. 그러므로 다음과 같이 3군을 비교하는 경우에는 독립표본 T 검정을 3번 동시에 시행해서 각각 유의수준 5%를 기준으로 유의성을 판단하면 안 된다.

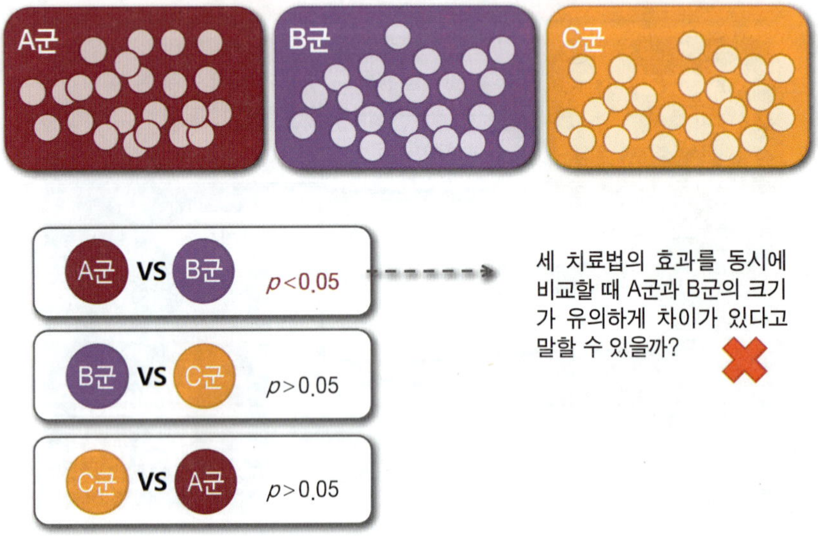

제1종 오류를 보정하여 다중비교를 시행하려면, 이에 앞서 다중 검정 수행에 대한 근거가 있어야 한다. 즉, 세 군 사이에 크기의 차이가 있는지 **전반적인 검정**을 먼저 시행하고 차이가 있다고 증명되었을 때 비로소 다중비교에 들어가는 것이다. 이렇듯 세 군의 크기를 비교하는 첫 단계로 시행하는 전반적인 검정이 일원배치 분산분석(모수적 방법)과 Kruskal-Wallis test(비모수적 방법)이다.

STEP 1

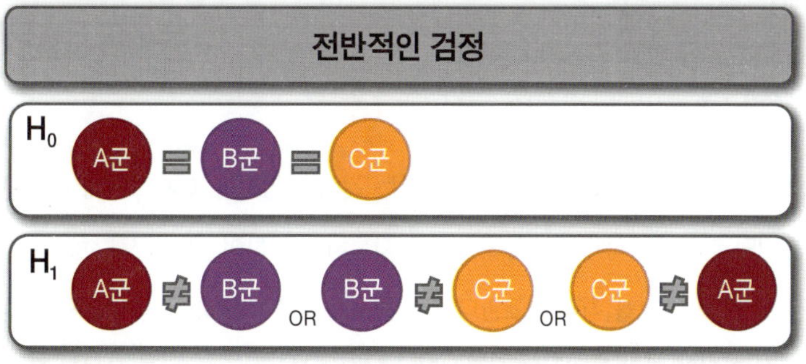

귀무가설 H_0	세 군의 크기는 모두 같다.
대립가설 H_1	적어도 한 쌍은 크기가 다르다.

나. 사후분석

1단계에서 크기의 차이가 있는 쌍이 존재한다는 것이 증명되면, 이제 2단계 **사후분석**post hoc으로 넘어간다. 2단계 사후분석에서는 유의수준을 적절히 보정하여 어느 군과 어느 군이 유의한 차이를 보이는지 두 군씩 크기를 각각 비교한다. 두 군의 크기를 비교하는 방법으로는 2장에서 배운 것과 같이 정규성 여부에 따라 독립표본 T 검정이나 Mann-Whitney test를 사용할 수 있다.

STEP 2 사후분석 유의수준 보정하여 추가로 세 번의 검정을 시행

예) Bonferroni's method (유의 수준= $\frac{5\%}{\text{검정의 횟수}}$)

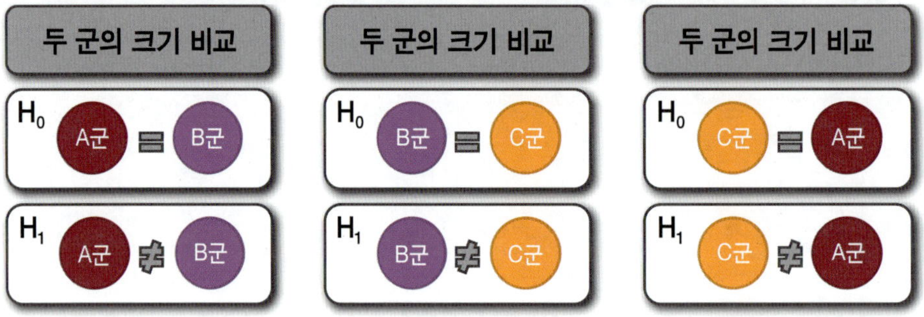

전체 유의수준을 5%로 지키면서 다중비교의 문제를 해결하는 방법에 대해서는 Bonferroni, Tukey, Duncan, Scheffe 등에 의해 여러 가지 방법이 제안되어 있으며 각각 특징과 장단점을 갖고 있다. 그중 Bonferroni's method는 전체에 허용되는 유의수준 5%를 검정의 개수로 나누어 각각의 검정에 적용하는 방법으로, 직관적인 이해가 가능하여 손으로 직접 계산할 수도 있는 장점이 있다. 하지만, 군의 개수가 증가하면 검정의 개수도 크게 증가하므로 개별 유의수준이 너무 작아져서 사후분석에서 유의한 결과를 얻기가 매우 어려워지는 단점도 갖고 있다. 그러므로 연구를 설계할 때 군의 수를 최대한 줄이는 것이 통계적으로 유리하기도 하다.

다. 일원배치 분산분석

STEP 1

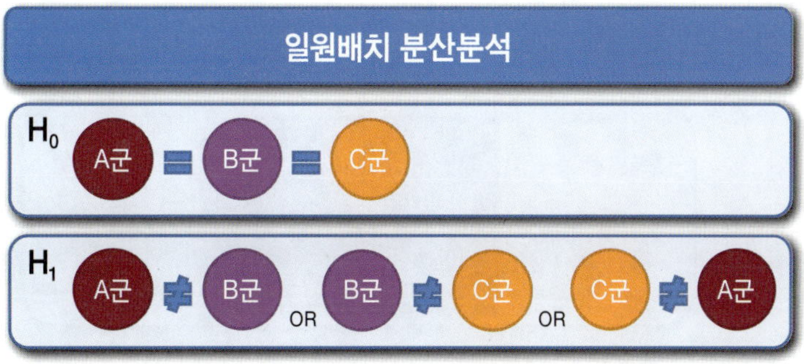

F 분포를 이용하기 때문에 F 검정이라고도 불리는 분산분석은 변동과 요인이라는 개념으로 요인의 영향을 분석한다. 이때, **변동**variation이란 자료들 간의 크기의 차이 혹은 변화량의 집체적인 표현이며, **요인**factor은 전체 자료들을 구분 짓는 요소이다. 일원배치 분산분석에서 요인은 '군'이 되고, 반복측정 분산분석에서는 '시간'이 된다.

모든 개체들을 한데 모았을 때 이들 값들 사이의 변동의 합을 **총변동**total variation이라고 하며, 총변동은 다시 **요인에 의해 설명되는 변동**과 **요인에 의해 설명되지 않는 변동**(오차)으로 나뉠 수 있다. 일원배치 분산분석에서는 요인이 '군'이므로 요인에 의해 설명되는 변동은 **군 간의 변동**이 되고, 요인에 의해 설명되지 않는 변동(오차)은 **군 내의 변동**이 된다.

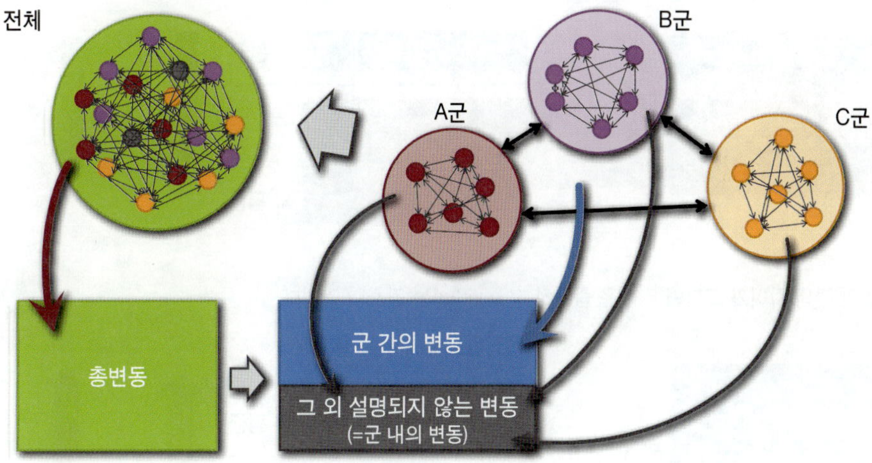

F 분포를 따르는 검정통계량 F는 요인에 의해 설명되는 변동(군 간의 변동)과 오차(군 내의 변동)를 각각의 자유도로 나눈 평균의 비로 정의되며 군 간의 차이가 없다는 귀무가설 아래에서 F값이 커질수록 이런 표본이 관찰될 가능성(*p* value)은 작아진다고 판단한다.

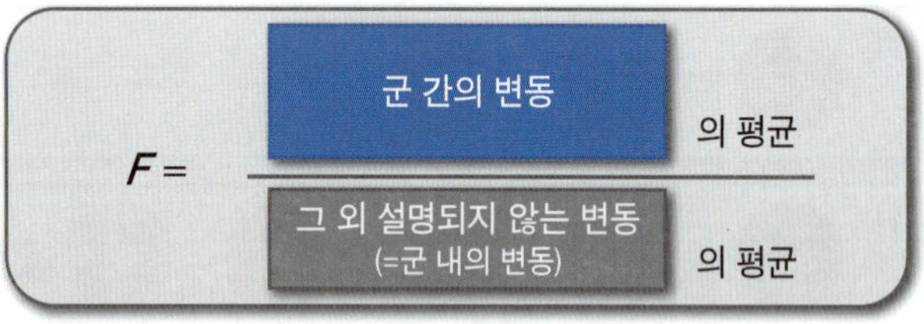

모두 동질성을 띠는 군들로 구성되어 있어 군 간의 차이가 작다면 총변동은 군 간의 변동(요인)보다는 주로 군 내의 변동(오차)으로 설명되므로 F값은 작아지고, 반대로 군 간의 차이가 크다면 군 내의 변동(오차)보다 군 간의 변동(요인)이 커지므로 F값은 상승하고 *p* value는 작아질 것이다.

F 분포

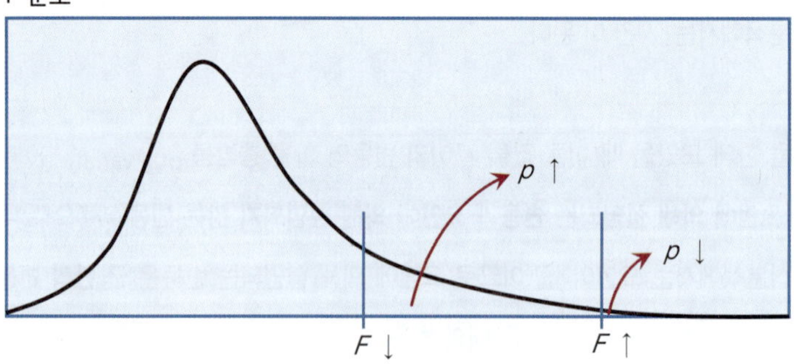

1. 집단 간의 차이가 작다면 F 값은 감소하고, *p* value는 증가할 것이다.

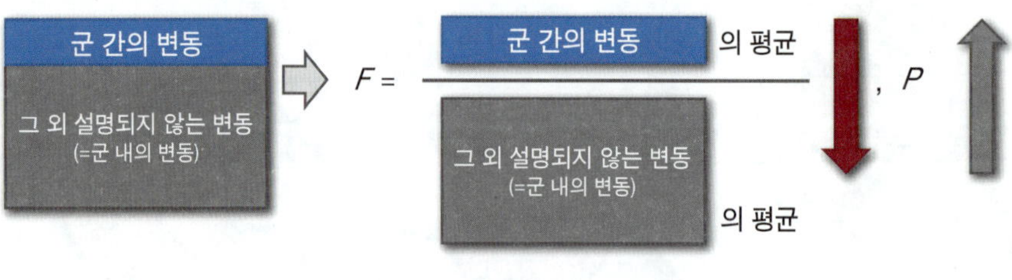

2. 집단 간의 차이가 크다면 F 값은 증가하고, *p* value는 감소할 것이다.

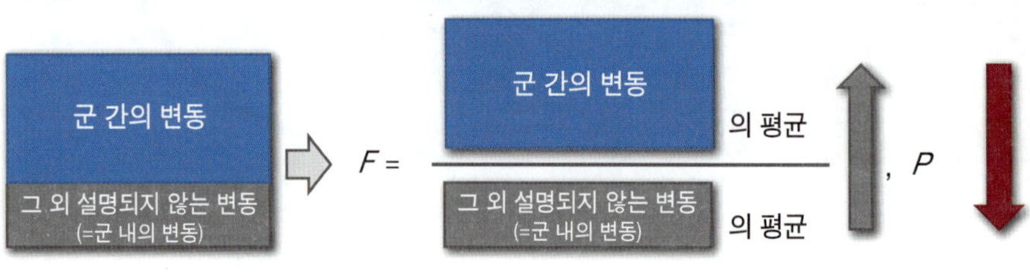

:: 분산분석표

이렇게 변동과 요인이라는 개념을 이용하여 모든 집단의 크기가 같은지, 혹은 이질적인 집단이 섞여 있는지 판별하는 것이 일원배치 분산분석이며 이를 분산분석표로 표현하면 다음과 같다.

분산분석표

g(군의 수), n(총개체 수)

요인	제곱합(변동)	자유도	제곱합의 평균	F 통계량	유의확률
군	**SSG(군 간의 변동)**	g−1	MSG=SSG/(g−1)	F=MSG/MSE	*p* value
오차	**SSE(그 외 설명되지 않는 변동)**	n−g	MSE=SSE/(n−g)		
전체	TSS(총변동)	n−1			

* SSG = sum of squares for group
SSE = sum of squares for error
TSS = total sum of squares

MSG = mean squares for group
MSE = mean squares for error

:: 일원배치 분산분석 이후의 사후분석

STEP 2 사후분석, SPSS에서 자동으로 결과 제시

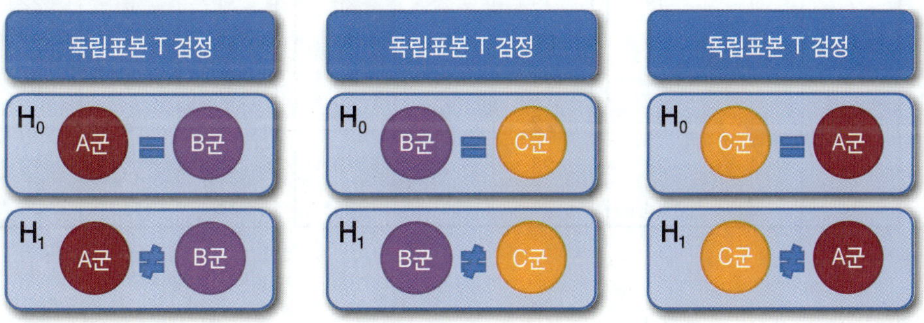

SPSS 프로그램에서는 일원배치 분산분석의 **사후분석** 옵션에서 다양한 사후검정법을 제공하고 있다. Bonferroni's method는 검정의 개수가 많아지면 검정력이 크게 저하되므로 4군 이상의 비교에서는 추천되지 않는다. 일반적으로 등분산 가정을 만족할 때에는 Tukey, Scheffe, Duncan 방법이 분산분석의 사후분석으로 널리 사용되며, 등분산을 가정할 수 없는 경우에는 Dunnett T3 방법이 흔히 사용된다.

일원배치 분산분석

Q 다음은 서로 다른 항우울제의 치료 효과를 비교하기 위한 연구이다. 36명의 우울증 환자를 A군, B군, C군으로 12명씩 무작위 배정하여 각각 A약, B약, C약을 2개월 동안 투여한 뒤 우울증 점수를 측정하였다. 이 세 가지 약의 치료 효과를 비교하라.

A군 (Group=1)			B군 (Group=2)			C군 (Group=3)		
Patient No.	Group	Score	Patient No.	Group	Score	Patient No.	Group	Score
1	1	21	13	2	22	25	3	23
2	1	22	14	2	19	26	3	19
3	1	23	15	2	14	27	3	22
4	1	22	16	2	18	28	3	23
5	1	21	17	2	19	29	3	19
6	1	25	18	2	18	30	3	18
7	1	19	19	2	20	31	3	22
8	1	25	20	2	17	32	3	27
9	1	24	21	2	16	33	3	21
10	1	25	22	2	17	34	3	22
11	1	28	23	2	19	35	3	19
12	1	22	24	2	24	36	3	20

1 정규성 검정을 먼저 해야 한다. ❶ **분석** ▶ ❷ **기술통계량** ▶ ❸ **데이터 탐색**을 선택한다.

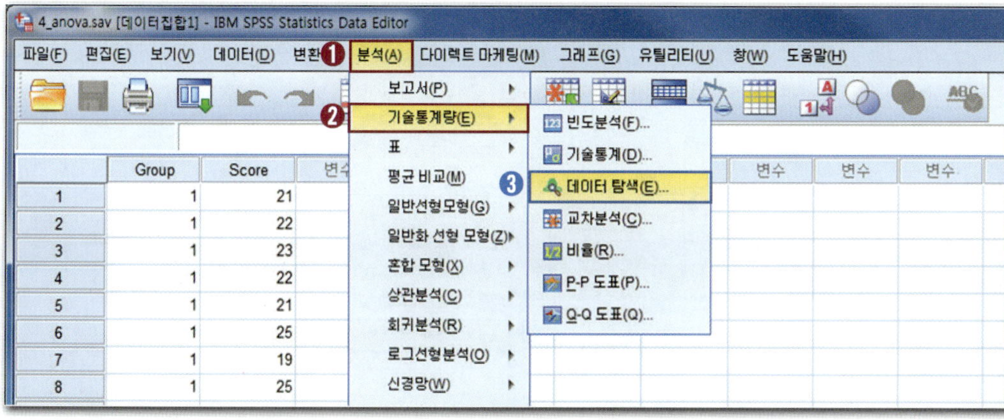

2 ❶, ❷ **정규성 검정** 결과 세 군 모두 정규성을 가정할 수 있으므로 일원배치 분산분석을 사용할 수 있다. 평균을 비교할 때 통계 분석에 앞서 ❸ **상자모형 그림** 등을 통해 자료의 분포를 파악하는 것은 매우 중요하다.

정규성 검정

	Group	Kolmogorov-Smirnov[a] 통계량	자유도	❶ 유의확률	Shapiro-Wilk 통계량	자유도	❷ 유의확률
Score	1	.172	12	.200*	.958	12	.759
	2	.187	12	.200*	.965	12	.848
	3	.158	12	.200*	.911	12	.223

*. 이것은 참인 유의확률의 하한값입니다.

a. Lilliefors 유의확률 수정

정규성 검정
H_0: 집단은 정규성을 띤다.
H_1: 집단은 정규성을 띠지 않는다.
❶ **Kolmogorov-Smirnov 검정**
$p > 0.05 \rightarrow H_0$ 채택
❷ **Shapiro-Wilk 검정**
$p > 0.05 \rightarrow H_0$ 채택
→ 세 군은 각각 정규성을 띤다고 가정할 수 있다.

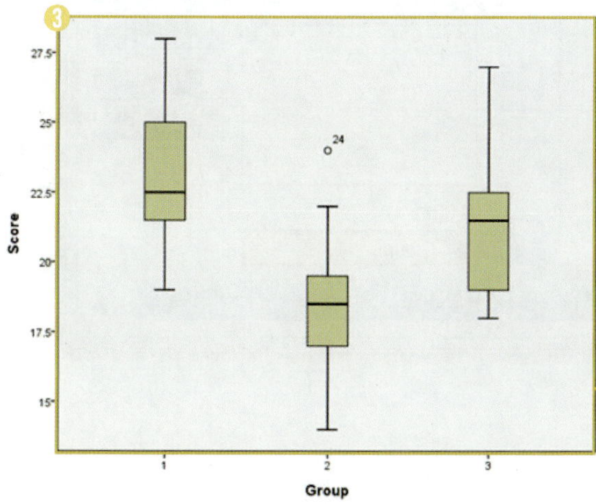

❸ 데이터 탐색의 상자모형 그림을 통해 자료의 분포를 눈으로 파악하는 것이 도움이 된다.

3 ❶ **분석** ▶ ❷ **평균 비교** ▶ ❸ **일원배치 분산분석**을 선택한다.

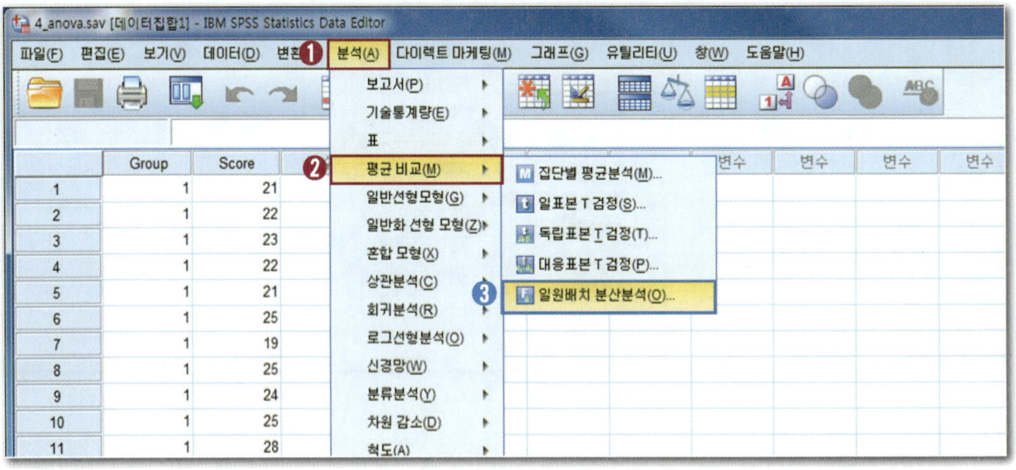

4 우리가 비교하고자 하는 것은 세 Group 간의 Score이므로 ❶ **종속변수**에 Score를, ❷ **요인**에 **Group**을 이동시킨다. SPSS에서는 분산분석과 동시에 사후분석을 시행해 주므로 ❸ **사후분석**을 선택한다.

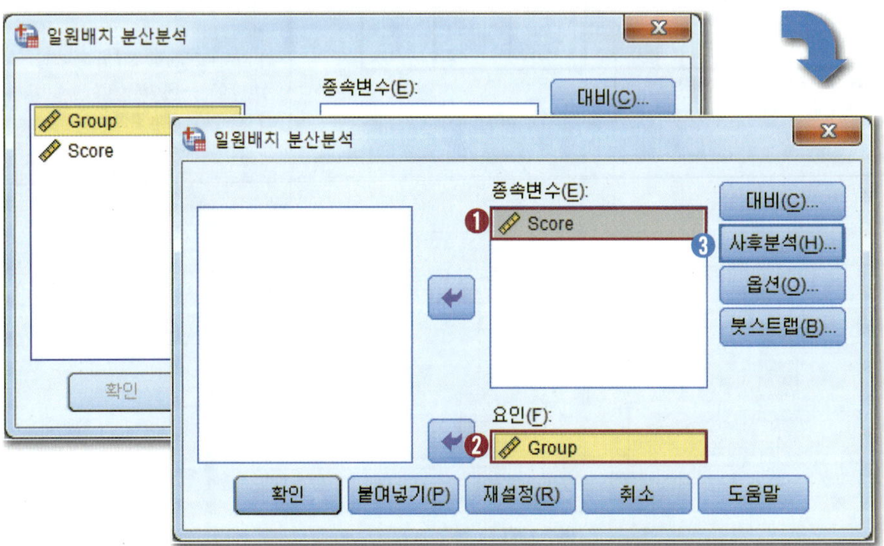

5 사후분석 중 등분산을 가정하는 ❶ **Bonferroni, Tukey 방법, Duncan**과 등분산을 가정하지 않는 ❷ **Dunnett의 T3**를 선택한 뒤 ❸ **계속**을 선택한다.

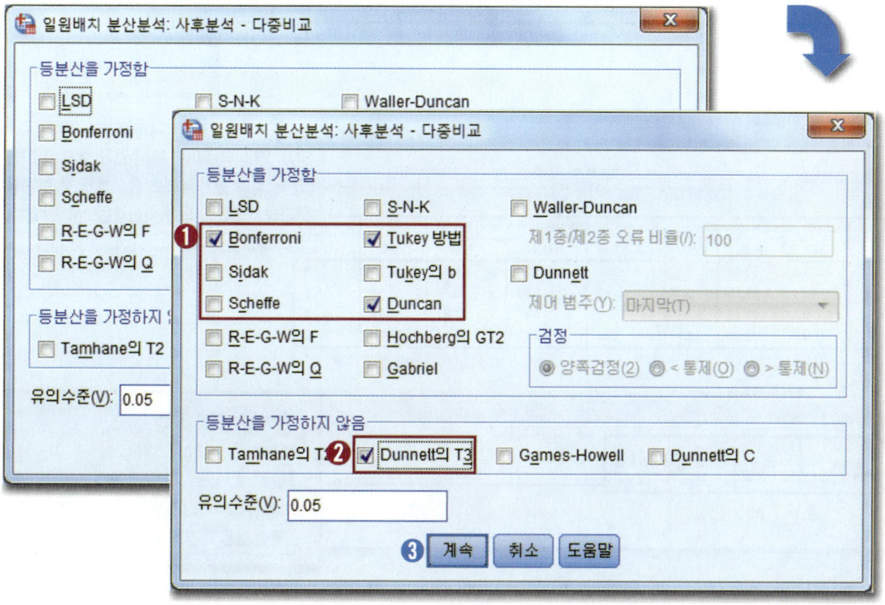

6 ❶ **옵션**으로 들어가 ❷ **기술통계,** ❸ **분산 동질성 검정,** 등분산이 만족되지 않을 경우를 위해 ❹ **Welch**를 체크한 뒤 ❺ **계속**으로 나와 ❻ **확인**을 선택한다.

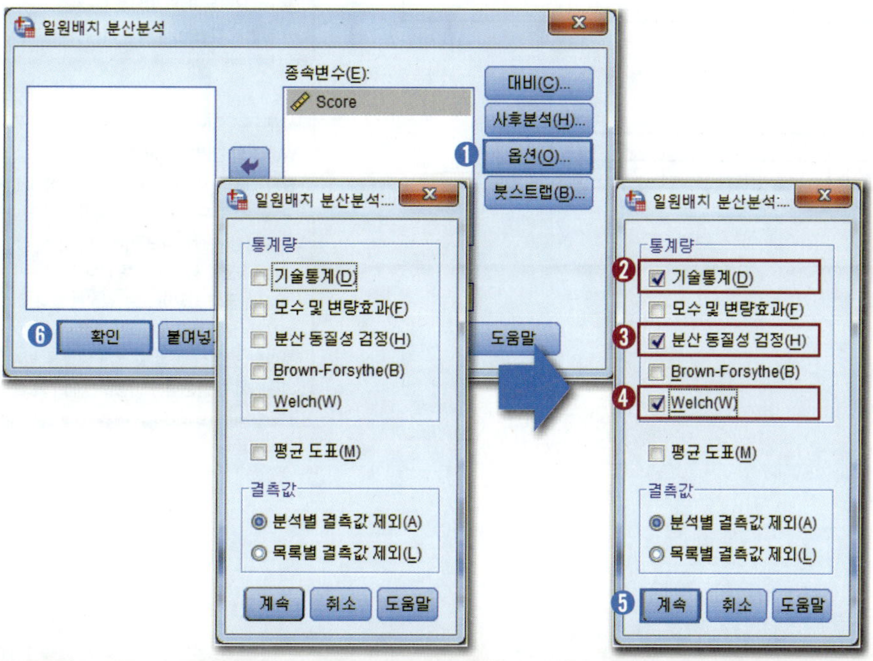

일원배치 분산분석의 결과

일원배치 분산분석

[데이터집합1] C:\exercise\4_anova.sav

기술통계

Score

	N	평균	표준편차	표준오차	평균에 대한 95% 신뢰구간		최소값	최대값
					하한값	상한값		
1	12	23.08	2.429	.701	21.54	24.63	19	28
2	12	18.58	2.644	.763	16.90	20.26	14	24
3	12	21.25	2.491	.719	19.67	22.83	18	27
합계	36	20.97	3.084	.514	19.93	22.02	14	28

❹ 각 군의 평균과 표준편차는 23.1±2.4, 18.6±2.6, 21.3±2.5이다. 사후검정 결과 B군은 A군과 C군에 비해 통계적으로 유의하게 작은 값을 얻었고, A군과 C군은 유의한 차이를 보이지 않았다.

분산의 동질성 검정

Score

Levene 통계량	df1	df2	유의확률
.000	2	33	1.000

Levene의 등분산 검정

H_0: 세 군의 분산은 같다.

H_1: 세 군의 분산은 같지 않다.

❶ $p>0.999>0.05$ 이므로 H_0 채택

→ **등분산을 가정할 수 있다.**

일원배치 분산분석

Score

	제곱합	df	평균 제곱	F	유의확률
집단-간	122.889	2	61.444	9.652	.001
집단-내	210.083	33	6.366		
합계	332.972	35			

일원배치 분산분석 가설 검정

H_0: 세 군의 평균은 모두 같다.

H_1: 세 군의 평균이 모두 같지는 않다.

❷ $p=0.001<0.05$ 이므로 H_0 기각

→ **크기가 다른 군이 하나 이상 있다.**

평균의 동질성 검정

Score

	통계량[a]	df1	df2	Sig.
Welch	9.177	2	21.973	.001

a. 자동으로 F 분배합니다.

Welch의 강건한 분산분석

만약 Levene의 검정상 등분산 가정이 만족되지 않고, 군 간 표본수 크기의 차이가 많이 난다면 Welch의 강건한 분산분석으로 해석한다.

H_0: 세 군의 평균은 모두 같다.

H_1: 세 군의 평균이 모두 같지는 않다.

하지만, 분산분석은 군 간 표본수의 크기가 엇비슷하다면 등분산 가정에 크게 영향을 받지 않으므로 일원배치 분산분석을 이용하는 경우가 많다.

사후검정

다중 비교

종속 변수: Score

	(I) Group	(J) Group	평균차(I-J)	표준오차	유의확률	95% 신뢰구간 하한값	95% 신뢰구간 상한값
Tukey HSD	1	2	4.500*	1.030	.000	1.97	7.03
		3	1.833	1.030	.192	-.69	4.36
	2	1	-4.500*	1.030	.000	-7.03	-1.97
		3	-2.667*	1.030	.037	-5.19	-.14
	3	1	-1.833	1.030	.192	-4.36	.69
		2	2.667*	1.030	.037	.14	5.19
Bonferroni	1	2	4.500*	1.030	.000	1.90	7.10
		3	1.833	1.030	.253	-.76	4.43
	2	1	-4.500*	1.030	.000	-7.10	-1.90
		3	-2.667*	1.030	.043	-5.26	-.07
	3	1	-1.833	1.030	.253	-4.43	.76
		2	2.667*	1.030	.043	.07	5.26
Dunnett T3	1	2	4.500*	1.037	.001	1.83	7.17
		3	1.833	1.004	.219	-.75	4.42
	2	1	-4.500*	1.037	.001	-7.17	-1.83
		3	-2.667	1.049	.054	-5.37	.03
	3	1	-1.833	1.004	.219	-4.42	.75
		2	2.667	1.049	.054	-.03	5.37

*. 평균차는 0.05 수준에서 유의합니다.

❸ 사후검정-Tukey의 다중비교법

(1) A군과 B군은 유의한 차이를 보인다($p<0.001$).

(2) A군과 C군은 유의한 차이를 보이지 않는다($p=0.192>0.05$).

(3) B군과 C군은 유의한 차이를 보인다($p=0.037<0.05$).

Bonferroni' s method

만약 Bonferroni's method로 사후분석을 한다면 이 때도 $p<0.05$ 기준으로 결과를 해석할 수 있다. 통계 프로그램에서는 다중비교의 상황을 모두 보정을 해서 0.05값을 기준으로 결과를 제시해 주고 있다.

Dunnett T3 방법

만약 Levene의 검정상 등분산을 만족하지 않고, 각 군의 표본수 차이가 크다면 Welch의 강건한 분산분석 검정 이후 Dunnett T3 방법을 통하여 사후분석을 시행해야 한다.

이 자료에서는 B군과 C군이 유의한 차이를 보이지 않아 Tukey법과 차이를 보이고 있다.

동일 집단군

Score

	Group	N	유의수준 = 0.05에 대한 부집단 1	유의수준 = 0.05에 대한 부집단 2
Tukey HSD[a]	2	12	18.58	
	3	12		21.25
	1	12		23.08
	유의확률		1.000	.192
Duncan[a]	2	12	18.58	
	3	12		21.25
	1	12		23.08
	유의확률		1.000	.084

동일 집단군에 있는 집단에 대한 평균이 표시됩니다.

a. 조화평균 표본 크기 12.000을(를) 사용합니다.

라. Kruskal-Wallis test

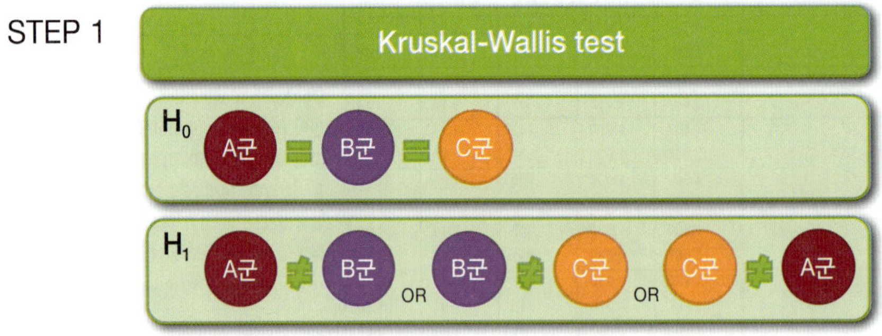

정규성을 만족하지 않는 군이 포함되어 있는 경우 분산분석을 통해 세 군의 크기를 비교할 수 없다. 대신 이런 경우에는 모집단의 특성을 따지지 않는 비모수적인 방법이 사용되는데, 독립된 세 군 이상의 크기를 비교하는 비모수적인 방법이 Kruskal-Wallis test이다.

Kruskal-Wallis test도 순위합 검정법의 일종이다. 모든 자료들을 한데 모아 크기순으로 정렬한 다음, 가장 작은 값부터 순위를 매겨 군별로 순위합을 구한다. 크기의 차이가 없는 집단들이라면 순위합도 서로 비슷할 것이고 집단 간 차이가 많이 난다면 순위합의 차이도 클 것이다. 이 과정에서 본래 자료 고유의 값들은 순위만 남고 모두 상실되어 통계 분석에 작용하지 않으므로, 두 군의 평균과 표준편차는 Kruskal-Wallis test에서 의미를 갖지 않는다.

Kruskal-Wallis test

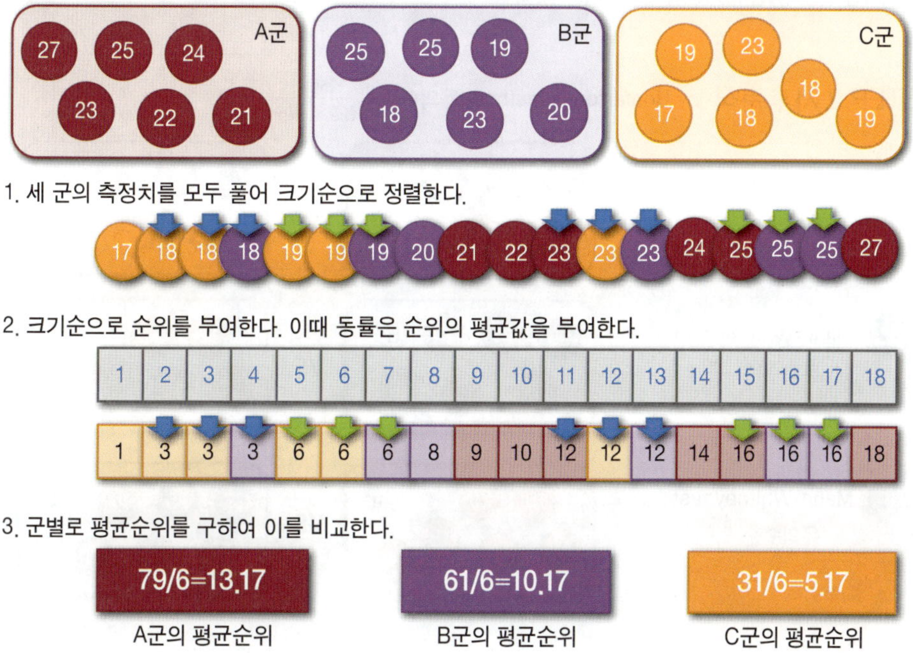

순위 척도도 연속형 자료는 아니지만 순위 정보가 있으므로 순위합 검정으로 크기를 비교하는 것이 가능하다. Kruskal-Wallis test는 분산분석의 기본 가정이 잘 만족될 때 일원배치 분산분석에 비해 검정력이 다소 낮다는 단점이 있지만, 순위가 있는 모든 자료들을 특별한 가정 없이 비교할 수 있는 장점이 있다.

:: Kruskal-Wallis test 후의 사후검정

STEP 2 사후분석 by Bonferroni's method (유의수준= $\frac{5\%}{\text{검정의 횟수}}$)

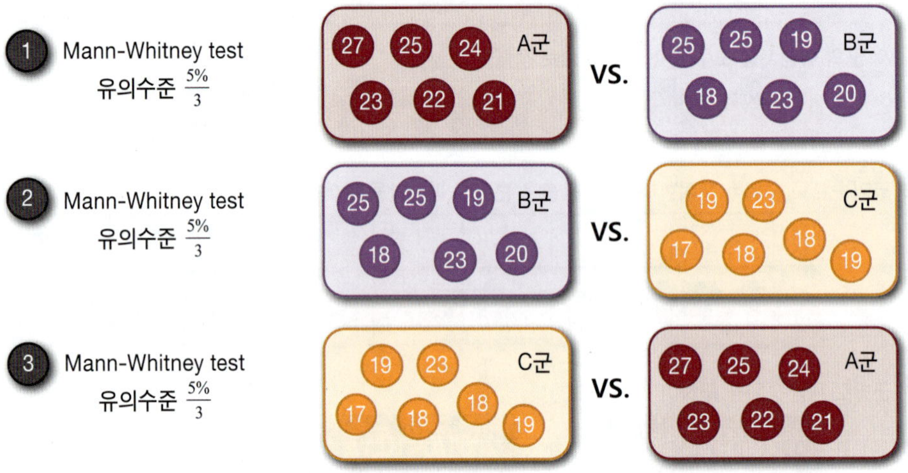

일원배치 분산분석에서와 달리 Kruskal-Wallis test에서는 프로그램 상에서 사후분석이 자동으로 제공되지 않는다. Kruskal-Wallis test를 통해 귀무가설이 기각되어 크기가 다른 군이 있음이 증명된다면 두 군씩 쌍을 지어 각각 Mann-Whitney test를 시행하고 Bonferroni's method로 제1종 오류를 보정하여 크기가 다른 쌍을 직접 찾아주어야 한다. 군이 셋이라면 위의 그림과 같이 3번의 검정을 수행하므로 Bonferroni's method에 의해 각각 5%/3=1.67%을 유의수준으로 생각해야 한다. 만약 네 군의 비교라면 6번의 검정을 수행해야 하므로 각각 5%/6=0.83%을 기준으로 판단한다.

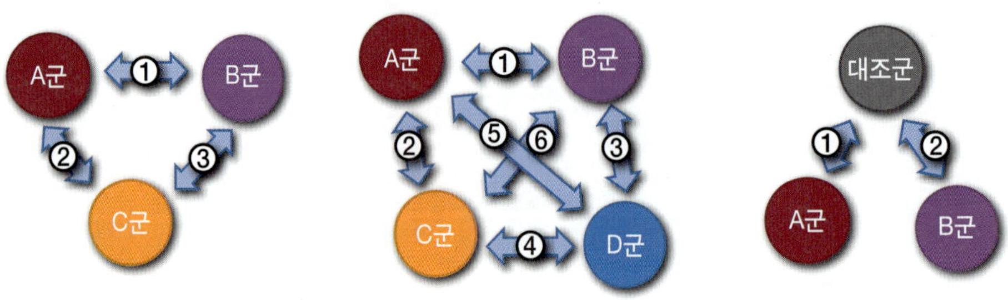

$\frac{5\%}{3} = 1.7\%$ $\frac{5\%}{6} = 0.83\%$ $\frac{5\%}{2} = 2.5\%$

SPSS 실습

Kruskal-Wallis test

Q

다음은 서로 다른 항우울제의 치료 효과를 비교하기 위한 연구이다. A군, B군, C군에 우울증 환자를 6명씩 무작위로 배정하고 각각 A약, B약, C약을 2개월씩 투여한 뒤 우울증 점수를 측정하였다. 이 세 가지 약의 치료 효과에 차이가 있는지 통계적으로 검정하라.

A군 (Group=1)			B군 (Group=2)			C군 (Group=3)		
Patient No.	Group	Score	Patient No.	Group	Score	Patient No.	Group	Score
1	1	27	7	2	25	13	3	19
2	1	25	8	2	25	14	3	23
3	1	24	9	2	19	15	3	17
4	1	23	10	2	18	16	3	18
5	1	22	11	2	23	17	3	18
6	1	21	12	2	20	18	3	19

1 ❶ **분석** ▶ ❷ **비모수 검정** ▶ ❸ **레거시 대화상자** ▶ ❹ **독립 K-표본**을 선택한다.

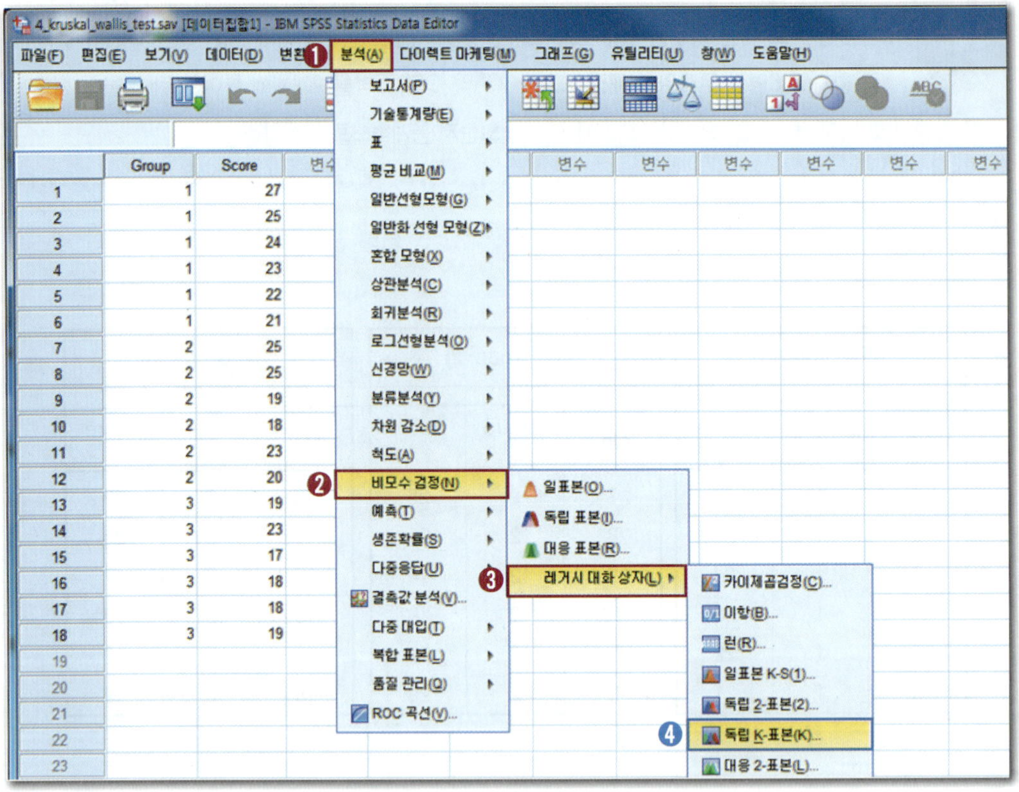

2 ❶ **검정변수**에 Score를, ❷ **집단변수**에 **Group**을 이동시킨 다음, 비교할 Group이 어떤 것임을 추가로 설정해 주기 위해 ❸ **범위지정**을 선택한다.

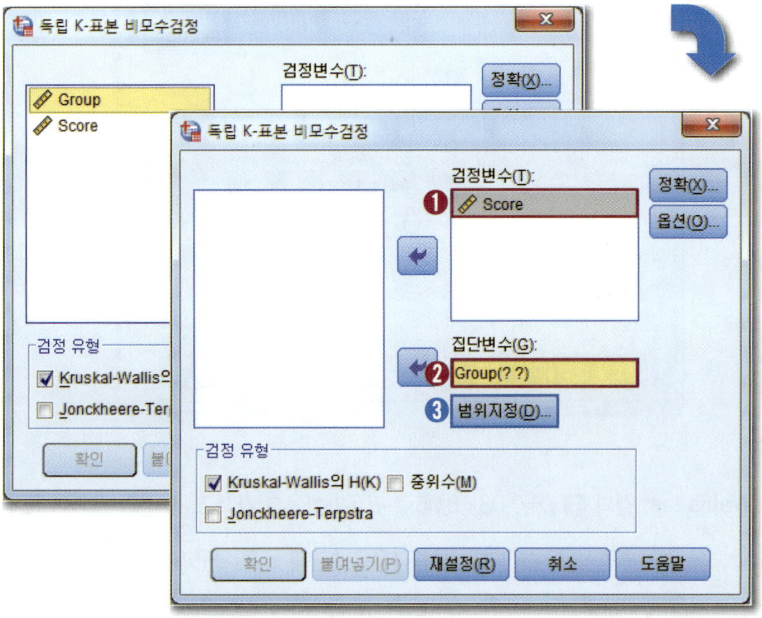

3 우리는 Group을 1, 2, 3으로 구분하였으므로 **범위지정**에서 ❶ **최소값**에 **1**, ❷ **최대값**에 **3**을 입력하고 ❸ **계속**을 선택한다.

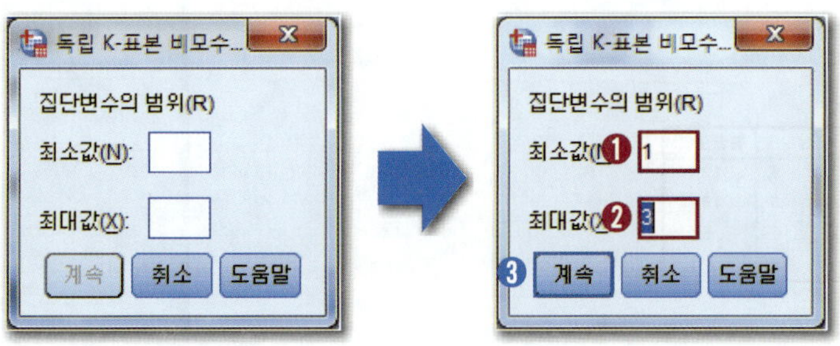

4 다시 독립 K-표본 비모수검정 메뉴로 돌아오면 ❶ **확인**을 선택하고 결과를 기다린다.

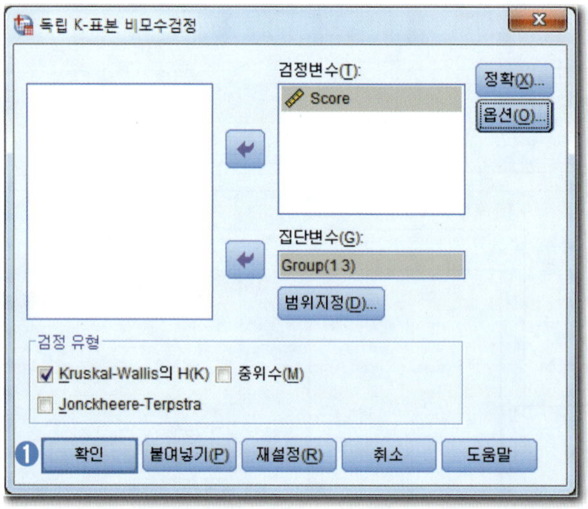

5 **Kruskal-Wallis test 결과** ❶ p=0.03<0.05로 귀무가설을 기각하고 세 군의 크기가 모두 같지는 않음이 증명되었으므로 사후검정을 실시한다. 사후검정은 A군과 B군, B군과 C군, C군과 A군의 3번의 크기 비교를 각각 Mann-Whitney test를 이용하여 검정한다. 이때 유의수준은 Bonferroni's method를 이용하여 5%/3=1.7%를 기준으로 한다.

비모수 검정

[데이터집합1] C:₩exercise₩4_kruskal_wallis_test.sav

Kruskal-Wallis 검정

순위

	Group	N	평균순위
Score	1	6	13.17
	2	6	10.17
	3	6	5.17
	합계	18	

검정 통계량[a,b]

	Score
카이제곱	6.993
자유도	2
근사 유의확률 ❶	.030

a. Kruskal Wallis 검정

b. 집단변수: Group

Kruskal-Wallis 가설 검정

H_0: 세 군의 크기는 같다.

H_1: 세 군의 크기가 모두 같지는 않다.

❶ p=0.03<0.05 이므로 H_0 기각.

→ 크기 다른 군이 있음.

6 ❶ **분석** ▶ ❷ **비모수 검정** ▶ ❸ **레거시 대화 상자** ▶ ❹ **독립 2-표본**을 선택한다.

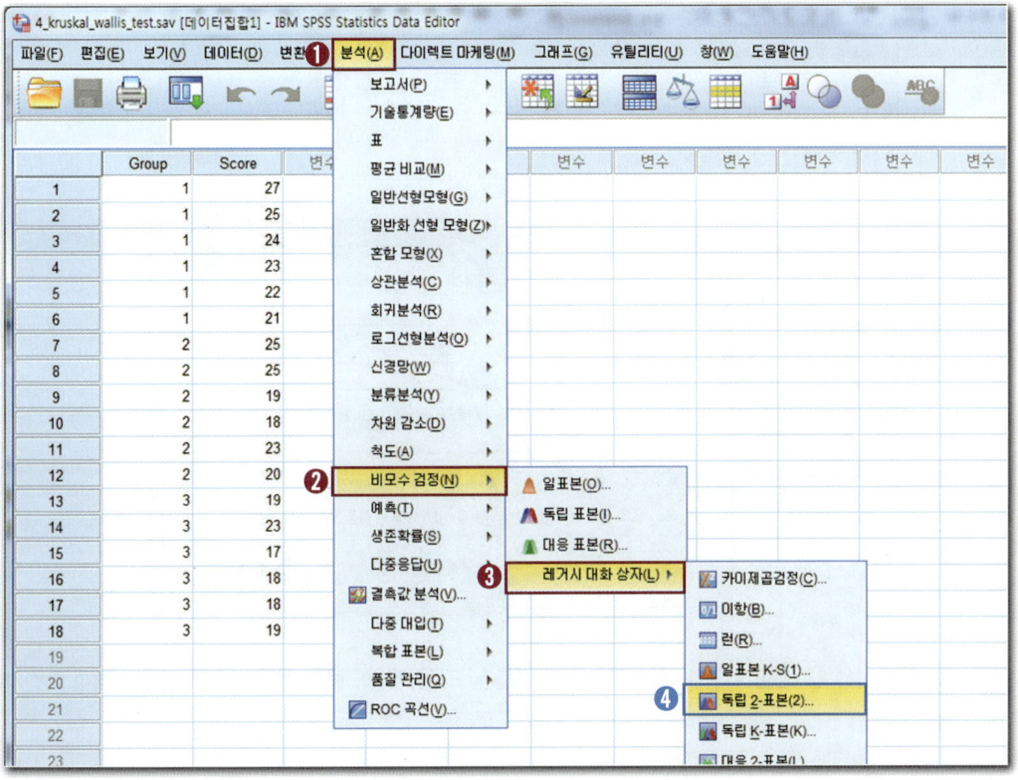

7 **첫 번째 사후검정.** ❶ **검정변수**에 Score를, ❷ **집단변수**에 Group을 이동시킨 뒤, ❸ **집단정의**를 선택한다.

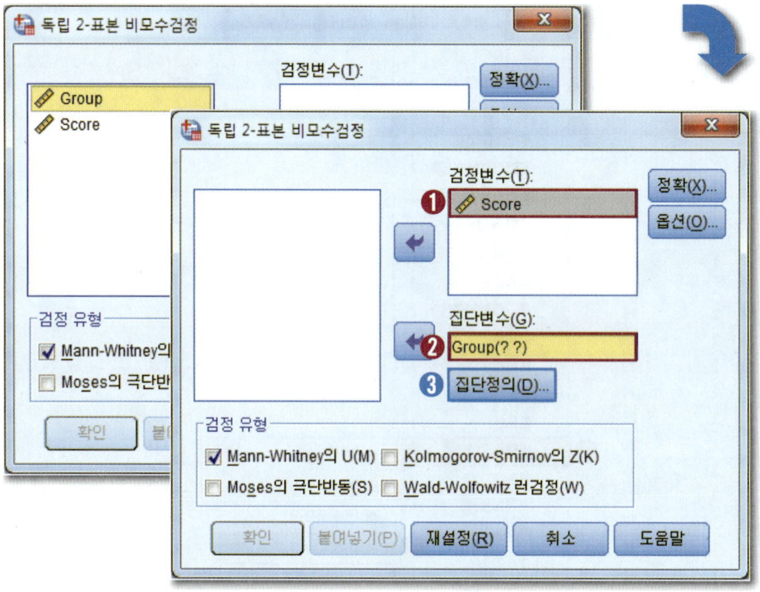

8 집단정의에서 ❶ **집단 1**에 '1' ❷ **집단 2**에 '2'를 넣고 ❸ **계속**으로 나온 뒤 ❹ **확인**을 선택하고 결과를 기다린다.

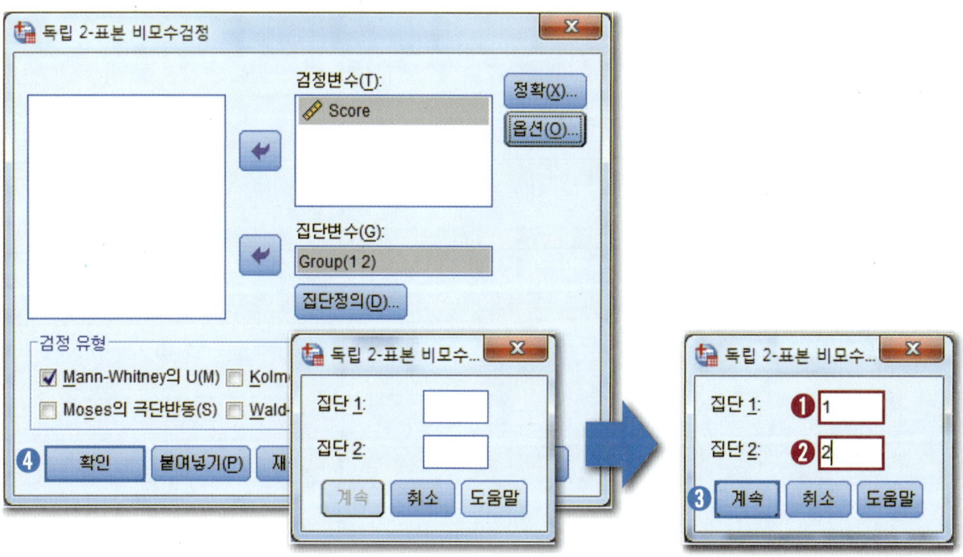

9 6~8의 과정을 반복하여 B군과 C군, C군과 A군도 비교한다.

Kruskal-Wallis test의 사후검정 결과

Mann-Whitney 검정

순위

	Group	N	평균순위	순위합
Score	1	6	7.58	45.50
	2	6	5.42	32.50
	합계	12		

검정 통계량[b]

	Score
Mann-Whitney의 U	11.500
Wilcoxon의 W	32.500
Z	-1.050
근사 유의확률(양측)	.294
정확한 유의확률 [2*(단측 유의확률)] ❶	.310[a]

a. 동률에 대해 수정된 사항이 없습니다.

b. 집단변수: Group

사후검정 1

H_0: A군과 B군은 크기가 같다.

H_1: A군과 B군은 크기가 다르다.

❶ p=0.310>0.017 = 0.05/3 이므로 H_0 채택.

→ A군과 B군의 크기가 다르다고 할 수 없다.

Mann-Whitney 검정

순위

	Group	N	평균순위	순위합
Score	2	6	8.25	49.50
	3	6	4.75	28.50
	합계	12		

검정 통계량[b]

	Score
Mann-Whitney의 U	7.500
Wilcoxon의 W	28.500
Z	-1.712
근사 유의확률(양측)	.087
정확한 유의확률 [2*(단측 유의확률)] ❷	.093[a]

a. 동률에 대해 수정된 사항이 없습니다.

b. 집단변수: Group

사후검정 2

H_0: A군과 B군은 크기가 같다.

H_1: B군과 C군은 크기가 다르다.

❷ p=0.093>0.017 = 0.05/3 이므로 H_0 채택.

→ B군과 C군의 크기가 다르다고 할 수 없다.

Mann-Whitney 검정

순위

	Group	N	평균순위	순위합
Score	1	6	9.08	54.50
	3	6	3.92	23.50
	합계	12		

❹ 사후검정상, A군에 비해 C군이 통계적으로 유의하게 더 작다고 말할 수 있다.

검정 통계량[b]

	Score
Mann-Whitney의 U	2.500
Wilcoxon의 W	23.500
Z	-2.495
근사 유의확률(양측)	.013
정확한 유의확률 [2*(단측 유의확률)]	.009[a]

a. 동률에 대해 수정된 사항이 없습니다.

b. 집단변수: Group

사후검정 3

H_0: C군과 A군은 크기가 같다.

H_1: C군과 A군은 크기가 다르다.

❸ p=0.009<0.017 = 0.05/3 이므로 H_0 기각.

→ **C군과 A군의 크기는 다르다고 할 수 있다.**

마. Jonckheere-Terpstra test

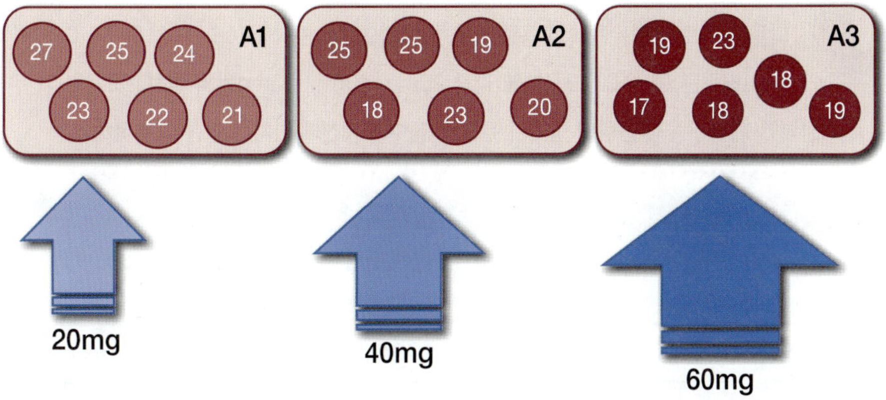

3군 이상의 독립변수가 서열을 갖고 있고 서열의 증가에 따라 종속변수의 값이 증가 혹은 감소의 추세를 갖고 있는지를 검정하고자 할 때 Jonckheere-Terpstra test를 실시할 수 있다. 이때의 귀무가설과 대립가설은 다음과 같이 정의된다.

귀무가설 H_0	A_1, A_2, A_3는 크기 순서 없이 모두 같다.
대립가설 H_1	A_1, A_2, A_3는 크기의 순서가 존재한다.

Jonckheere-Terpstra test는 비모수적인 방법이므로 정규성 검정을 필요로 하지 않는다. 또한 변화의 기울기를 정량적으로 측정하고자 하는 것이 아니므로 독립변수들의 서열 간격이 일정할 필요도 없다. Jonckheere-Terpstra test는 경향분석trend test의 일종으로 독립변수의 변화에 대한 종속변수의 증가 혹은 감소의 경향만을 검정한다.

SPSS 실습

Jonckheere-Terpstra test

Q 다음은 새로운 항우울제의 용량에 따른 효과의 차이를 비교하기 위한 연구이다. 6명씩 무작위로 배정된 A1, A2, A3군에게 각각 20mg, 40mg, 60mg씩 투여하고 2개월 뒤 우울증 점수를 측정하였다. 항우울제 용량의 증가가 우울증 점수의 개선에 미치는 영향을 분석하라.

A1군 20mg (Group=1)		
Patient No.	Group	Score
1	1	27
2	1	25
3	1	24
4	1	23
5	1	22
6	1	21

A2군 40mg (Group=2)		
Patient No.	Group	Score
7	2	25
8	2	25
9	2	19
10	2	18
11	2	23
12	2	20

A3군 60mg (Group=3)		
Patient No.	Group	Score
13	3	19
14	3	23
15	3	17
16	3	18
17	3	18
18	3	19

1 ❶ 분석 ▶ ❷ 비모수 검정 ▶ ❸ 레거시 대화 상자 ▶ ❹ 독립 K-표본을 선택한다.

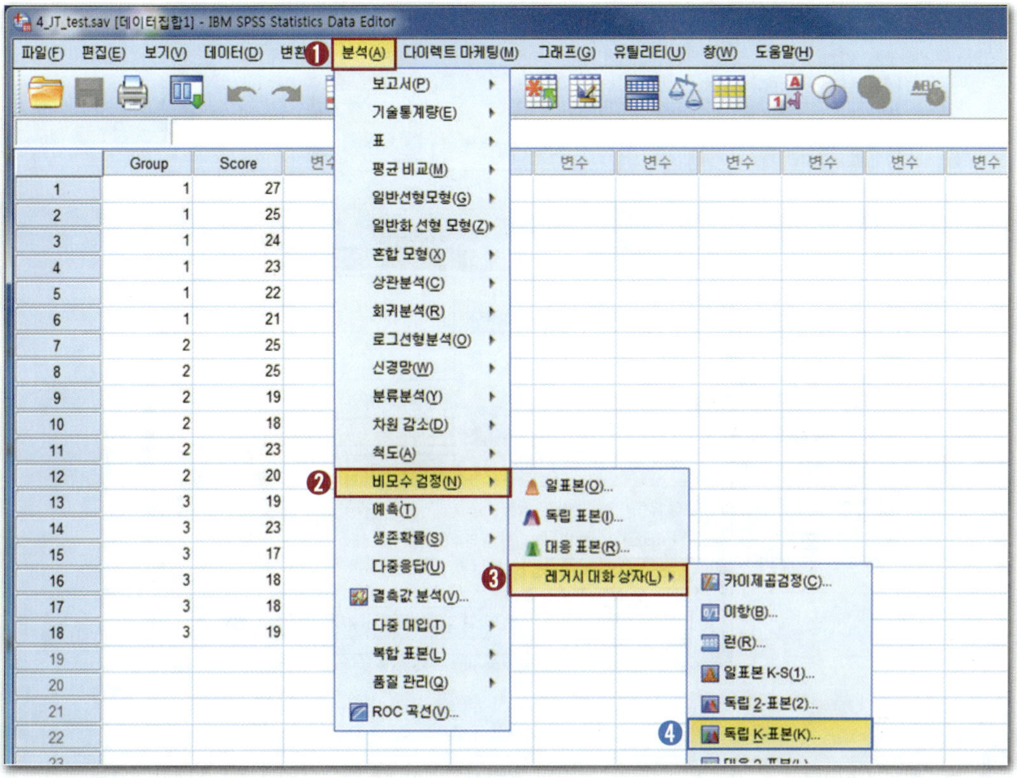

2 ❶ **검정변수**에 Score를, ❷ **집단변수**에 Group을 이동시킨다. 우리는 경향분석이 목적이므로 검정 유형에서 ❸ **Jonckheere-Terpstra**를 선택한 다음, Group의 지정을 위해 ❹ **범위지정**을 선택한다.

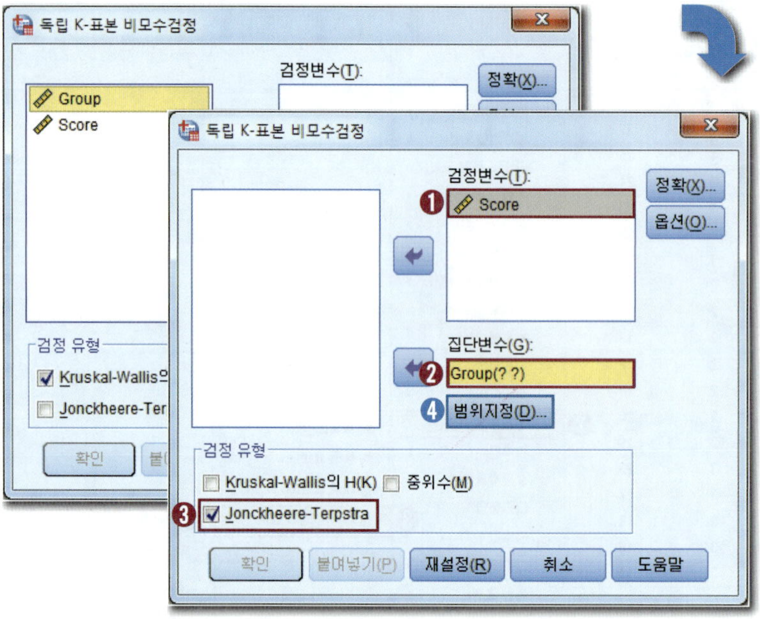

3 우리는 Group을 1, 2, 3으로 구분하였으므로 **범위지정**에서 ❶ **최소값**에 **1**, ❷ **최대값**에 **3**을 입력하고 ❸ **계속**을 선택한다.

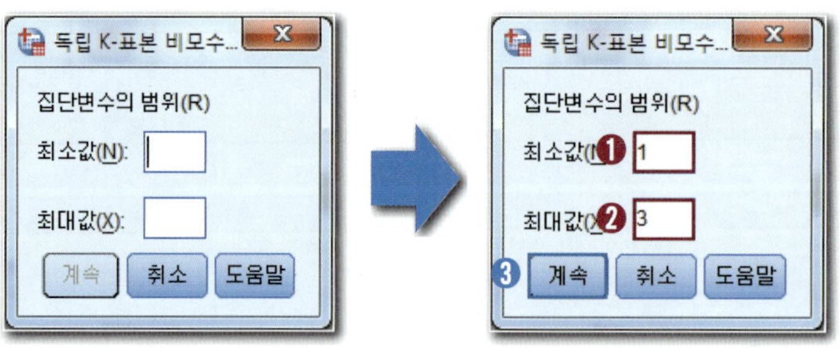

4 ❶ **확인**을 선택하고 결과를 기다린다.

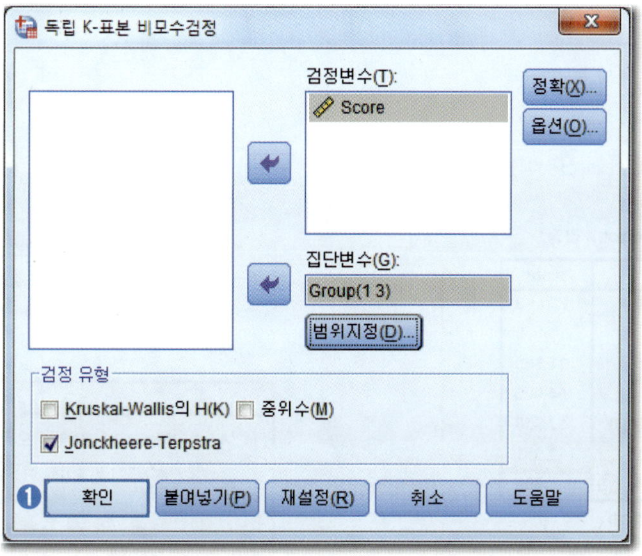

Jonckheere-Terpstra test의 결과

➔ 비모수 검정

[데이터집합1] C:\exercise\4_JT_test.sav

Jonckheere-Terpstra 검정[a]

	Score
Group의 수준의 수	3
N	18
관측된 J-T 통계량	21.500
평균 J-T 통계량	54.000
J-T 통계량의 표준편차	12.258
표준화 J-T 통계량 ❷	-2.651
근사 유의확률(양측) ❶	.008

a. 집단변수: Group

❷ J-T 통계량이 음수인 것으로 보아 1군에서 3군으로 갈수록 감소하는 경향을 갖는다.

Jonckheere-Terpstra 검정 결과

H_0: A_1, A_2, A_3는 크기 순서 없이 모두 같다.

H_1: A_1, A_2, A_3는 크기의 순서가 존재한다.

❶ p=0.008<0.050이므로 H_0 기각.

→ A_1, A_2, A_3는 크기의 순서가 존재한다.

05

비율을 비교하는 방법

가. 카이제곱 검정

나. Fisher의 정확한 검정

다. 선형 대 선형 결합

연속형 자료는 평균이나 순위합 등을 이용하여 크기를 비교할 수 있다. 그러나 실제 보건의학 연구에서는 범주형 형태의 자료를 접하는 경우가 적지 않다. 예를 들어, 질환의 유무(O/X)나 치료 반응(완치/부분적 반응/반응 없음), 병리조직학적 소견 (−/±/+/++/+++), 질환의 중증도(경증/중등도/중증) 등은 모두 범주형 변수에 속한다. 또는 연속형 자료인 경우에도 범주형으로 전환하여 분석하는 경우도 종종 있다. 혈압약의 효과를 평가하기 위해서 혈압이 얼마나 하강하였는지보다 몇 %의 환자에게서 혈압의 정상화가 관찰되었는지 분석하는 것이 임상적으로 더 의미를 갖기도 하기 때문이다. 그러면 종속변수가 범주형 변수인 경우에는 어떤 통계적 접근이 가능할까?

:: 분할표

독립변수와 종속변수가 모두 범주형 자료인 경우에는 두 변수를 행과 열로 구분하는 **분할표** contingency table를 작성하여 자료를 정리할 수 있다. 다음은 당뇨환자 25명과 당뇨가 없는 정상인 75명을 대상으로 비만 여부를 조사한 2×2 분할표이다. 물론 분할표는 범주의 개수에 따라 2×2 뿐 아니라 3×3, 2×k(k는 2를 초과하는 숫자를 의미함) 등 다양한 형태로 작성될 수 있다. 이때 각 칸을 셀cell이라고 부른다.

	당뇨	정상	전체
비만	10 (40.0%)	10 (13.3%)	20 (20%)
정상 체중	15 (60.0%)	65 (86.7%)	80 (80%)
전체	25 (100%)	75 (100%)	100 (100%)

:: 두 변수 사이의 연관성의 척도, 교차비

위의 표를 보면, 당뇨 환자 집단에서 비만 인구는 40%인데, 정상 인구 집단에서는 13.3% 정도 해당된다. 이는 비만과 당뇨가 서로 연관성이 있을 수 있음을 암시해 준다. 두 범주형 자료의 연관성을 비교하는 방법으로는 상대위험도relative risk와 교차비odds ratio 등이 있는데 환자-대조군 연구에서 2×2로 표현된 두 범주형 변수의 연관성의 정도를 보여 주는 것은 교차비이다. 교차비는 2×2 분할표에서 대각선 반대편 셀의 곱인 a×d와 b×c의 비와 같기 때문에 주로 교차비라고 하는데, 일반적으로 원어 그대로 오즈비라고 부르기도 하며, SPSS 프로그램에서는 승산비라고 번역되어 있다. 교차비는 2×2 분할표에서 두 변수의 연관성의 척도로 흔히 사용되며, 셋 이상으로 범주를 구분하는 2×3 분할표 등에서는 사용되지 않는다.

위험인자 \ 질환	유	무
유	a	b
무	c	d

교차비(odds ratio) = $\dfrac{\text{질환이 있을 때 위험인자 유/무의 비율}}{\text{질환이 없을 때 위험인자 유/무의 비율}} = \dfrac{\frac{a}{c}}{\frac{b}{d}} = \dfrac{a \times d}{c \times b}$

:: 교차비 계산의 예

교차비는 질환이 있을 때 위험인자 유/무의 비와 질환이 없을 때 위험인자 유/무의 비의 비로 정의된다. 이를 다시 간단히 정리하면 연관성을 보고 싶은 항목에 모두 해당되는 수(a)와 모두 해당되지 않는 수(d)의 곱을 분자로 넣고 나머지의 곱(b×c)을 분모로 한 비로 계산할 수 있다. 이제 앞의 당뇨와 비만의 연관성을 교차비로 나타내 보자. 비만이 있을 때 당뇨가 있을 교차비는 OR=$\dfrac{10\times 65}{10\times 15}=4.33$ 으로 쉽게 계산될 수 있다.

:: 두 변수의 연관성을 검정하는 방법

두 변수의 연관성의 유의성을 통계적으로 검정하는 것을 교차분석이라고 하며, **카이제곱 검정**chi-square test과 **Fisher의 정확한 검정**Fisher's exact test이 교차분석에 흔히 사용된다. 이들 검정방법에 대해서 하나씩 알아보자.

가. 카이제곱 검정

	당뇨	정상	전체
비만	10 (40.0%)	10 (13.3%)	20 (20%)
정상 체중	15 (60.0%)	65 (86.7%)	80 (80%)
전체	25 (100%)	75 (100%)	100 (100%)

처음의 예제로 돌아가 보자. 위의 표는 당뇨 환자 25명과 당뇨가 없는 정상인 75명을 대상으로 비만 유무를 조사한 결과이다. 이렇게 실제로 조사에 의해 관찰된 빈도를 **관측빈도**observed frequency라고 한다. 비만의 비율은 당뇨 환자 중에는 40%, 당뇨가 없는 정상인에서는 13.3%이다. 전체 인구집단을 놓고 보면 20%이다. 두 집단의 비만 비율이 통계적으로 차이가 전혀 없다면 당뇨 환자 25명 중에서 20%(5명)가 비만이고, 정상인 75명 중에서도 20%(15명)가 비만일 것으로 기대할 수 있을 것이다. 이렇듯 두 변수 사이에 연관성이 없다는 가정하에 예상되는 빈도를 **기대빈도**expected frequency라고 한다. 이 두 빈도의 실제 크기를 반영하여 다음과 같은 그림을 그려 보면 기대빈도와 관측빈도의 차이를 확연히 느낄 수 있다.

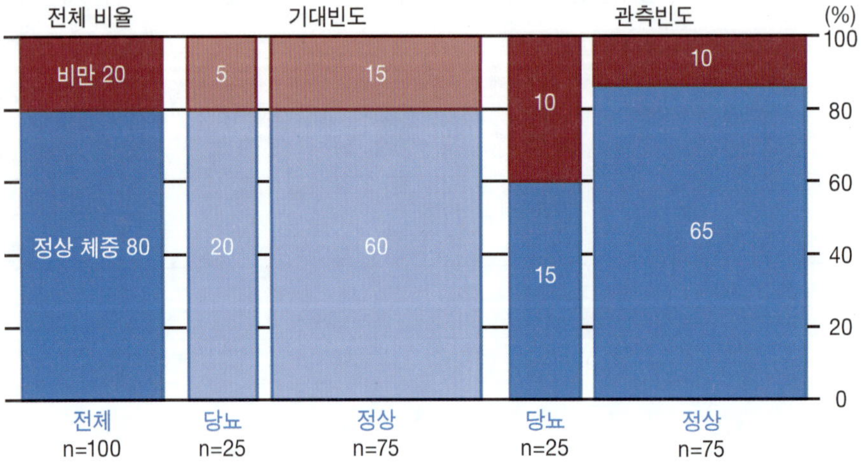

:: 카이제곱 검정의 가설 검정

귀무가설 H_0	두 변수는 연관성이 없다.
대립가설 H_1	두 변수는 연관성이 있다.

2×2 분할표에서 각 셀의 $\frac{(\text{관측빈도}-\text{기대빈도})^2}{\text{기대빈도}}$의 합은 자유도 1의 χ^2(카이제곱) 분포를 따르는 것이 알려져 있다. 두 변수 사이의 연관성이 전혀 없다는 귀무가설하에서 검정통계량 χ^2이 클수록 이러한 현상이 관찰될 가능성(p value)은 적어지게 된다.

$$\chi^2 = \sum \frac{(\text{관측빈도}-\text{기대빈도})^2}{\text{기대빈도}} = \frac{(+5)^2}{5} + \frac{(-5)^2}{20} + \frac{(-5)^2}{15} + \frac{(+5)^2}{60} = 8.33$$

당뇨와 비만의 경우로 돌아가서 위와 같이 검정통계량 χ^2을 계산하면 χ^2=8.33을 구할 수 있다. 실제 자유도 1인 χ^2 분포에서 χ^2=3.84인 현상이 관찰될 가능성이 5%이며(p value=0.05), χ^2=8.33인 현상이 관찰될 확률은 0.4%에 불과하므로(p value=0.004), 귀무가설을 기각하고 당뇨와 비만 사이에 연관성이 있다는 대립가설을 채택할 수 있다.

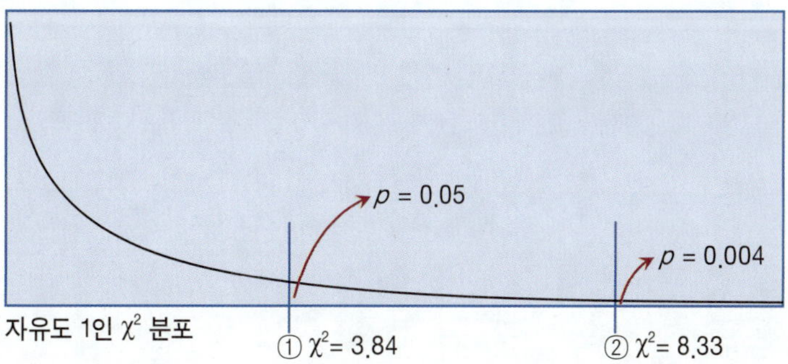

이 카이제곱 검정은 2×2뿐 아니라 3×3, 2×k 분할표에서도 같은 방식으로 검정이 가능하다. 단, 적용되는 χ^2 분포의 자유도는 경우에 따라 다르다. 일반적으로 R×C의 자료는 (R−1)×(C−1)의 자유도의 χ^2 분포를 따르는데, 앞의 예와 같이 2×2 자료의 경우에는 (2−1)×(2−1)=1의 자유도의 χ^2 분포를 따른다.

:: 카이제곱 검정의 조건

카이제곱 검정의 시행에도 전제 조건이 있다. 기대빈도가 5 미만인 셀이 전체의 20%를 넘는 경우 χ^2 분포를 따른다고 가정을 할 수 없다. 가장 빈번한 자료의 형태인 2×2 분할표는 모두 4개의 셀로 구성되므로 한 셀만 기대빈도가 5 미만이어도 카이제곱 검정을 사용할 수 없다. 이렇게 기대빈도가 5 이하인 셀이 20%를 넘는 경우에는 χ^2 분포를 가정하는 카이제곱 검정 대신에 다음에 이어서 배울 Fisher의 정확한 검정을 시행하게 된다.

SPSS 실습

카이제곱 검정

Q 다음은 당뇨 환자 25명과 당뇨가 없는 건강한 성인 75명을 대상으로 비만 여부를 조사한 결과이다. 당뇨와 비만 사이에 연관성이 있는지를 검정하라.

번호	비만	당뇨
	1, 비만	1, 당뇨
	2, 정상 체중	2, 정상

id	Obesity	Diabetes	id	Obesity	Diabetes	id	Obesity	Diabetes	id	Obesity	Diabetes
1	1	1	26	2	2	51	2	2	76	2	2
2	1	2	27	2	2	52	2	2	77	2	2
3	2	2	28	2	2	53	2	2	78	2	1
4	2	1	29	1	2	54	2	2	79	2	1
5	2	2	30	2	2	55	1	2	80	1	1
6	2	2	31	2	2	56	2	2	81	2	2
7	1	1	32	2	2	57	2	2	82	1	2
8	2	1	33	2	2	58	2	1	83	2	2
9	2	2	34	1	1	59	2	2	84	2	2
10	1	2	35	2	1	60	2	2	85	2	2
11	2	2	36	2	1	61	2	1	86	2	2
12	2	2	37	2	2	62	2	2	87	2	2
13	2	1	38	2	2	63	2	2	88	2	2
14	2	2	39	2	2	64	1	2	89	2	2
15	1	1	40	2	2	65	2	2	90	2	1
16	2	2	41	2	2	66	1	1	91	2	1
17	2	2	42	2	2	67	2	2	92	1	2
18	2	2	43	2	2	68	2	1	93	2	2
19	1	2	44	2	1	69	1	2	94	2	2
20	2	2	45	1	2	70	2	2	95	1	1
21	2	2	46	1	1	71	2	2	96	2	2
22	2	1	47	1	1	72	2	2	97	2	2
23	2	2	48	2	2	73	2	2	98	2	2
24	1	1	49	2	2	74	2	1	99	2	2
25	2	2	50	2	2	75	2	2	100	2	2

1 ❶ **분석** ▶ ❷ **기술통계량** ▶ ❸ **교차분석**을 선택한다.

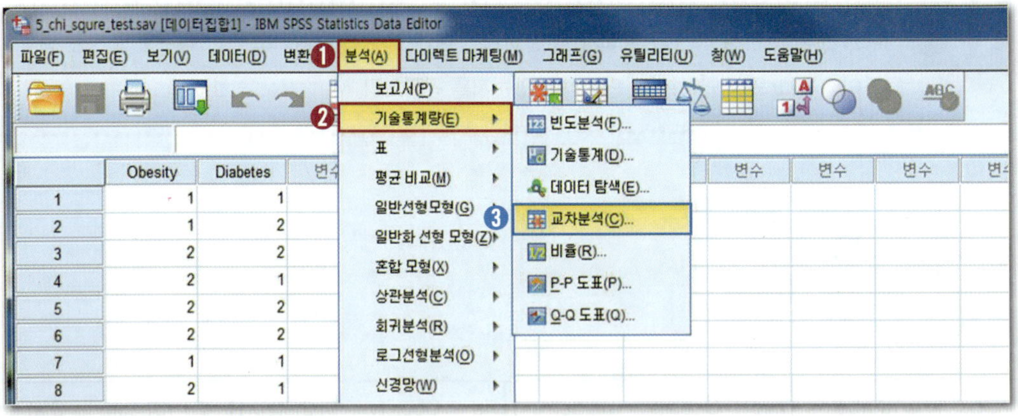

2 ❶ **행**과 ❷ **열**에 각각 "Obesity"와 "Diabetes"를 옮기고 ❸ **정확**을 선택한다.

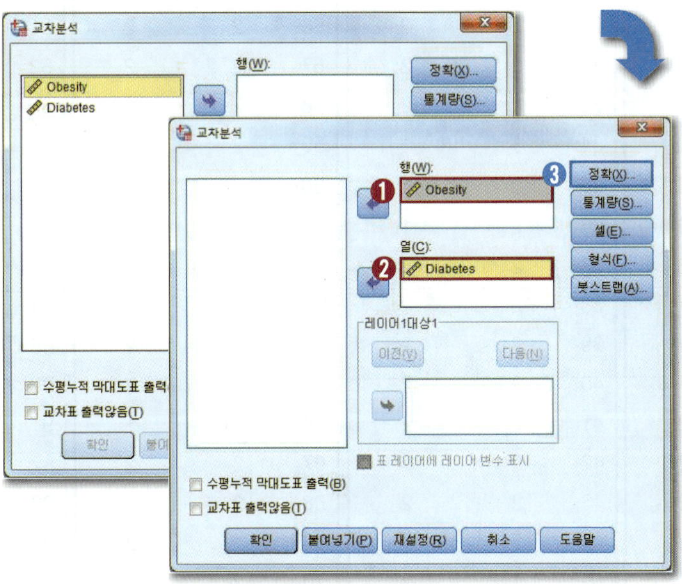

3 **정확한 검정**이라는 상자는 Fisher의 정확한 검정을 설정해 주는 곳이다. 기대빈도를 아직 모르는 상태에서는 카이제곱 검정과 Fisher의 정확한 검정을 함께 시행하는 것이 좋다. ❶ **정확한 검정**을 체크하고 ❷ **계속**을 선택하여 나온다.

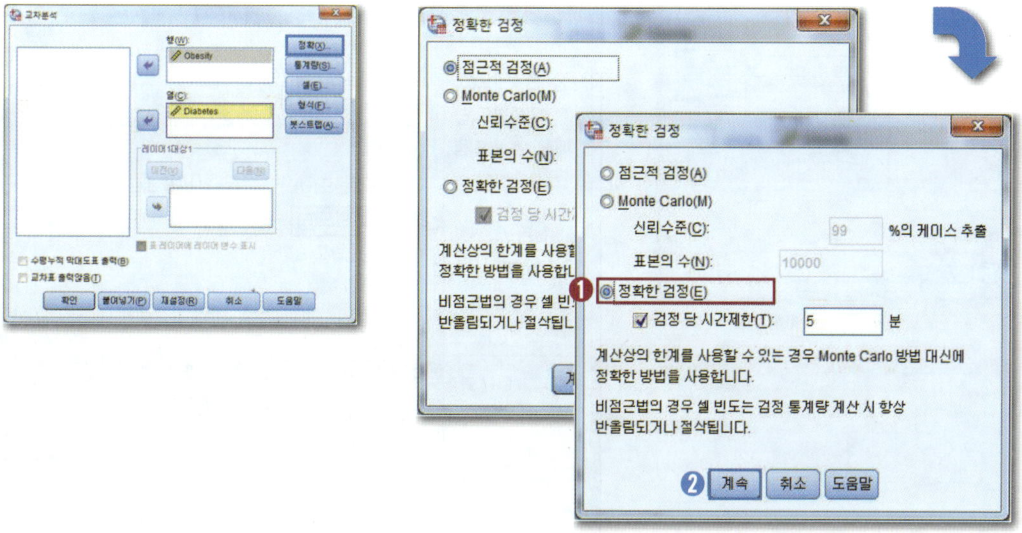

4 ❶ **통계량**으로 들어가서 ❷ **카이제곱**과 ❸ **위험도**를 체크한 뒤 ❹ **계속**으로 나온다.

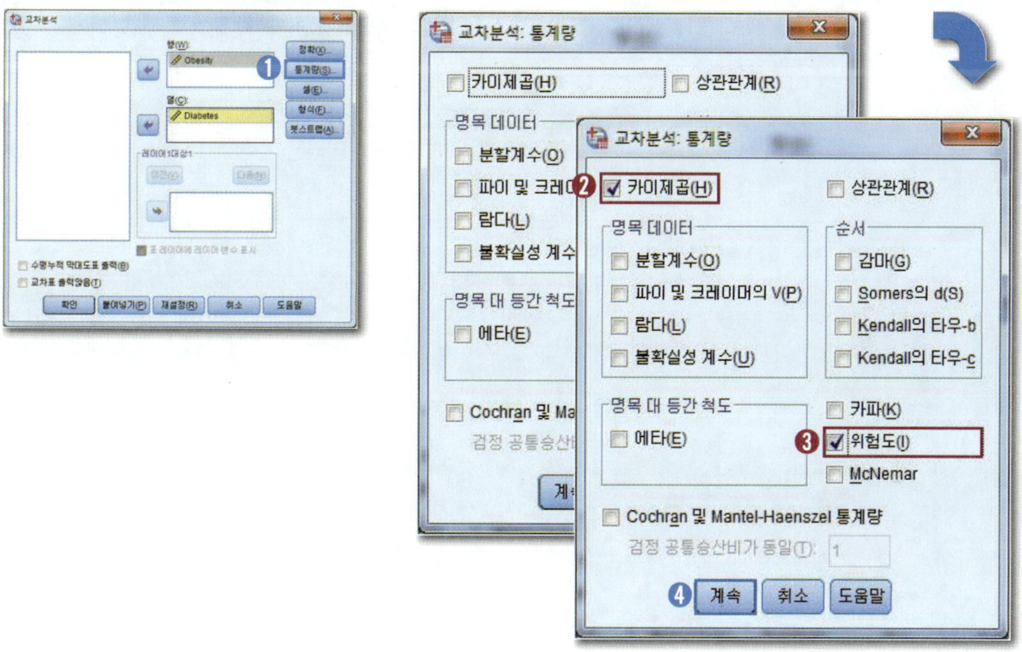

5 ❶ **셀** 상자로 들어가서 ❷ **기대빈도**와 ❸ **행**과 **열**의 퍼센트를 체크하고 ❹ **계속**으로 나온 다음 ❺ **확인**을 선택하고 결과를 기다린다.

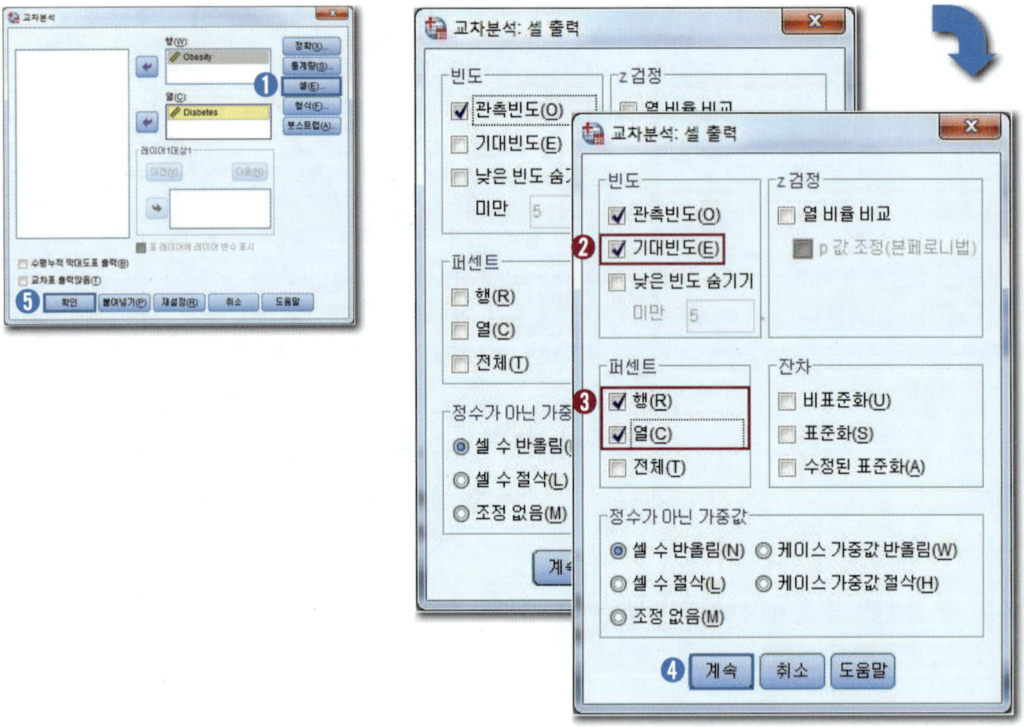

Q 자료가 개체별로 정리되어 있지 않고 2×2 분할표로 존재하는 경우에는 SPSS 프로그램 상에서 다음과 같이 자료를 입력한 뒤 가중 케이스를 통해 카이제곱 검정 혹은 Fisher의 정확한 검정을 시행할 수 있다.

당뇨유무	비만유무	환자수
0, 정상	0, 정상체중	
1, 당뇨	1, 비만	

Diabetes	Obesity	Patients
1	1	10
1	0	15
0	1	10
0	0	65

A ❶ **데이터** ▶ ❷ **가중 케이스**로 들어간다.

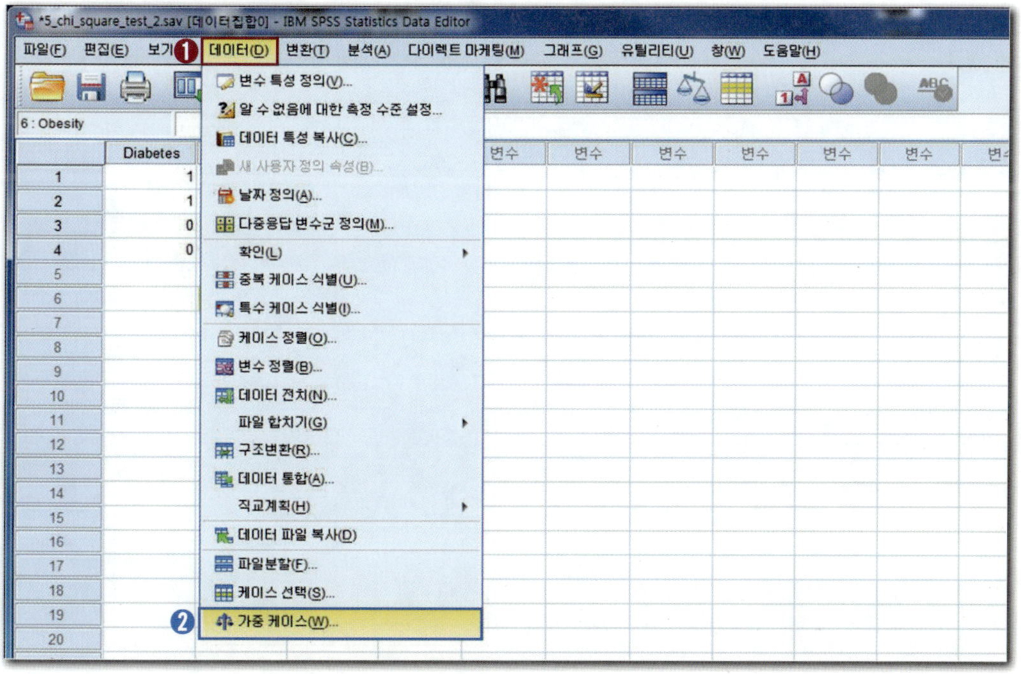

B ❶ **가중 케이스 지정**을 선택하고, ❷ **빈도변수**로 Patients(환자수)를 지정한 뒤, ❸ **확인**을 선택한다.

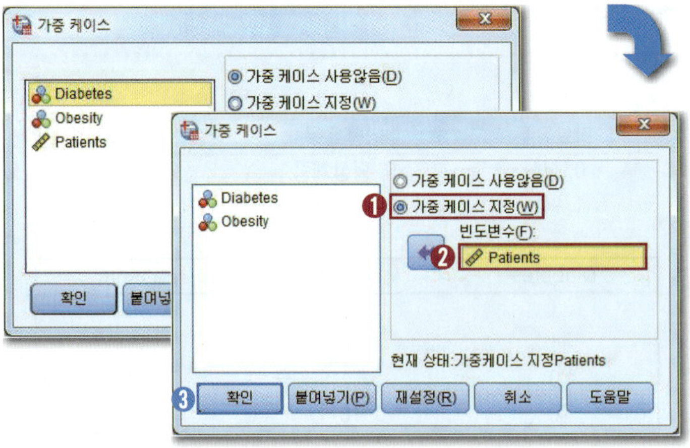

C **가중 케이스** 지정 후, 앞의 1~5의 과정을 통해 카이제곱 검정을 시행하면 동일한 결과를 얻을 수 있다.

카이제곱 검정의 결과

교차분석

[데이터집합1] C:\exercise\5_chi_squre_test.sav

케이스 처리 요약

	케이스					
	유효		결측		전체	
	N	퍼센트	N	퍼센트	N	퍼센트
Obesity * Diabetes	100	100.0%	0	0.0%	100	100.0%

Obesity * Diabetes 교차표

			Diabetes		전체
			당뇨	정상	
Obesity	비만	빈도 ❹	10	10	20
		기대빈도	5.0	15.0	20.0
		Obesity 중 %	50.0%	50.0%	100.0%
		Diabetes 중 %	40.0%	13.3%	20.0%
	정상체중	빈도	15	65	80
		기대빈도	20.0	60.0	80.0
		Obesity 중 %	18.8%	81.2%	100.0%
		Diabetes 중 %	60.0%	86.7%	80.0%
전체		빈도	25	75	100
		기대빈도	25.0	75.0	100.0
		Obesity 중 %	25.0%	75.0%	100.0%
		Diabetes 중 %	100.0%	100.0%	100.0%

❹

비만 \ 당뇨	당뇨	정상	전체
비만	10 (40.0%)	10 (13.3%)	20 (20.0%)
정상 체중	15 (60.0%)	65 (86.7%)	80 (80.0%)
전체	25 (100%)	75 (100%)	100 (100%)

카이제곱 검정

	값	자유도	점근 유의확률 (양측검정)	정확한 유의확률 (양측검정)	정확한 유의확률 (단측검정)	점 확률
Pearson 카이제곱	8.333[a]	1	❷ .004	.008	.006	
연속수정[b]	6.750	1	.009			
우도비	7.529	1	.006	.008	.006	
Fisher의 정확한 검정				.008	.006	
선형 대 선형결합	8.250[c]	1	.004	.008	.006	.005
유효 케이스 수	100					

❶ a. 0 셀 (0.0%)은(는) 5보다 작은 기대 빈도를 가지는 셀입니다. 최소 기대빈도는 5.00입니다.
b. 2x2 표에 대해서만 계산됨
c. 표준화 통계량은 2.872입니다.

❶ 5보다 작은 기대빈도를 가지는 셀이 없으므로 (20%보다 적으므로) 카이제곱 검정이 가능하다.

위험도 추정값

	값	95% 신뢰구간	
		하한	상한
Obesity (비만 / 안비만)에 대한 승산비 ❸	4.333	1.530	12.271
코호트 Diabetes = 당뇨	2.667	1.417	5.020
코호트 Diabetes = 정상	.615	.392	.966
유효 케이스 수	100		

카이제곱 검정

H_0: 비만 유무는 당뇨 유무와 연관성이 없다.
H_1: 비만 유무는 당뇨 유무와 연관성이 있다.
❷ $p=0.004<0.05$이므로 H_0 기각
→ 비만 유무는 당뇨 유무와 연관성이 있다.

Odds ratio ❸

비만인 경우 당뇨가 있을 odds ratio는 4.3이다.
= 당뇨인 경우 비만일 경우의 odds ratio는 4.3이다.

나. Fisher의 정확한 검정

기대빈도가 5보다 작은 셀이 전체의 20% 이상인 경우에는 카이제곱 검정을 사용할 수 없다. 대신에 **Fisher의 정확한 검정**Fisher's exact test을 사용할 수 있다.

이제 당뇨 5명, 당뇨가 없는 정상 15명, 총 20명을 대상으로 비만 여부를 조사한 2×2 분할표를 살펴보자. 앞에서 예로 든 100명을 대상으로 한 연구에서 환자 수만 1/5로 줄었을 뿐, 비율은 그대로이다. 모든 비율이 동일하므로 비만이 있는 경우 당뇨가 있을 교차비는 $\mathrm{OR} = \frac{2\times13}{2\times3} = 4.33$ 으로 앞의 연구결과와 같다.

	당뇨	정상	전체
비만	2 (40.0%)	2 (13.3%)	4 (20.0%)
정상 체중	3 (60.0%)	13 (86.7%)	16 (80.0%)
전체	5 (100%)	15 (100%)	20 (100%)

$$Odds\ ratio = \frac{2\times13}{2\times3} = 4.33$$

하지만 아래 그림을 보면 5보다 작은 기대빈도를 갖는 셀이 3개(75%)이므로 교차분석을 적용할 수 없다. 그렇다면 Fisher의 정확한 검정에서는 어떤 방식으로 통계적 유의성을 검정할까?

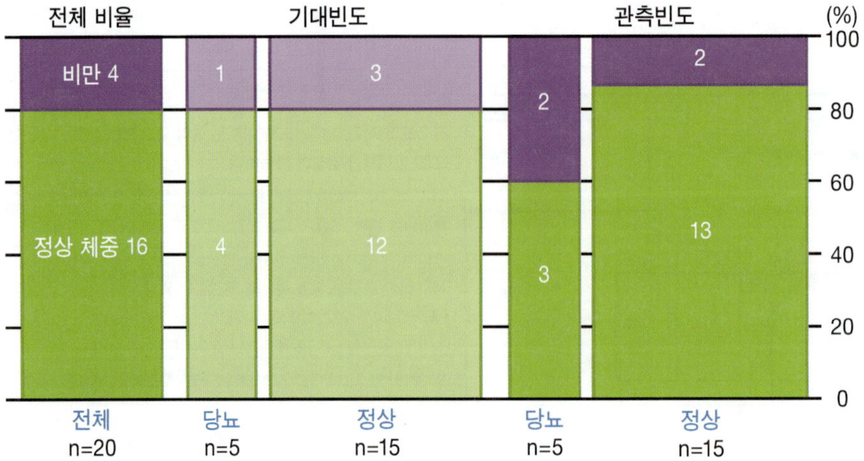

χ^2검정은 기대빈도 5 미만인 cell이 20%를 넘으면 사용할 수 없다.

→ **Fisher**의 정확한 검정을 사용해야 한다.

:: Fisher의 정확한 검정

귀무가설 H_0	두 변수는 연관성이 없다.
대립가설 H_1	두 변수는 연관성이 있다.

Fisher의 정확한 검정은 가능한 모든 경우의 수를 직접 따져서 가설을 검정하는 방법으로 귀무가설과 대립가설은 카이제곱 검정에서와 같다. 그러면, 위의 예제를 한번 계산해 보자. 총 20명 중에 비만은 4명, 정상 체중은 16명이었다. 그러므로 20명의 연구대상 중에 비만 4명을 뽑는 모든 경우의 수는 ${}_{20}C_4$이다. 한편, 당뇨는 5명, 정상은 15명이었으므로, 비만 4명의 당뇨 유무는 다음과 같이 총 5가지 조합이 가능하다.

비만 4명의 (당뇨,정상) = ① **(4,0)**, ② **(3,1)**, ③ **(2,2)**, ④ **(1,3)**, ⑤ **(0,4)**

그리고, 이들의 경우의 수는 각각 ① ${}_5C_4\times1$, ② ${}_5C_3\times{}_{15}C_1$, ③ ${}_5C_2\times{}_{15}C_2$, ④ ${}_5C_1\times{}_{15}C_3$, ⑤ $1\times{}_{15}C_4$로 이를 총 경우의 수인 ${}_{20}C_4$로 나누어 각 조합이 관찰될 확률을 계산하면 ① 0.10%, ② 3.10%, ③ 21.67%, ④ 46.96%, ⑤ 28.17%이 된다. 물론 ①+②+③+④+⑤=100%이다.

	당뇨	정상	전체
비만	a	b	4
안비만	c	d	16
전체	5	15	20

관측빈도

기대빈도

①

	당뇨	정상	전체
비만	4	0	4
안비만	1	15	16
전체	5	15	20

$$\frac{{}_5C_4\times1}{{}_{20}C_4}=0.00103$$

②

	당뇨	정상	전체
비만	3	1	4
안비만	2	14	16
전체	5	15	20

$$\frac{{}_5C_3\times{}_{15}C_1}{{}_{20}C_4}=0.03096$$

③

	당뇨	정상	전체
비만	2	2	4
안비만	3	13	16
전체	5	15	20

$$\frac{{}_5C_2\times{}_{15}C_2}{{}_{20}C_4}=0.21672$$

④

	당뇨	정상	전체
비만	1	3	4
안비만	4	12	16
전체	5	15	20

$$\frac{{}_5C_1\times{}_{15}C_3}{{}_{20}C_4}=0.46956$$

⑤

	당뇨	정상	전체
비만	0	4	4
안비만	5	11	16
전체	5	15	20

$$\frac{1\times{}_{15}C_4}{{}_{20}C_4}=0.28173$$

5명의 당뇨 환자 중 2명이 비만인 경우의 수

전체 20명의 환자 중 4명이 비만인 경우의 수

15명의 정상 환자 중 2명이 비만인 경우의 수

실제 관측빈도는 ③ (2,2)이지만, 당뇨와 비만 사이에 연관성이 없다고 하는 귀무가설의 전제하에서 관찰될 가능성이 가장 높은 경우는 다음 그림에서 확인할 수 있듯이 ④ (1,3)이다. 역시 귀무가설을 전제로 하였을 때, 실제 관찰된 경우이거나 혹은 그보다 가능성이 더 떨어지는 경우의 확률은 ①+②+③=24.87%로 유의수준 5%보다 높다. 즉, 이 정도 관찰은 두 변수 사이의 연관성이 없는 경우에도 24.87%의 확률로 빈번하게 관찰될 수 있으므로 '두 변수 사이에 연관성이 없다'는 귀무가설을 기각할 수 없다.

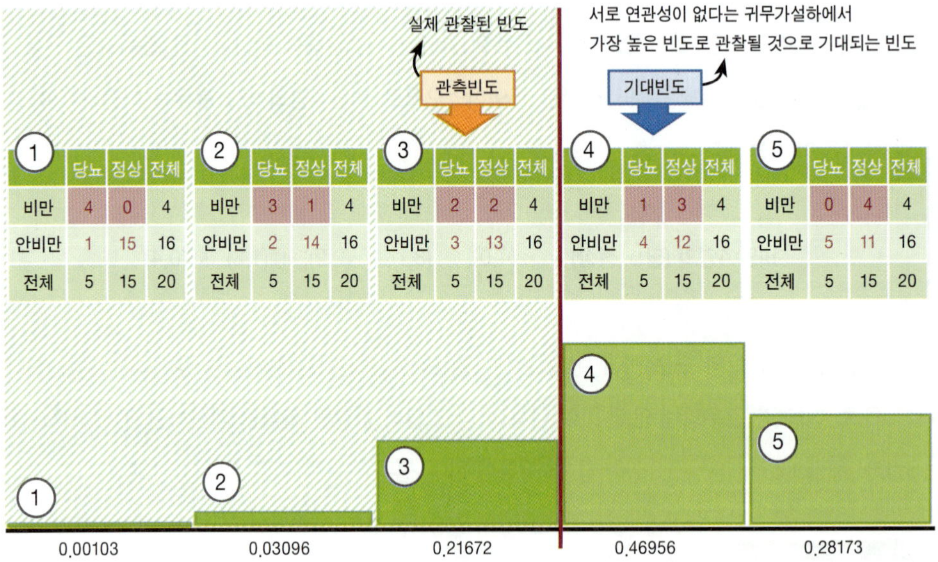

①

	당뇨	정상	전체
비만	4	0	4
안비만	1	15	16
전체	5	15	20

②

	당뇨	정상	전체
비만	3	1	4
안비만	2	14	16
전체	5	15	20

③

	당뇨	정상	전체
비만	2	2	4
안비만	3	13	16
전체	5	15	20

④

	당뇨	정상	전체
비만	1	3	4
안비만	4	12	16
전체	5	15	20

⑤

	당뇨	정상	전체
비만	0	4	4
안비만	5	11	16
전체	5	15	20

전체 확률 = ① + ② + ③ + ④ + ⑤ =1

관측빈도 이하가 관찰될 확률 = ① + ② + ③ =0.24871

이렇듯 Fisher의 정확한 검정에서는 모든 경우의 수를 전부 따져서 귀무가설 전제하에 현상이 관찰될 확률을 계산하여 통계적 유의성을 검정한다. 앞의 카이제곱 검정의 예제와 이 예제를 비교해 보면 교차비가 같고 모든 셀의 비율이 같더라도 연구대상수에 따라 서로 다른 결과를 얻을 수 있다는 것을 확인할 수 있다.

SPSS 실습

Fisher의 정확한 검정

Q 다음은 당뇨 환자 5명과 당뇨가 없는 건강한 성인 15명을 대상으로 비만 여부를 조사한 결과이다. 당뇨와 비만 사이에 연관성이 있는지 검정하라.

번호	비만	당뇨
	1, 비만	1, 당뇨
	2, 정상체중	2, 정상

id	Obesity	Diabetes
1	2	2
2	2	2
3	1	1
4	2	2
5	2	2
6	1	2
7	2	2
8	2	2
9	2	1
10	2	1

id	Obesity	Diabetes
11	2	2
12	2	2
13	1	2
14	2	1
15	2	2
16	1	1
17	2	2
18	2	2
19	2	2
20	2	2

1 ❶ **분석** ▶ ❷ **기술통계량** ▶ ❸ **교차분석**을 선택한다.

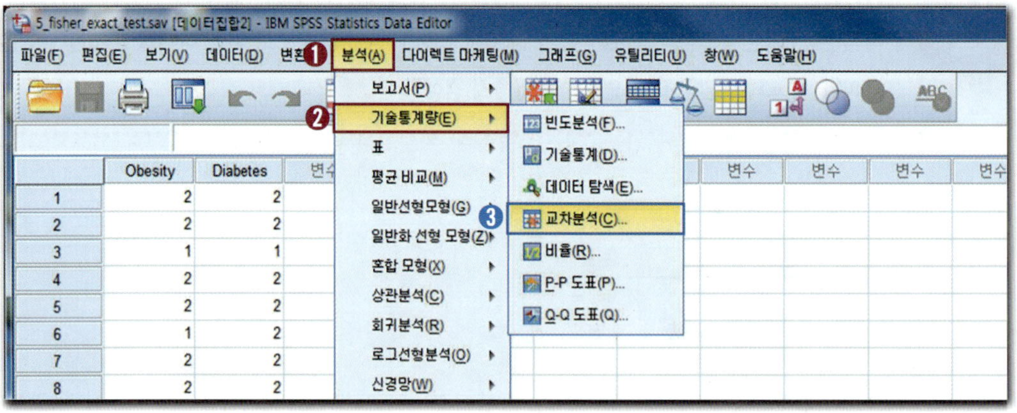

2 ❶ **행**과 ❷ **열**에 각각 "Obesity"와 "Diabetes"를 옮기고 ❸ **정확**을 선택한다.

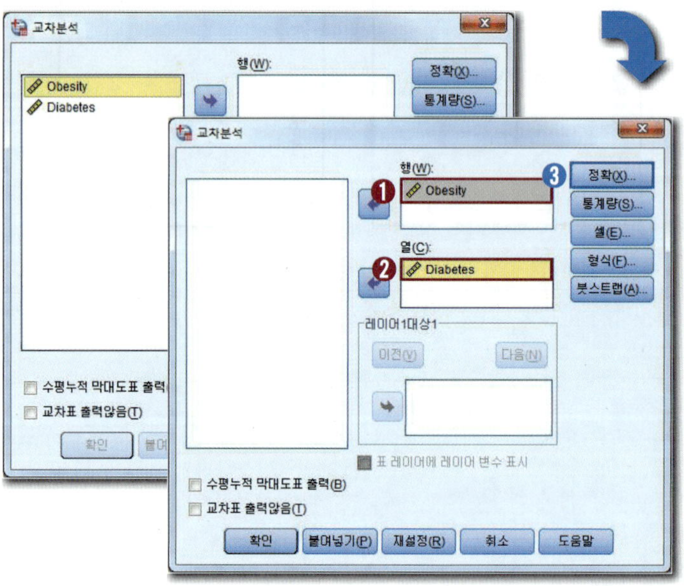

3 **정확한 검정**이라는 상자는 Fisher의 정확한 검정을 설정해 주는 곳이다. 검정 전에는 자료의 기대빈도를 알 수 없기 때문에 교차분석 시에는 항상 Fisher의 정확한 검정을 동시에 시행해 준다. ❶ **정확한 검정**을 체크하고 ❷ **계속**을 선택하여 나온다.

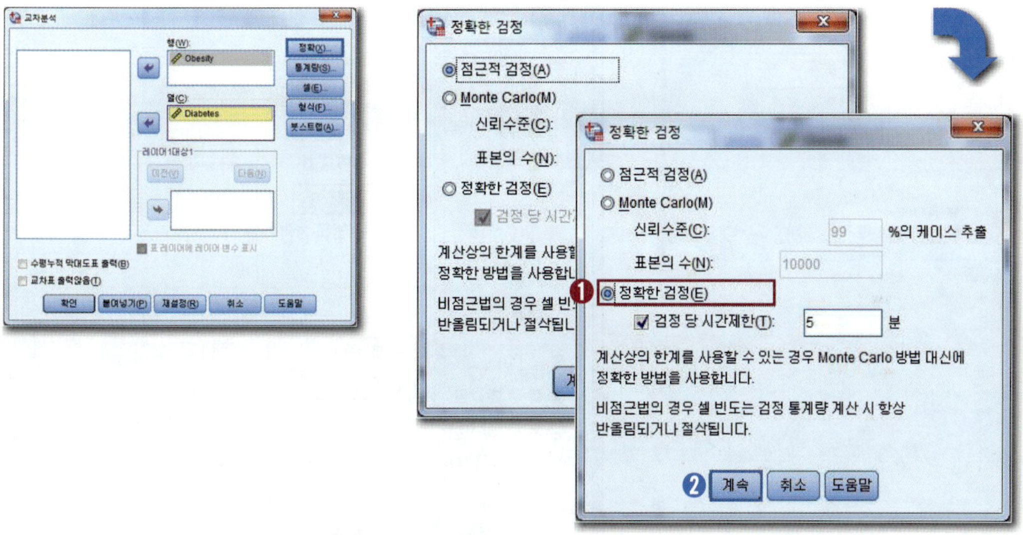

4 ❶ **통계량**으로 들어가서 ❷ **카이제곱**과 ❸ **위험도**를 체크한 뒤 ❹ **계속**으로 나온다.

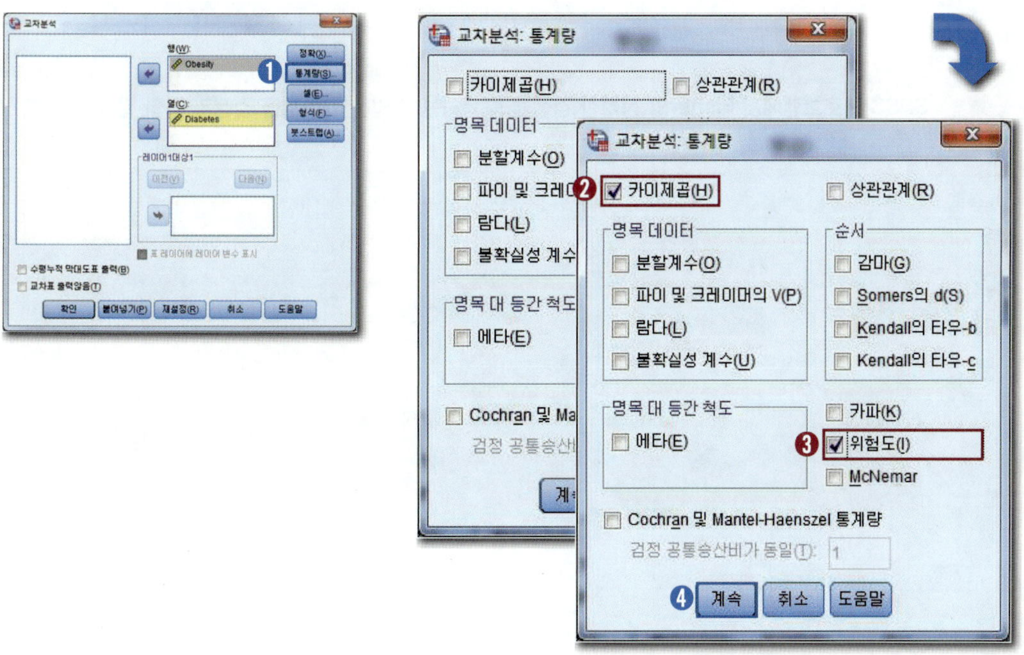

5 ❶ **셀** 상자로 들어가서 ❷ **기대빈도**와 ❸ **행**과 **열**의 퍼센트를 체크하고 ❹ **계속**으로 나온 다음 ❺ **확인**을 선택하고 결과를 기다린다.

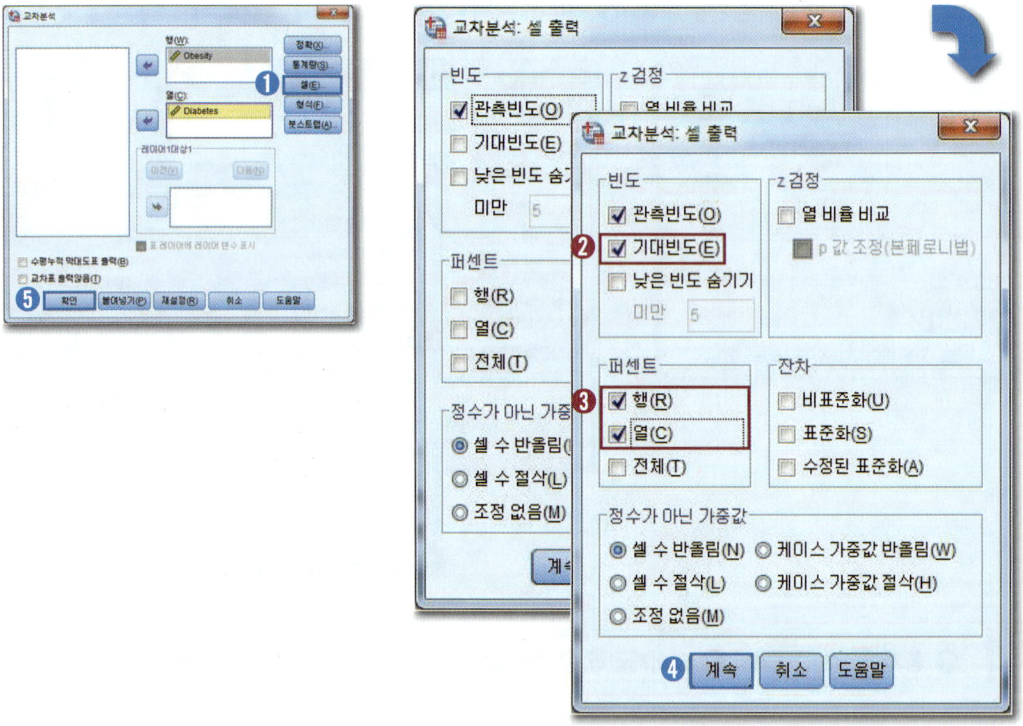

SPSS 프로그램에서 Fisher의 정확한 검정을 수행하는 방법은 **카이제곱 검정**과 거의 같다.

Fisher의 정확한 검정의 결과

➜ 교차분석

[데이터집합2] C:₩exercise₩5_fisher_exact_test.sav

케이스 처리 요약

	케이스					
	유효		결측		전체	
	N	퍼센트	N	퍼센트	N	퍼센트
Obesity * Diabetes	20	100.0%	0	0.0%	20	100.0%

Obesity * Diabetes 교차표

			Diabetes		전체
			당뇨	정상	
Obesity	비만	빈도 ❹	2	2	4
		기대빈도	1.0	3.0	4.0
		Obesity 중 %	50.0%	50.0%	100.0%
		Diabetes 중 %	40.0%	13.3%	20.0%
	정상체중	빈도	3	13	16
		기대빈도	4.0	12.0	16.0
		Obesity 중 %	18.8%	81.2%	100.0%
		Diabetes 중 %	60.0%	86.7%	80.0%
전체		빈도	5	15	20
		기대빈도	5.0	15.0	20.0
		Obesity 중 %	25.0%	75.0%	100.0%
		Diabetes 중 %	100.0%	100.0%	100.0%

❹

당뇨 / 비만	당뇨	정상	전체
비만	2 (40.0%)	2 (13.3%)	4 (20.0%)
정상 체중	3 (60.0%)	13 (86.7%)	15 (80.0%)
전체	5 (100%)	15 (100%)	20 (100%)

카이제곱 검정

	값	자유도	점근 유의확률 (양측검정)	정확한 유의확률 (양측검정)	정확한 유의확률 (단측검정)	점 확률
Pearson 카이제곱	1.667[a]	1	.197	.530	.249	
연속수정[b]	.417	1	.519			
우도비	1.506	1	.220	.530	.249	
Fisher의 정확한 검정			❷	.249	.249	
선형 대 선형결합	1.583[c]	1	.208	.530	.249	.217
유효 케이스 수	20					

❶ a. 3 셀 (75.0%)은(는) 5보다 작은 기대 빈도를 가지는 셀입니다. 최소 기대빈도는 1.00입니다.

b. 2x2 표에 대해서만 계산됨

c. 표준화 통계량은 1.258입니다.

❶ 5보다 작은 기대빈도를 가지는 셀이 3개이므로(20%보다 많으므로) Fisher의 정확한 검정을 사용한다

Fisher의 정확한 검정

H_0: 비만 유무는 당뇨 유무와 연관성이 없다.

H_1: 비만 유무는 당뇨 유무와 연관성이 있다.

❷ p=0.249>0.050이므로 H_0 채택.

→ 비만 유무는 당뇨 유무와 연관성을 보이지 못했다.

위험도 추정값

	값	95% 신뢰구간	
		하한	상한
Obesity (비만 / 정상체중)에 대한 승산비 ❸	4.333	.423	44.428
코호트 Diabetes = 당뇨	2.667	.648	10.972
코호트 Diabetes = 정상	.615	.225	1.686
유효 케이스 수	20		

Odds ratio ❸

비만인 경우 당뇨가 있을 odds ratio는 4.30이다.

= 당뇨인 경우 비만일 경우의 odds ratio는 4.30이다.

다. 선형 대 선형 결합

	고도비만	비만	정상 체중	계
당뇨	3 (60.0%)	1 (33.3%)	2 (13.3%)	6 (26.1%)
정상	2 (40.0%)	2 (66.7%)	13 (86.7%)	17 (73.9%)
계	5 (100%)	3 (100%)	15 (100%)	23 (100%)

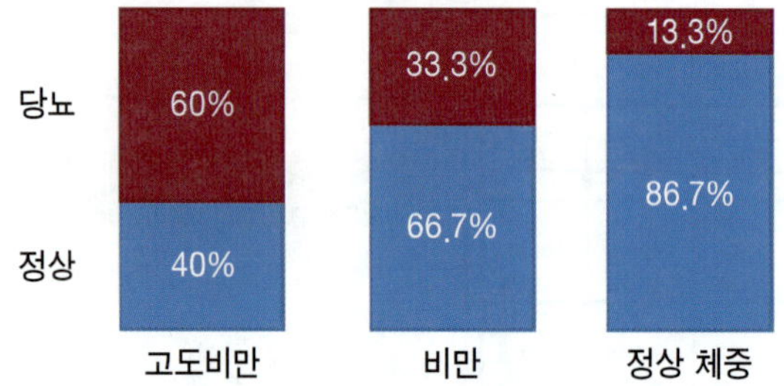

위와 같이 2×k의 분할표에서 독립변수가 세 가지 이상(k개)의 범주로 구분되는 순위 척도인 경우, 독립변수의 순위가 증가함에 따라 종속변수의 비율이 증가 혹은 감소하는 경향이 있는지 경향분석이 가능하다. 이런 범주형 자료의 경향분석에는 score test for trend, 혹은 Cochran-Armitage test가 사용되는데 아쉽게도 SPSS에서는 이를 지원하지 않는다. 대신 **선형 대 선형 결합**linear by linear association 방법이 근사적인 분석법으로 이용된다.

귀무가설 H_0	비만도와 관계없이 당뇨의 비율은 일정하다.
대립가설 H_1	비만도가 증가할수록 당뇨의 비율은 증가/감소 추세가 있다.

선형 대 선형 결합은 χ^2분포를 이용하지 않으므로 교차분석에서와 달리 기대빈도가 5 미만인 셀에 대한 제한이 없다.

SPSS 실습

선형 대 선형 결합

Q

총 6명의 당뇨 환자와 17명의 정상 혈당 환자를 대상으로 고도비만/비만/정상 체중 여부를 조사하였다. 비만도가 증가할수록 당뇨의 위험도가 증가하는지 검정하라.

번호	당뇨	비만
	1, 당뇨	1, 고도비만
	2, 정상	2, 비만
		3, 정상 체중

id	Diabetes	Obesity
1	2	3
2	2	3
3	1	3
4	2	3
5	2	3
6	1	3
7	2	3
8	2	3
9	2	1
10	1	1
11	2	2
12	2	3

id	Diabetes	Obesity
13	1	2
14	2	1
15	2	3
16	1	1
17	2	2
18	1	1
19	2	3
20	2	3
21	2	3
22	2	3
23	2	3

1 ❶ **분석** ▶ ❷ **기술통계량** ▶ ❸ **교차분석**을 선택한다.

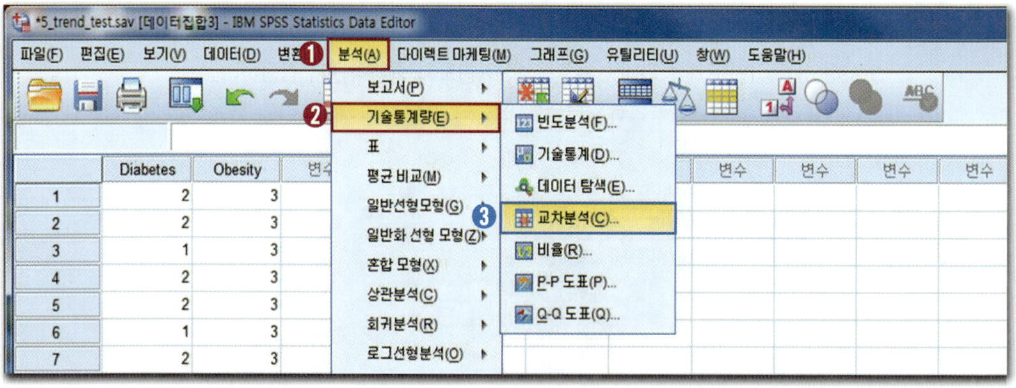

2 ❶ **행**과 ❷ **열**에 각각 "Obesity"와 "Diabetes"를 옮기고 ❸ **통계량**을 선택한다.

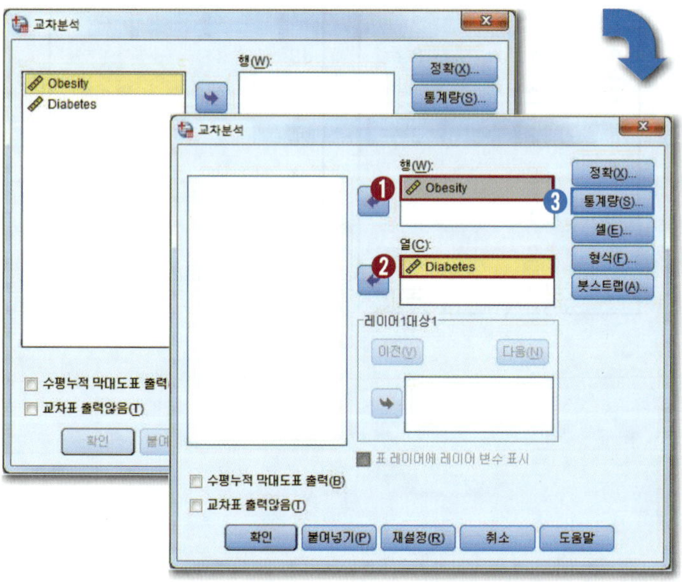

3 **통계량**으로 들어가서 ❶ **카이제곱**을 체크한 뒤 ❷ **계속**으로 나온다.

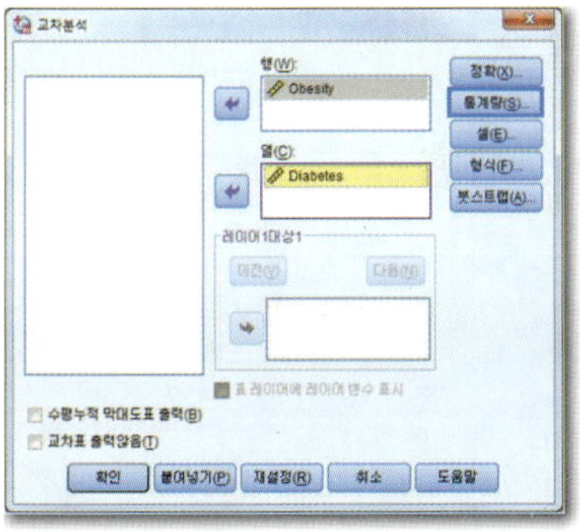

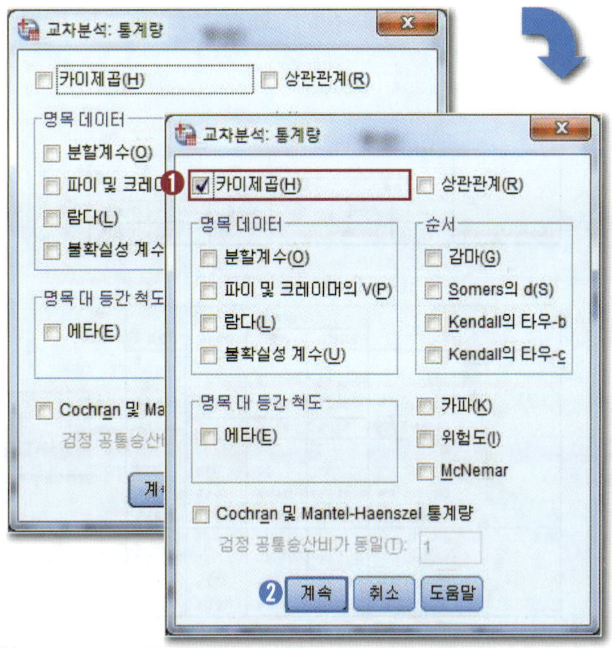

4 ❶ **셀** 상자로 들어가서 ❷ **기대빈도**와 ❸ **행**과 **열**의 **퍼센트**를 체크하고 ❹ **계속**으로 나온 다음 ❺ **확인**을 선택하고 결과를 기다린다.

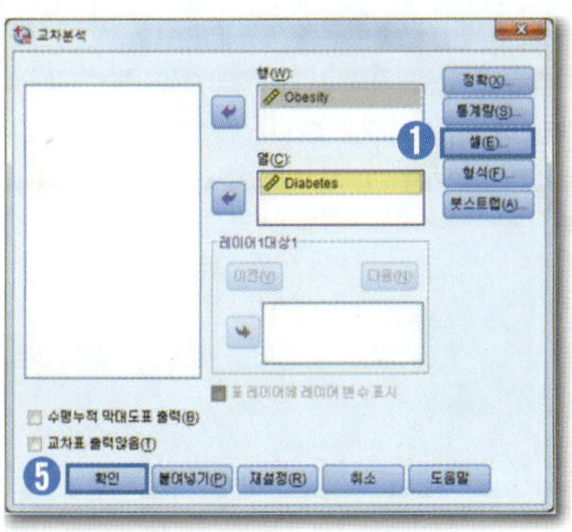

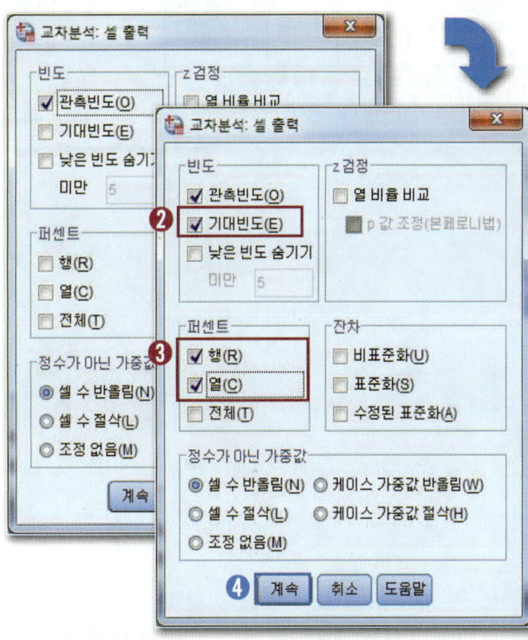

선형 대 선형 결합의 결과

➜ 교차분석

[데이터집합3] C:\exercise\5_trend_test.sav

케이스 처리 요약

	케이스					
	유효		결측		전체	
	N	퍼센트	N	퍼센트	N	퍼센트
Diabetes * Obesity	23	100.0%	0	0.0%	23	100.0%

Diabetes * Obesity 교차표

			Obesity			전체
			고도비만	비만	안비만	
Diabetes	당뇨	빈도	3	1	2	6
		기대빈도	1.3	.8	3.9	6.0
		Diabetes 중 %	50.0%	16.7%	33.3%	100.0%
		Obesity 중 % ❸	60.0%	33.3%	13.3%	26.1%
	정상	빈도	2	2	13	17
		기대빈도	3.7	2.2	11.1	17.0
		Diabetes 중 %	11.8%	11.8%	76.5%	100.0%
		Obesity 중 %	40.0%	66.7%	86.7%	73.9%
전체		빈도	5	3	15	23
		기대빈도	5.0	3.0	15.0	23.0
		Diabetes 중 %	21.7%	13.0%	65.2%	100.0%
		Obesity 중 %	100.0%	100.0%	100.0%	100.0%

❸ 비만도가 증가할수록 당뇨의 위험이 증가하는 경향을 보인다고 할 수 있다($p=0.042<0.05$).

카이제곱 검정

	값	자유도	점근 유의확률 (양측검정)
Pearson 카이제곱	4.329[a]	2	.115
우도비	4.073	2 ❷	.130
선형 대 선형결합	4.127	1	.042
유효 케이스 수	23		

❶ a. 5 셀 (83.3%)은(는) 5보다 작은 기대 빈도를 가지는 셀입니다. 최소 기대빈도는 .78입니다.

선형 대 선형 결합

H_0: 비만도에 관계없이 당뇨의 비율은 일정하다.

H_1: 비만도가 증가할수록 당뇨의 비율은 증가/감소 추세에 있다.

❷ $p=0.042<0.05$ 이므로 H_0 기각.

→ 비만도가 증가할수록 당뇨의 비율은 증가/감소 추세에 있다.

❶ 선형 대 선형 결합에서는 무시해도 좋다.

06

연속형 변수 사이의 선형관계 추정

가. Pearson의 상관분석

나. Spearman의 순위상관분석

다. 단순회귀분석

라. 다중회귀분석

나이와 혈압은 서로 관계가 있을까? 허리둘레와 체중 사이에는 어떤 관계가 있을까? 체중과 콜레스테롤 수치는 어떤 상관관계를 갖고 있을까? 이렇게 두 관측치들 사이의 관계, 특히 연속형 자료들 사이의 관계를 분석하는 것이 상관분석과 회귀분석이다. 두 변수들 사이의 선형적 상관관계의 정도를 보는 것이 **상관분석**correlation analysis이고, $y=\alpha+\beta\times x$의 식을 구하여 x변수을 통해 y변수의 값을 예측하는 것이 **회귀분석**regression analysis이다.

:: 상관분석

상관분석은 다시 모수적 방법과 비모수적 방법으로 나뉜다. **Pearson의 상관분석**은 대표적인 모수적 상관분석법으로 두 연속형 자료 중 적어도 한 개는 정규성을 갖는다는 가정을 전제로 한다. 표본수가 30 이상이라면 중심극한정리에 의해 정규성 검정 없이도 이 방법을 적용할 수 있다. 표본수가 적고 정규분포를 가정할 수 없는 연속형 자료들 간의 관계나, 혹은 순위 척도를 분석에 포함하고 싶은 경우에는 Spearman이나 Kendall의 비모수적 순위상관분석을 대신 사용할 수 있다.

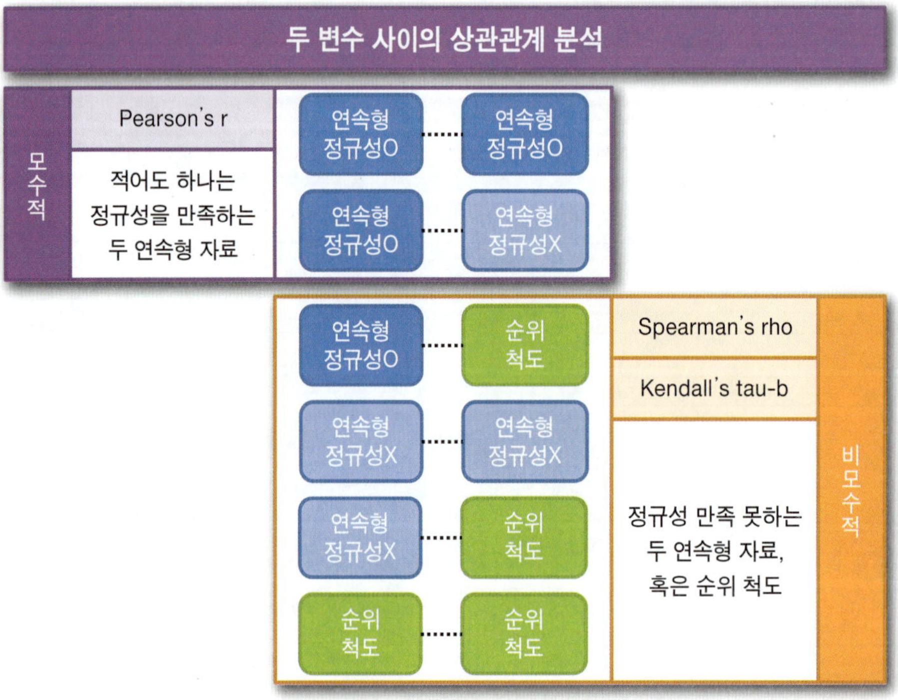

가. Pearson의 상관분석

허리둘레가 두꺼운 사람은 체중도 많이 나갈 것으로 예상된다. 그렇다면, 허리둘레와 체중은 얼마만큼 연관되어 있을까? Pearson의 상관분석은 두 연속형 변수의 상관의 정도에 대해 알려준다. **Pearson의 상관계수**coefficient of correlation r은 −1에서 1 사이의 값을 가지며 양수는 양의 상관관계, 음수는 음의 상관관계를 의미한다. 상관계수 r이 1에 가까울수록 두 변수의 상관관계는 직선에 가깝게 뚜렷해지고, −1에 가까울수록 완전한 역상관관계에 가까워진다. 또한 상관계수 r이 0에 가까운 값을 가진다면 두 변수의 관계는 전혀 선형적이지 못하다는 뜻이다.

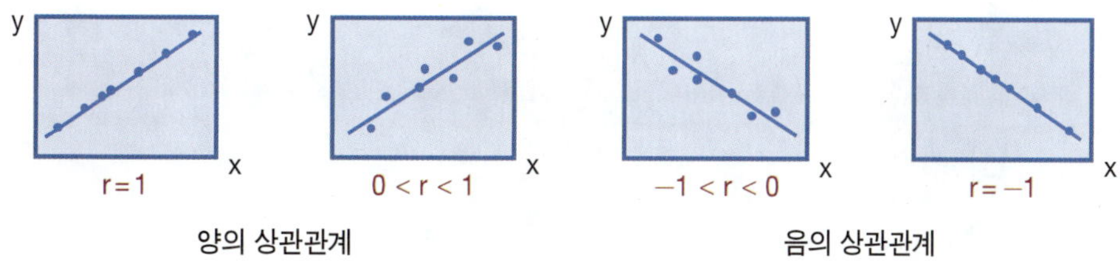

:: 상관계수 r은 직선의 기울기가 아니다

상관계수 r은 오로지 상관의 정도만을 의미한다. r=1 또는 −1은 100%의 상관성을 보여 주는 것으로 한 변수를 알 때 다른 변수의 값을 100% 정확하게 예측할 수 있음을 뜻한다. 이 경우 두 변수를 x와 y축으로 하여 좌표로 나타내면 완벽하게 일직선상에 위치할 것이다. 그러나 그림에서와 같이 r=1이라고 하더라도 두 변수 사이의 기울기는 다양할 수 있다. 다시 말해, **r=1이라는 것은 100%의 상관성을 의미하므로 x변수와 y변수가 서로를 100% 정확하게 설명할 수 있다는 것일 뿐, 실제 기울기가 작으면 x변수가 y변수에 대해 큰 영향을 미친다고 보기는 어렵다.** 이렇듯 상관분석은 연관성의 정도를 뜻하며, 이 기울기를 추정하는 것은 뒤에 배울 회귀분석의 영역이다. 한편, |r|이 1보다 작을수록 두 변수 사이의 상관관계는 작아져서 넓게 흩어진 분포를 보이며, 특히 r=0인 경우에는 양의 상관관계도, 음의 상관관계도 규정할 수 없는 관계를 의미한다. (그림 출처: 위키피디아)

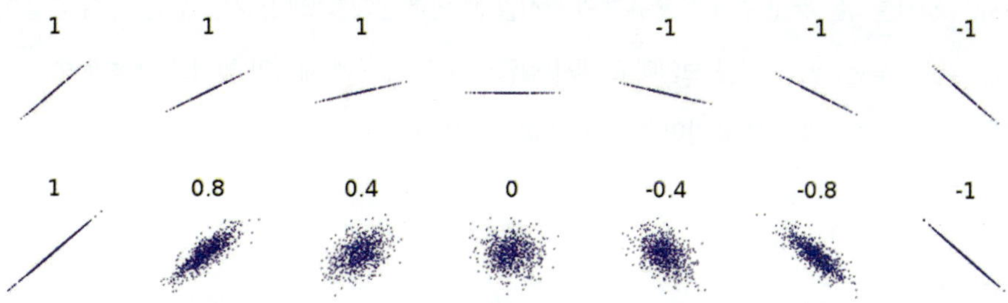

:: 설명력 r^2

설명력(r^2)은 상관계수(r)의 제곱으로 표현되며 두 변수 사이의 선형 관계의 정도를 설명해 준다. 두 변수 사이의 상관계수(r)가 0.9라면 서로 81%만큼 설명이 가능하고, 0.4면 16%만큼 설명이 가능하다는 의미이다. 또한, r=−0.4라면 둘의 관계는 역의 관계이지만 역시 16%만큼 설명이 가능하다. 물론 상관계수(r)가 1 혹은 −1인 경우에는 두 변수는 완전한 선형의 관계를 갖기 때문에 한 변수를 알 때 다른 변수값을 100% 정확하게 예측할 수 있으며, r=0이라면 두 변수는 서로 완전한 독립 관계로 서로를 전혀 설명하지 못한다고 할 수 있다.

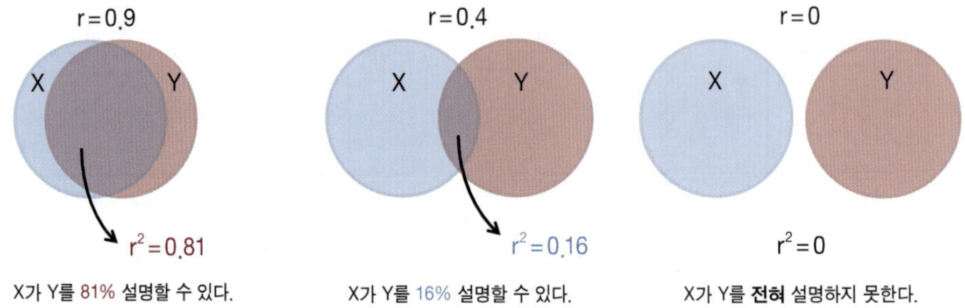

:: 상관분석의 가설 설정

귀무가설 H_0	두 변수는 선형의 상관관계가 없다($r = 0$).
대립가설 H_1	두 변수는 선형의 상관관계가 있다($r \neq 0$).

상관분석에서 두 변수의 선형 관계의 통계적 유의성을 검증하기 위해서는 위와 같은 가설의 설정이 필요하다. 그리고 상관분석을 통해 p value가 유의수준 5% 미만일 때 귀무가설을 기각하고 대립가설을 채택하여 두 변수가 선형의 상관관계에 있음을 보일 수 있다.

하지만, 상관분석은 두 변수의 선형 관계의 분석일 뿐 인과 관계를 의미하지는 않는다. 예를 들어 체중과 혈압이 높은 상관관계를 보인다고 해서 혈압이 높기 때문에 체중이 높다고 해석할 수도 없고, 역으로 체중이 높기 때문에 혈압이 높다고 말할 수도 없다.

:: 편상관분석

혈압과 허리둘레 사이에 상관계수(r) 0.8의 강한 양의 상관관계가 있는 경우를 생각해 보자. 하지만, 혈압은 허리둘레 외에도 나이와도 역시 강한 상관관계(r=0.8)를 가질 수 있으므로, 이 세 변수들은 실제로는 서로 겹치고 겹치는 관계라 할 수 있다. 즉 혈압이 높은 것은 허리둘레와의 연관도 있지만, 허리둘레가 증가한 사람들의 연령대가 높은 것과도 연관이 있을 수 있을 것이다. **편상관분석**partial correlation은 관심을 갖는 두 변수 외 나머지 변수들이 모두 동일한 값으로 고정되었다고 가정할 경우 두 변수 사이의 순수한 연관성의 정도를 평가하는 방법이다. 아래의 그림을 살펴보면 허리둘레와 혈압은 서로 64% 정도 설명해 주지만, 나이에 의한 영향을 통제하였을 때 허리둘레와 혈압은 서로 25%(r^2)를 설명하고 있다. 이때 r=0.5을 **편상관계수**partial correlation coefficient라고 한다.

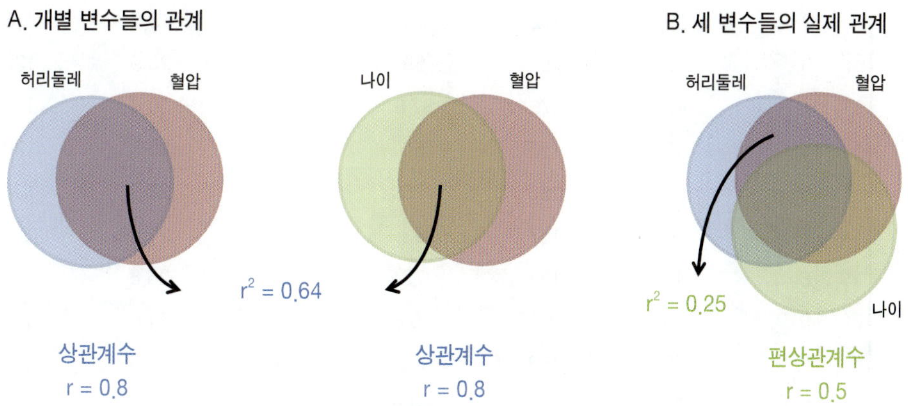

SPSS 실습

상관분석과 편상관분석

Q 다음은 322명의 건강한 성인의 건강검진 자료이다. 자료에는 나이, 키, 몸무게, 허리둘레, BMI, 수축기 혈압 등의 정보가 담겨져 있다. 먼저 허리둘레와 BMI의 산점도를 그리고 상관관계를 분석한 다음, 체중의 영향을 고려한 허리둘레와 BMI의 편상관계수를 구하라.

환자 번호 Patient no.	나이 age	키 height	몸무게 weight	허리둘레 waistline	BMI BMI	수축기 혈압 SBP
1	57	164	62	85	23.1	147
2	25	172	54	65	18.3	116
3	57	157	59	83	23.9	122
4	43	170	87.8	104	30.4	130
5	52	155	50	83	20.8	120
6	27	163	76	83	28.6	128
7	48	157	53	75	21.5	97
8	45	164	72	93	26.8	145
9	38	174.5	65.8	71	21.6	110
10	69	153	56	94	23.9	170
11	62	156	59.2	86	24.3	180
12	65	150	53	80	23.6	127
13	55	165	68.8	88	25.3	140
…	…	…	…	…	…	…
317	45	154	54	83.5	22.8	100
318	36	174	69	83	22.8	97
319	48	165.2	72.8	87.3	26.7	130
320	59	149	65.6	99.6	29.5	131
321	69	147.8	51	78	23.3	130
322	79	150	56	85	24.9	162

1 ❶ **그래프** ▶ ❷ **레거시 대화 상자** ▶ ❸ **산점도/점도표**를 선택한다.

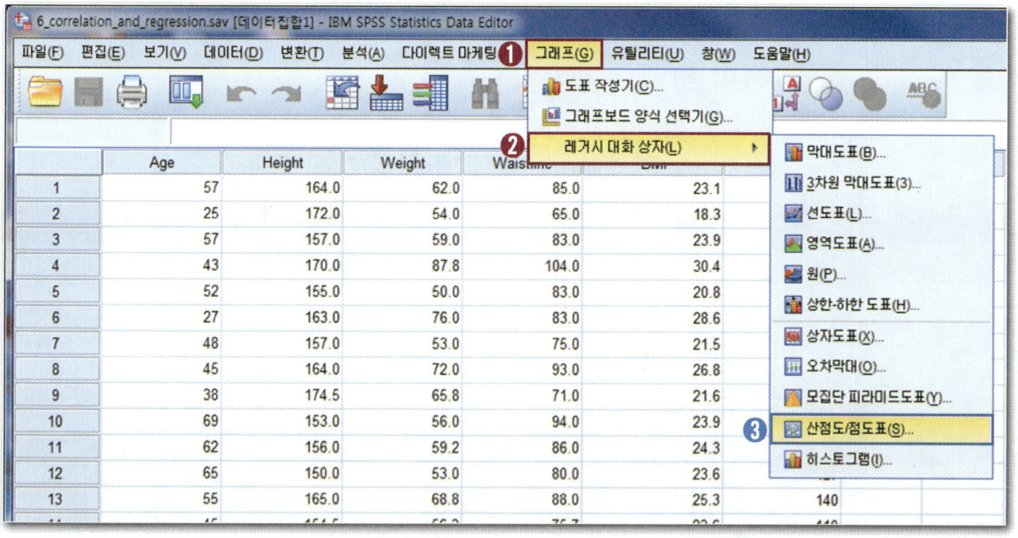

2 ❶ **행렬 산점도**를 고른 뒤, ❷ **정의**를 선택한다.

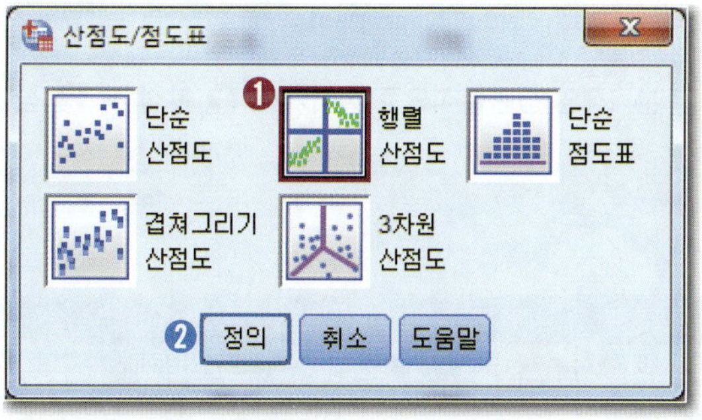

3 ❶ **행렬 변수**에 관심 있는 모든 변수를 다 넣고 ❷ **확인**을 선택한다.

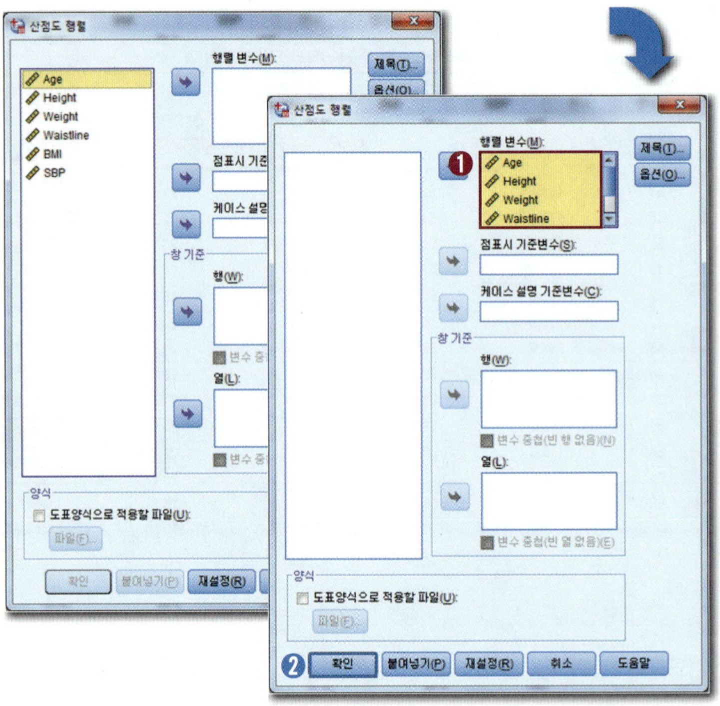

4 산점도를 확인하였으면 본격적인 **상관분석**으로 들어가자. ❶ **분석** ▶ ❷ **상관분석** ▶ ❸ **이변량 상관계수**를 선택한다.

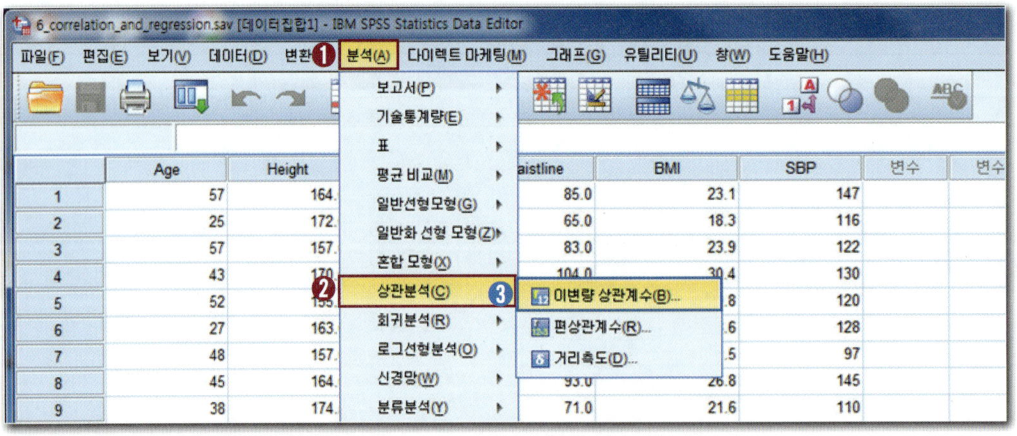

5 상관분석에서 우리의 관심사인 Waistline과 BMI뿐 아니라 모든 변수들의 상관관계를 동시에 분석할 수 있다. ❶ **변수**에 **모든 변수**를 이동하고 ❷ **확인**을 선택한 뒤 결과를 관찰한다.

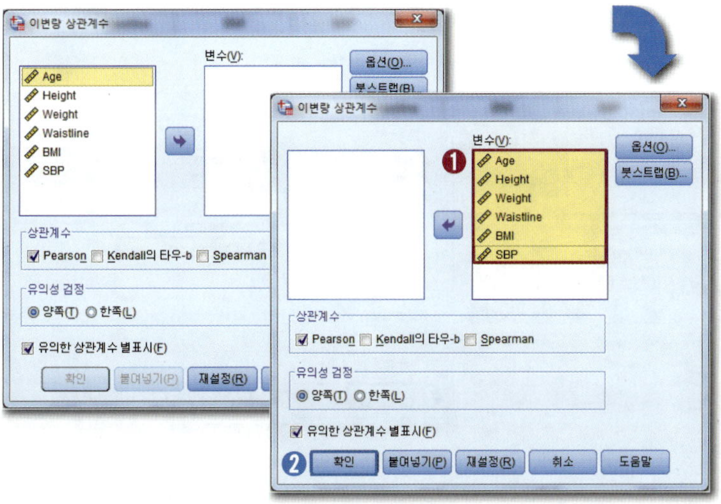

6 상관계수를 확인하였으면, 이제 **편상관분석**을 실시하자. ❶ **분석** ▶ ❷ **상관분석** ▶ ❸ **편상관계수**를 선택한다.

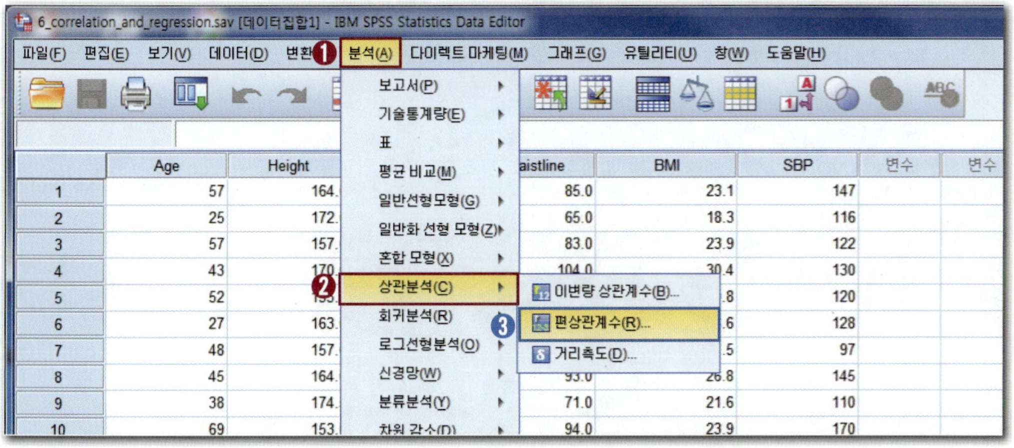

7 ❶ Waistline과 BMI를 **변수**로 이동하고, ❷ Weight을 **제어변수**로 이동한 뒤 ❸ **확인**을 선택하고 결과를 관찰한다.

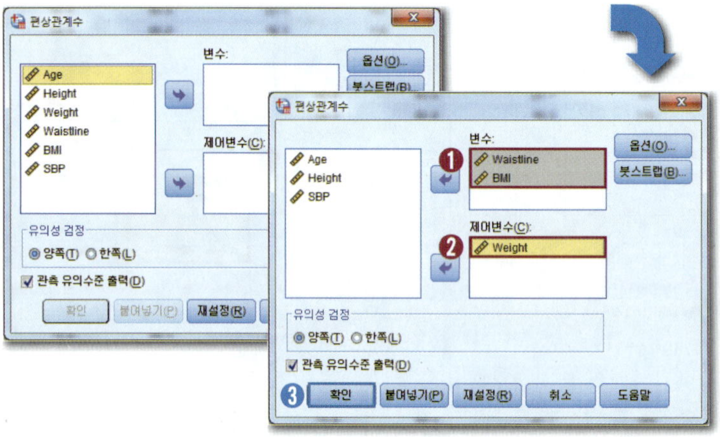

상관분석과 편상관분석 결과

그래프

[데이터집합1] C:\exercise\6_correlation_and_regression.sav

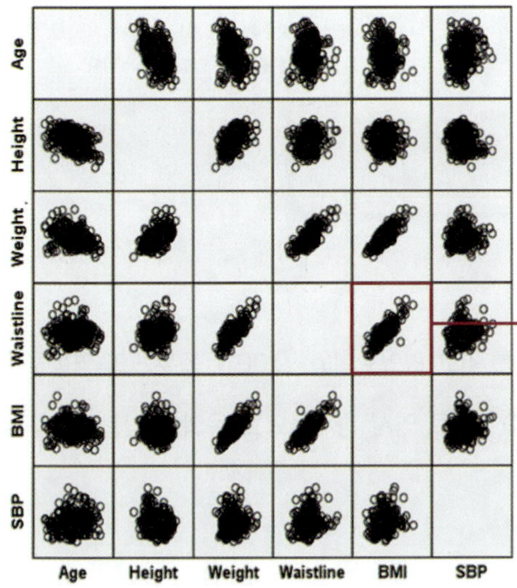

❶ 산점도
산점도를 통해 허리둘레와 BMI 사이에 강한 양의 상관관계가 있을 것으로 예상해 볼 수 있다.

상관계수

[데이터집합1] C:\exercise\6_correlation_and_regression.sav

상관계수

		Age	Height	Weight	Waistline	BMI	SBP
Age	Pearson 상관계수	1	-.473**	-.340**	.050	-.056	.186**
	유의확률 (양쪽)		.000	.000	.371	.317	.001
	N	322	322	322	322	322	322
Height	Pearson 상관계수	-.473**	1	.589**	.169**	-.035	-.165**
	유의확률 (양쪽)	.000		.000	.002	.531	.003
	N	322	322	322	322	322	322
Weight	Pearson 상관계수	-.340**	.589**	1	.753**	.783**	.063
	유의확률 (양쪽)	.000	.000		.000	.000	.256
	N	322	322	322	322	322	322
Waistline	Pearson 상관계수	.050	.169**	.753**	1	.800**	.205**
	유의확률 (양쪽)	.371	.002	.000		.000	.000
	N	322	322	322	322	322	322
BMI	Pearson 상관계수	-.056	-.035	.783**	.800**	1	.210**
	유의확률 (양쪽)	.317	.531	.000	.000		.000
	N	322	322	322	322	322	322
SBP	Pearson 상관계수	.186**	-.165**	.063	.205**	.210**	1
	유의확률 (양쪽)	.001	.003	.256	.000	.000	
	N	322	322	322	322	322	322

**. 상관계수는 0.01 수준(양쪽)에서 유의합니다.

❷ 허리둘레와 BMI의 상관계수 r=0.8로 유의수준 p <0.001로 통계적으로 유의하게 연관을 보인다.

➜ 편상관계수

[데이터집합1] C:\exercise\6_correlation_and_regression.sav

상관

통제변수			Waistline	BMI
Weight	Waistline	상관	1.000	.514
		유의수준(양측)	.	.000
		df	0	319
	BMI	상관	.514	1.000
		유의수준(양측)	.000	.
		df	319	0

❸ 몸무게가 일정하다고 할 때 허리둘레와 BMI의 편상관계수는 r=0.514로 통계적으로 유의한 연관성이 있다고 말할 수 있다($p<0.001$).

BMI와 허리둘레는 상관계수 0.8로 높은 상관관계를 갖고 있었으며($p<0.001$), 몸무게의 영향을 통제하고 편상관분석을 실시하였을 때에도 둘의 상관계수는 0.514로 역시 통계적으로 유의한 상관관계를 갖고 있었다($p<0.001$).

나. Spearman의 순위상관분석

표본수가 적고 정규성을 만족하지 않는 두 연속형 변수 혹은 순위 척도 사이의 상관관계를 추정 및 검정하기 위해서는 Spearman, Kendall 등이 고안한 비모수적 방법인 순위상관분석을 사용한다.

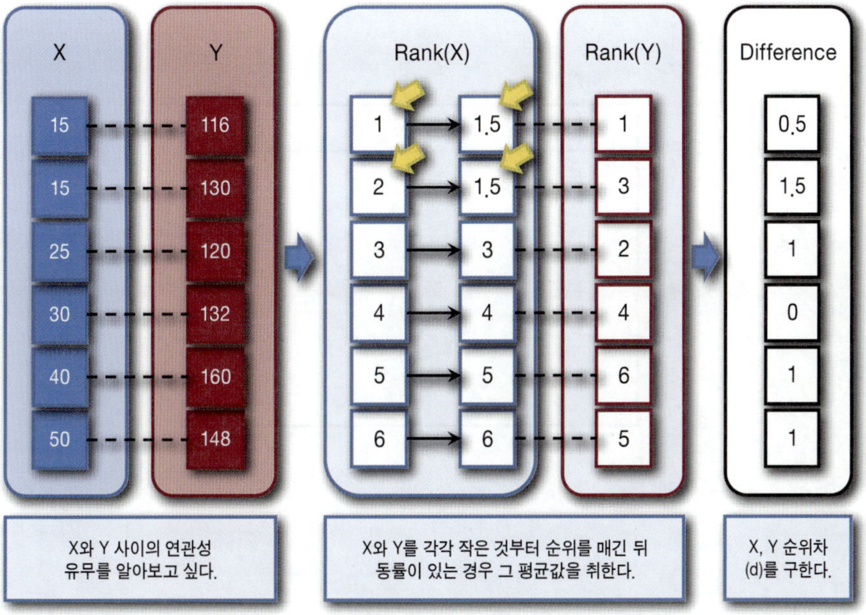

순위상관분석에서는 짝지어진 두 변수(x,y)를 각각 순위를 매긴 뒤 그 순위의 차를 통해 두 변수의 상관관계를 검정한다. Spearman, Kendall 두 방법 모두 본래의 값에서 순위 정보만 추출해서 사용하는데, 그중 더 흔히 사용되는 Spearman에 의한 순위상관분석의 rho값은 다음과 같이 계산한다. 만약 짝지어진 두 변수의 순서가 완전히 같다면 순위차(d)는 모두 0이고 rho=1이 된다.

$$\text{rho} = 1 - \frac{6\sum d^2}{n(n^2-1)}$$

하지만 비모수 상관분석에서는 자료 본연의 값이 모두 제거되고 순위 정보만이 분석에 이용되므로 두 변수 사이의 선형적인 관련성을 추정할 수 있는 것은 아니다. 비모수 상관분석에서 우리가 검정하는 것은 두 변수 사이의 선형성이 아니라, "한 변수(x)가 증가할 때 다른 변수(y)도 증가하는 경향이 있느냐"하는 상관성이다.

비모수 상관분석

Q

다음은 6명의 건강한 성인의 나이와 수축기 혈압에 대한 자료이다. 나이와 수축기 혈압 사이에 상관관계가 있는지 검정하라.

환자 번호 Patient no.	나이 age	수축기 혈압 SBP
1	15	116
2	15	130
3	25	120
4	30	132
5	40	160
6	50	148

1 ❶ **분석** ▶ ❷ **상관분석** ▶ ❸ **이변량 상관계수**를 선택한다.

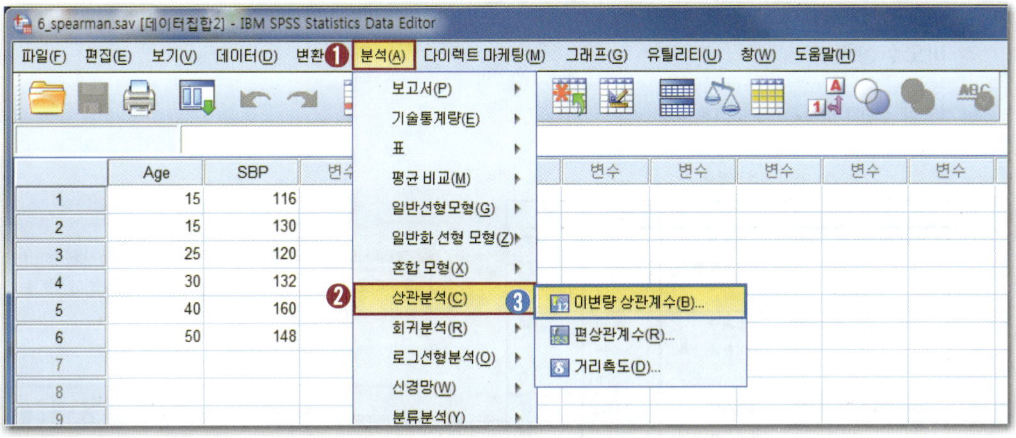

2 ❶ **Age**와 **SPB**를 변수로 옮기고, 상관계수에서 Pearson 대신, ❷ **Kendall의 타우-b**와 **Spearman**을 선택하고, ❸ **확인**을 누르고 결과를 기다린다.

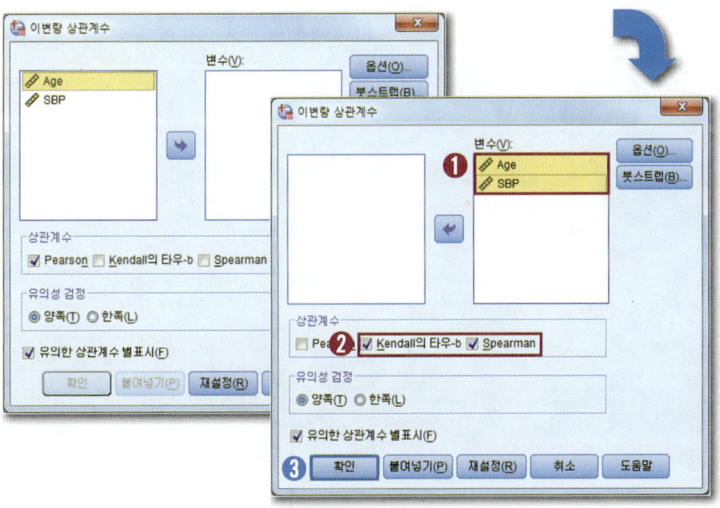

비모수 상관분석의 결과

비모수 상관

[데이터집합2] C:\exercise\6_spearman.sav

상관계수

			Age	SBP
Kendall의 tau_b	Age	상관계수	1.000	.690
		유의확률(양측)	.	.056
		N	6	6
	SBP	상관계수	.690	1.000
		유의확률(양측)	.056	.
		N	6	6
Spearman의 rho	Age	상관계수	1.000	.841*
		유의확률(양측)	.	.036
		N	6	6
	SBP	상관계수	.841*	1.000
		유의확률(양측)	.036	.
		N	6	6

*. 상관 유의수준이 0.05입니다(양측).

② 그러나 또 다른 비모수적인 상관계수인 Kendall의 tau-b는 0.690으로 계산되었지만, 통계적인 유의성을 보여 주지는 못했다(p=0.056>0.05).

① Spearman의 상관계수 rho=0.841로 나이가 증가할수록 수축기 혈압은 유의하게 증가하는 경향이 있다고 말할 수 있다(p=0.036<0.05).

:: 회귀분석

영국의 유전학자 갈턴F. Galton은 1889년 아버지와 아들의 키에 대한 유전 관계를 통계적으로 조사한 그의 논문에서 **회귀**regression라는 단어를 처음 사용하였다. 두 연속형 변수의 상관관계를 규명하는 방법이 상관분석이라면, 두 변수 사이에 어떤 함수 관계가 있는지 파악하고 나아가 종속변수가 독립변수들에 의해 어떻게 설명 혹은 예측되는지를 알아보는 통계적 방법이 **회귀분석**regression analysis이다. 이때 예측되는 변수를 종속변수dependent variable, 결과변수outcome variable 또는 반응변수response variable라 하고, 종속변수를 예측하는 데 사용되는 변수들을 독립변수 independent variable, 설명변수explanatory variable, 예측변수predictor variable 혹은 위험인자 risk factor라 부른다.

회귀분석은 함수의 형태에 따라 여러 가지로 분류될 수 있다. 변수들의 관계가 선형의 관계, 즉 1차 함수일 수도 있고, 곡선 형태로 2차 혹은 3차 함수일 수도 있다. 하지만 보건, 의학 연구에서는 결과변수와 독립변수 사이의 선형의 관계($y=\alpha+\beta\times x$)를 규명하는 **선형회귀분석**linear regression analysis이 주로 사용되므로 회귀분석이라 하면 일반적으로 선형회귀분석을 의미한다. 선형회귀분석은 다시 두 변수 사이의 선형 관계를 하나의 회귀직선으로 표현하는 **단순회귀분석**simple linear regression과 여러 개의 독립변수들에 의해 결과변수를 예측하는 **다중회귀분석**multiple linear regression으로 나뉜다.

다. 단순회귀분석

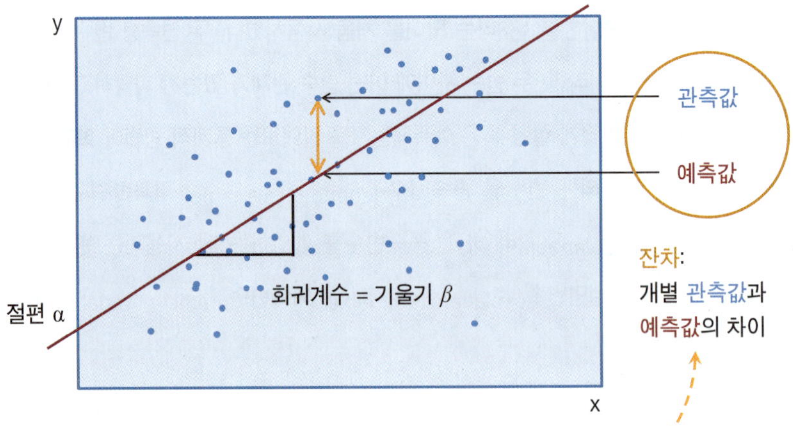

예측값 $\hat{y} = \alpha + \beta \times x$

관측값 $y = \alpha + \beta \times x + \varepsilon$

단순회귀분석은 독립변수(x)와 종속변수(y)가 선형의 관계에 있을 때 $y=\alpha+\beta\times x$의 선형회귀식을 추정하는 것을 목적으로 한다. 이때 α를 **절편**intercept, β를 **기울기**slope라고 한다. 절편(α)은 x=0일 때의 y값들의 평균을 말하지만 임상적인 의미는 크지 않다. 회귀분석에서는 기울기(β)에 큰 관심을 기울이는데, 기울기란 x가 1단위 증가할 때 y의 평균적인 증가량을 의미한다. 회귀분석에서 추정하는 α와 β를 **회귀계수**regression coefficient라고 하는데, 때로는 β만을 회귀계수라고 부르기도 한다. 회귀식은 우리가 현상을 설명하는 하나의 모형model이라는 의미에서 **회귀모형**regression model이라고 부르기도 한다.

허리둘레(x)와 BMI(y) 사이에 회귀식 $y=\alpha+\beta\times x$이 추정되었다고 가정하면, 허리둘레가 x_1일 때, 회귀식에 의해 y_1라는 예측값을 얻을 수 있을 것이다. 하지만, 허리둘레에 의해 BMI를 100% 설명할 수 있는 것은 아니므로 실제 허리둘레가 x_1인 경우에도 다양한 BMI가 관찰될 수 있다. 표본집단에서 관측값과 회귀선에 의한 예측값 사이의 차이를 잔차라고 하며, 모집단에서 실제값과 회귀선 사이에 차이가 나는 부분을 오차항이라고 한다. 다시 말해, 추정된 회귀식 혹은 회귀모형에 의해 설명되지 않는 부분을 **오차항** 및 **잔차**residual error, ε라고 한다. 한편, 모집단을 대신하여 표본집단을 분석하는 회귀분석에서는 모집단의 오차항을 직접 관찰할 수는 없으므로 표본집단의 잔차를 오차항의 관찰값으로 간주한다. 오차항과 잔차는 회귀분석이 적절하게 수행되었는지 판단하는 데 꼭 필요한 개념이므로 잘 기억해 두어야 한다.

단순회귀분석은 회귀분석의 가장 기본 형태로 몇 가지 변형을 통해 다중회귀분석, 로지스틱 회귀분석, Cox의 비례위험모형 등으로 확장될 수 있다. 그러므로 단순회귀분석을 제대로 이해하는 것은 중급 통계를 이해하는 단초가 될 것이다. 그럼 이제, 회귀분석을 수행하는 데 필요한 가정과 검정 절차에 대해 하나씩 살펴보자.

:: 회귀모형에 대한 기본 가정

통계 프로그램을 통해 회귀식을 구했다고 하여 회귀분석이 잘 수행되었다고 말할 수는 없다. 독립표본 T 검정이나 분산분석이 정규성과 등분산성 같은 가정을 전제로 하였듯이 회귀분석이 올바로 수행되었다고 인정받기 위해서도 몇 가지 가정들이 충족되어야 한다. 선형회귀분석은 1) 독립변수(x)와 종속변수(y)가 선형관계에 있을 것(선형성), 2) 모든 독립변수(x)의 값에서 종속변수(y)는 정규분포를 이룰 것(오차항의 정규성), 3) 잔차들은 서로 영향을 받지 않고 독립적으로 분포할 것(오차항의 독립성), 4) 모든 독립변수(x)의 값에서 종속변수(y)의 분산은 같을 것(오차항의 등분산성)을 조건으로 한다. 그러므로, 회귀분석을 수행할 때에는 회귀선의 추정 및 검정뿐 아니라 이 네 가지 기본 가정이 잘 충족되고 있는지 반드시 살펴보아야 한다. 이제 이 네 가지 가정에 대해 하나씩 살펴보도록 하자.

1	선형성	• 독립변수(x)와 종속변수(y)의 관계는 선형 관계에 있다. • 산점도로 확인
2	오차항의 정규성	• 모든 독립변수(x)의 값에서 종속변수(y)는 정규 분포를 이룬다. • 정규 P-P 곡선으로 확인
3	오차항의 독립성	• 개별 잔차들은 서로 독립이다. • 잔차산점도, Durbin-Watson 통계량으로 확인
4	오차항의 등분산성	• 모든 독립변수(x)의 값에서 종속변수(y)의 분산은 같다. • 잔차산점도로 확인

1) 선형성 – 독립변수(X)와 종속변수(Y)가 선형 관계에 있을 것

선형회귀분석은 우선적으로 종속변수와 독립변수가 서로 선형의 관계에 있어야 성립될 수 있다. 통계 프로그램은 선형 관계가 없는 두 변수 사이에서도 일련의 연산을 통해 직선의 회귀식을 추정해 줄 수 있지만 이것이 옳은 것은 아니다. 그러므로 우리는 회귀분석을 시작하기 앞서 **산점도**를 통해 두 변수의 관계가 실제로 선형관계에 있는지 눈으로 확인하는 것이 필요하다. 만약 두 변수가 포물선의 관계에 있는 등 선형성을 보이지 않는다면 프로그램상에서 선형회귀식을 구하는 것은 의미가 없다.

산점도–선형성의 확인

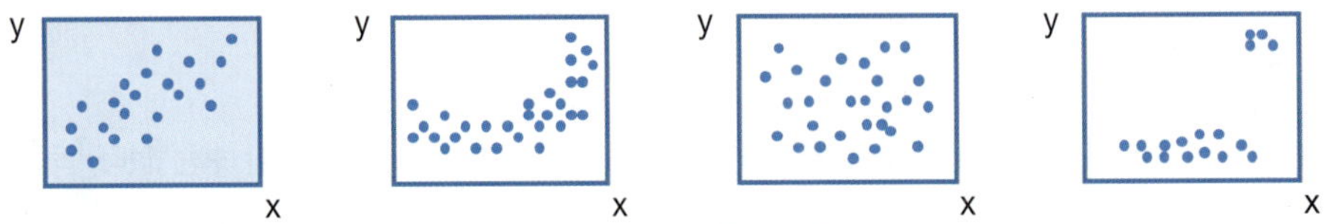

선형회귀분석 적합 / 선형회귀분석 부적합

2) 오차항의 정규성 – 모든 독립변수(x)의 값에서 종속변수(y)는 정규분포를 이룰 것

회귀선을 그었을 때, 모든 독립변수(x)에 대한 종속변수(y)의 관측값들은 정규분포를 따라야 한다. 이 정규성의 가정은 회귀분석을 수행할 때 **정규 p-p 곡선**을 그려 눈으로 확인할 수 있다.

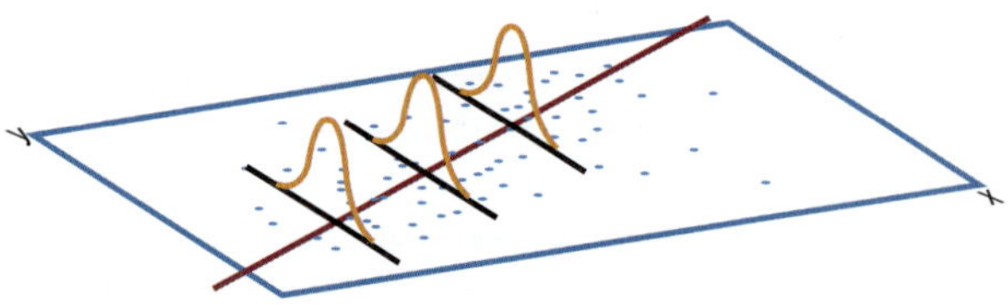

오차항의 정규성에 대한 3차원 모식도

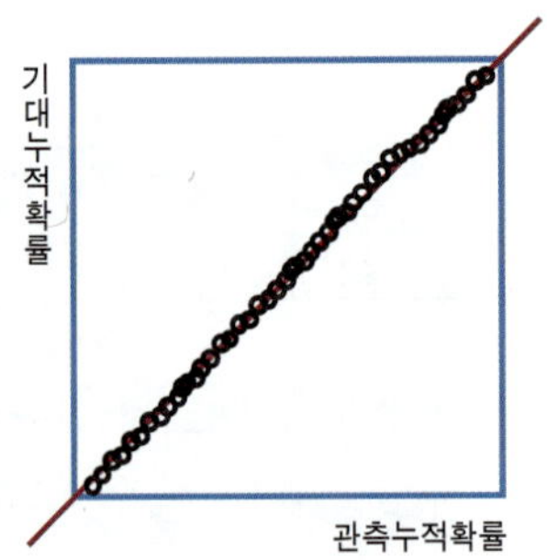

정규 p-p 도표

3) 오차항의 독립성 – 잔차들은 서로 영향을 받지 않고 독립적일 것

잔차들은 서로 연관성이 없이 독립적이어야 한다. 오차항이 독립적이라는 것은 예측값과 잔차를 각각 가로축과 세로축으로 잡고 **잔차산점도**를 그렸을 때 모든 예측값에 대해서 잔차들이 불규칙 random한 분포를 보인다는 것이다. 만약 잔차의 분포에 일정한 규칙이 관찰된다면 오차항의 독립성을 인정할 수 없으므로 이 일정한 규칙에 대한 설명이 필요하다.

전차산점도–오차항의 독립성과 등분산성 확인

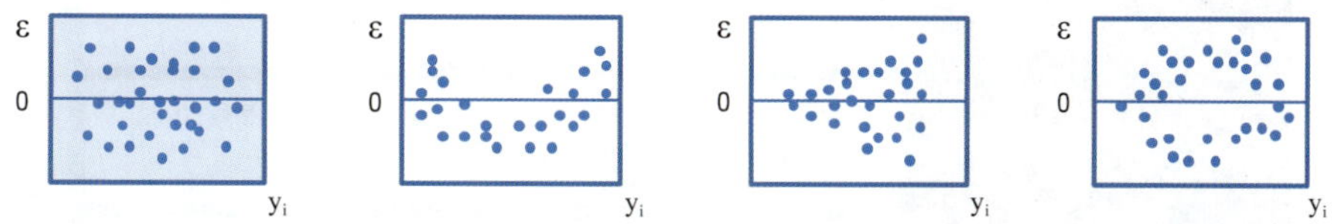

선형회귀분석 가능 　　　　 선형회귀분석 불가능

4) 오차항의 등분산성 – 모든 독립변수(x)의 값에서 잔차의 분산은 같을 것

오차항의 등분산성은 모든 독립변수(x)에 대해 잔차의 분산이 같다는 의미이다. 독립변수(x)에 따라 잔차의 분산이 달라진다면, 예를 들어 x가 커질수록 분산이 커진다면 등분산이 만족되지 않는 것이다. 오차항의 등분산성은 산점도를 통해 파악할 수 있는데 잔차산점도를 그리면 더 뚜렷하게 확인할 수 있다.

:: 단순회귀분석의 시행

프로그램상에서는 회귀분석이 단순에 시행되는 것으로 보이지만, 실제로 진행되는 과정은 다음과 같다. 먼저, 최소제곱법을 통해 회귀식(회귀모형)을 추정하고, 두번째, 결정계수(R^2)를 통해 설정된 회귀모형이 결과변수를 얼마나 잘 설명하고 있는지 분석하고, 세번째, F 검정을 통해 추정된 회귀식의 유의성을 검정한 뒤, 네번째, T 분포를 이용해 회귀계수에 대한 검정을 하는 것이다.

1	회귀식 추정	• 회귀식의 추정: $y = \alpha + \beta \times x$ • 추정 방법: 최소제곱법
2	결정계수 R^2	• 추정된 회귀모형이 종속변수를 얼마나 잘 설명하고 있는지 분석 • $R^2 = \frac{\text{추정된 회귀모형에 의해 설명되는 변동}}{\text{전체 변동}}$
3	회귀식의 유의성	• **추정된 회귀식($y = \alpha + \beta \times x$)**의 통계적 유의성 검정 • 분산분석표(F 검정)을 이용
4	회귀계수의 유의성	• **회귀계수(β)**의 통계적 유의성 검정 • T 분포를 이용

1) 회귀식($y=\alpha+\beta\times x$)의 추정

모든 관측치가 하나의 직선을 동시에 통과할 수 있는 것이 아니기 때문에 관측된 값을 가장 잘 설명해 주는 회귀식을 찾기 위해 여러 방법들이 고안되어 있다. 그중 **최소제곱법**least square method 은 아래의 그림과 같이 모든 잔차(관측치와 예측치 사이의 차이)의 제곱의 합을 최소화하는 직선을 결정하는 방법으로 회귀식의 추정에 가장 널리 사용되는 방법이다. 이 추정 직선에서 관측치들이 떨어진 정도가 작을수록 이 회귀식의 자료에 대한 적합도는 더 높을 것이다. 물론 이렇게 추정된 회귀모형이 통계적으로 유의한지는 다음 단계에서 F 검정을 통해 따져 보아야 한다.

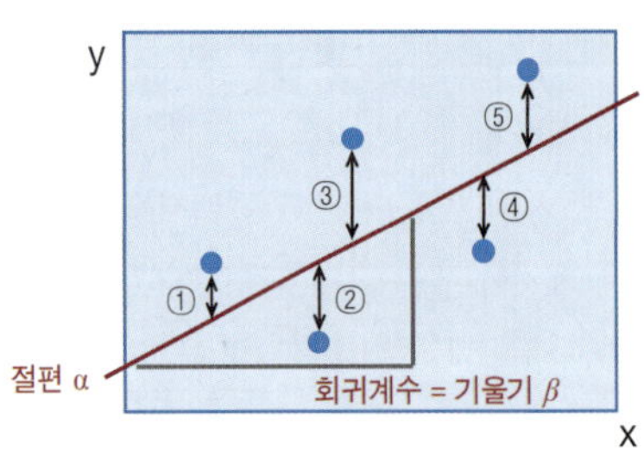

잔차의 제곱합을 최소화하는
(①^2 + ②^2 + ③^2 + ④^2 + ⑤^2)
회귀식을 추정
즉, 절편 α와 회귀계수 β를 추정

2) 결정계수 R^2

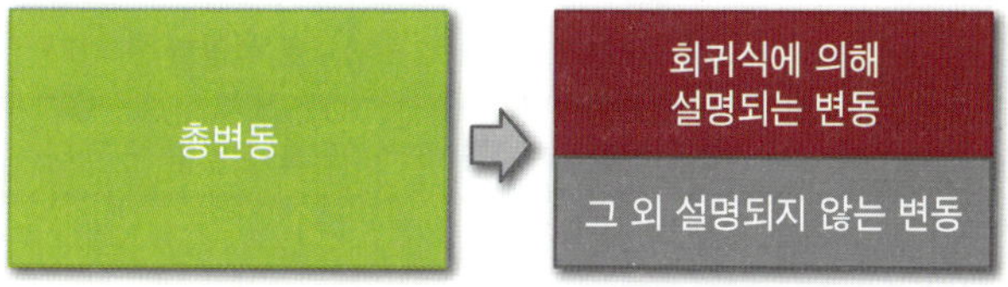

종속변수(y)의 값을 y=$\alpha+\beta\times$x의 회귀식으로 추정하였을 때 실제 y값의 **총변동**은 이 **회귀식으로 설명할 수 있는 변동**과 **그 외 설명되지 않는 변동**(회귀식에 의해 설명되지 않는 잔차들에 의한 변동의 합)으로 설명될 수 있다. 이때 **결정계수**coefficient of determination R^2은 총변동 중 회귀식에 의해 설명되는 변동으로 정의되는데, $0 \le R^2 \le 1$의 값을 가지며 두 변수 사이의 관계가 강할수록 R^2은 1에 가까워진다.

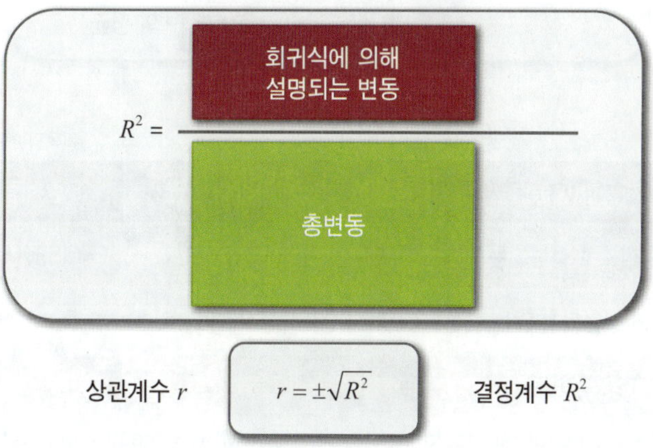

결정계수는 총변동을 설명하는 데 있어서 회귀선에 의해 설명되는 변동의 비율을 의미하므로 회귀선의 기여율이라고 부르기도 한다. 독립변수와 종속변수가 1개씩인 단순회귀분석에서 결정계수(R^2)는 상관분석에서의 상관계수(r)의 제곱과 같은 값으로 두 변수의 상관관계의 정도를 설명하는데 쓰일 수 있지만, 양과 음의 관계를 구별하지 못하는 차이가 있다. 그러므로 회귀식의 기여율을 설명할 때는 결정계수(R^2)를, 두 변수 사이의 상관관계에 대해서는 상관계수(r)를 사용한다. 한편, 단순회귀분석에서 상관계수(r)은 다음과 같이 구할 수도 있다.

$$r = \pm\sqrt{R^2}$$

3) 회귀식($y=\alpha+\beta\times x$)의 유의성 검정

귀무가설 H_0	회귀모형($y=\alpha+\beta\times x$)으로 설명할 수 없다.
대립가설 H_1	회귀모형($y=\alpha+\beta\times x$)으로 설명할 수 있다.

선형회귀분석에서는 추정된 회귀식($y=\alpha+\beta\times x$)이 통계적으로 유의한지 분산분석표(F검정)를 이용하여 검정한다. 검정통계량 F값은 다음과 같이 계산하며, $p<0.05$일 때 회귀식($y=\alpha+\beta\times x$)은 통계적으로 유의하다고 해석할 수 있다.

$$F=\frac{\text{회귀식에 의해 설명되는 변동의 평균}}{\text{그 외 설명되지 않는 변동의 평균}}$$

분산분석표

k(독립변수의 수), n(총개체 수)

요인	제곱합(변동)	자유도	제곱합의 평균	F 통계량	유의확률
군	SSR(회귀식으로 설명되는 변동)	k	MSR=SSR/k	F=MSR/MSE	*p* value
오차	SSE(그 외 설명되지 않는 변동)	n−k−1	MSE=SSE/(n−k−1)		
전체	TSS(총변동)	n−1			

* SSR = sum of squares for regression
SSE = sum of squares for error
TSS = total sum of squares
MSR = mean squares for regression
MSE = mean squares for error

4) 회귀계수(β)의 유의성 검정

귀무가설 H_0	독립변수는 종속변수와 관계가 없다($\beta = 0$).
대립가설 H_1	독립변수는 종속변수와 관계가 있다($\beta \neq 0$).

회귀식이 유의하다면 다음은 회귀계수(β)의 유의성을 검정할 차례이다. T 분포를 이용하여 $p<0.05$일 때 회귀계수(β)가 의미($\beta \neq 0$)가 있다고 인정할 수 있다. 단순회귀분석에서는 회귀식($y=\alpha+\beta \times x$)의 검정과 회귀계수(β)의 검정이 실제로 같은 과정이라고 할 수 있지만, 독립변수가 여러 개인 다중회귀분석에서는 회귀식의 유의성을 검정한 다음에 이 마지막 단계를 통해 개별 독립변수들의 회귀계수를 각각 검정해 준다.

단순회귀분석을 시행하는 전체 과정

step 1	산점도로 두 변수의 선형관계 확인
step 2	$y = \alpha + \beta \times x$ 회귀식의 추정 및 결정계수 R^2의 산출
step 3	회귀식($y = \alpha + \beta \times x$)의 유의성 검정($p<0.05$)
step 4	회귀계수(β)의 유의성 검정($p<0.05$)
step 5	정규 P-P 곡선, 잔차산점도로 회귀분석의 기본 가정 점검

SPSS 실습

단순회귀분석

Q

다음은 322명의 건강한 성인의 건강검진 자료이다. 자료에는 나이, 키, 몸무게, 허리둘레, BMI, 수축기 혈압 정보가 담겨 있다. 허리둘레로 BMI를 예측하는 회귀식을 구하라.

환자 번호	나이	키	몸무게	허리둘레	BMI	수축기 혈압
Patient no.	age	height	weight	waistline	BMI	SBP
1	57	164	62	85	23.1	147
2	25	172	54	65	18.3	116
3	57	157	59	83	23.9	122
4	43	170	87.8	104	30.4	130
5	52	155	50	83	20.8	120
6	27	163	76	83	28.6	128
7	48	157	53	75	21.5	97
8	45	164	72	93	26.8	145
9	38	174.5	65.8	71	21.6	110
10	69	153	56	94	23.9	170
11	62	156	59.2	86	24.3	180
12	65	150	53	80	23.6	127
13	55	165	68.8	88	25.3	140
…	…	…	…	…	…	…
317	45	154	54	83.5	22.8	100
318	36	174	69	83	22.8	97
319	48	165.2	72.8	87.3	26.7	130
320	59	149	65.6	99.6	29.5	131
321	69	147.8	51	78	23.3	130
322	79	150	56	85	24.9	162

1 ❶ **분석** ▶ ❷ **회귀분석** ▶ ❸ **선형**을 선택한다.

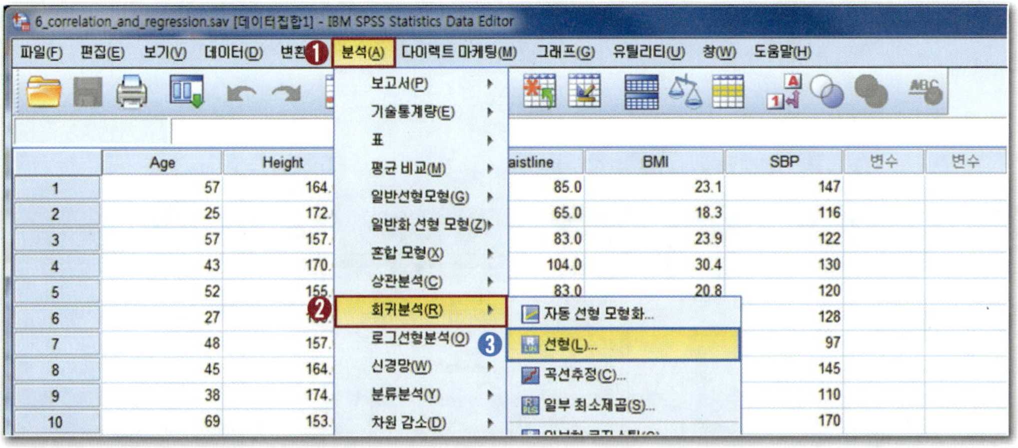

2 ❶ **종속변수**에 BMI를, ❷ **독립변수**에 Waistline을 각각 옮기고, ❸ **도표**를 선택한다.

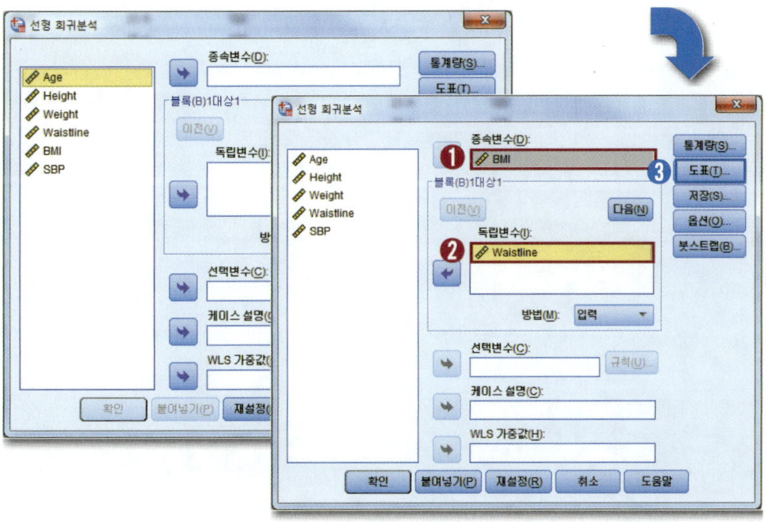

3 잔차의 **정규 P-P 곡선** 및 **잔차산점도**를 통하여 회귀분석의 기본 가정을 검토한다. 산점도에서 ❶ **x축**에 **ZPRED**(표준화 예측값)를 ❷ **y축**에 **ZRESID**(표준화 잔차)를 각각 옮기고, 표준화 잔차도표에서 ❸ **히스토그램**과 **정규확률도표**를 선택한 다음, ❹ **계속**으로 나와 ❺ **확인**을 선택하고 결과를 기다린다.

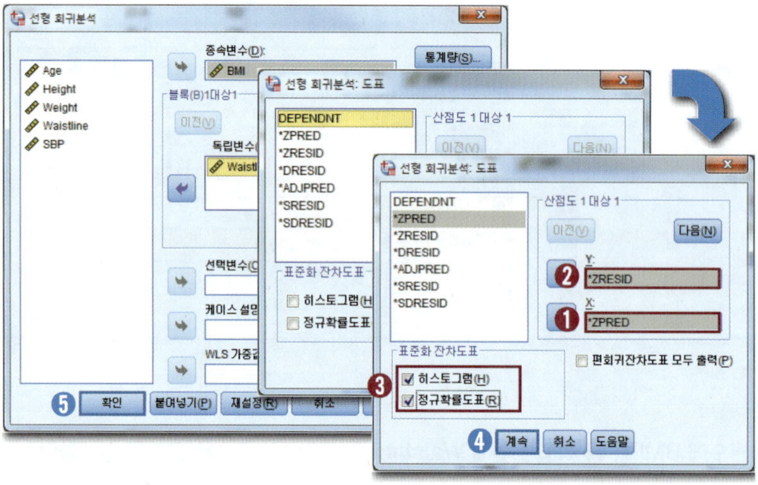

단순회귀분석의 결과

➜ 회귀 모형

[데이터집합1] C:₩exercise₩6_correlation_and_regression.sav

진입/제거된 변수[a]

모형	진입된 변수	제거된 변수	방법
1	Waistline[b]	.	입력

a. 종속변수: BMI

b. 요청된 모든 변수가 입력되었습니다.

모형 요약

모형	R	R 제곱	수정된 R 제곱	추정값의 표준오차
1	.8❶	.640	.639	2.1880

a. 예측값: (상수), Waistline

분산분석[a]

모형		제곱합	자유도	평균 제곱	F	유의확률
1	회귀 모형	2727.949	1	2727.949	569.❷	.000[b]
	잔차	1531.976	320	4.787		
	합계	4259.925	321			

a. 종속변수: BMI

b. 예측값: (상수), Waistline

BMI의 변동은 이 회귀식에 의해 ❶ 64%만큼 설명될 수 있으며 이 회귀식은 통계적으로 유의하다($p<0.001$). ❷

계수[a]

모형		비표준화 계수 B	비표준화 계수 표준오차	표준화 계수 베타	t	유의확률
1	(상수)❹	-3.956	1.256		-3.150	.002
	Waistline	.331	.014	.800	23.871 ❸	.000

a. 종속변수: BMI

❸ 허리둘레가 1증가하면 BMI는 평균적으로 0.331만큼 증가하며 이는 통계적으로 유의하다($p<0.001$).

❹ 추정된 통계식: BMI=−0.3956+0.331×Waistline

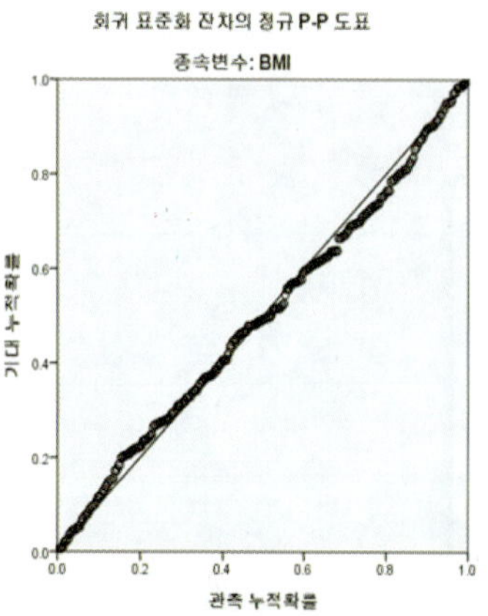

잔차의 정규 P-P 곡선
관측된 확률에 거의 근접하여 증가하고 있으므로 **정규성**을 보여 주고 있다.

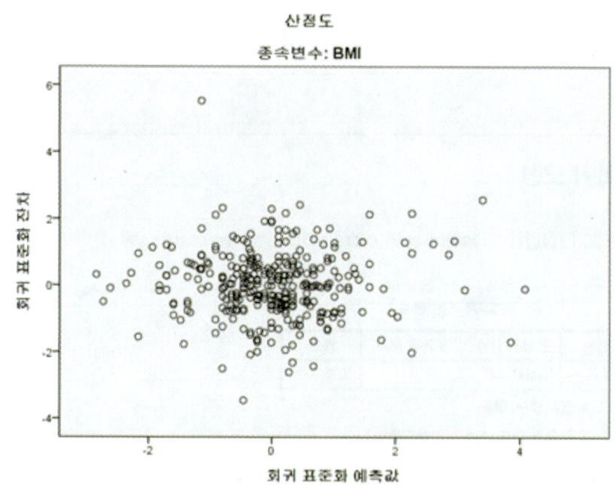

잔차산점도
잔차들은 일정한 규칙을 갖지 않고 랜덤하게 산재되어 있으므로 **독립성**과 **등분산성**을 만족한다.

라. 다중회귀분석

사실 하나의 독립변수로 종속변수를 예측하기란 대단히 어렵다. 예를 들어, 한 개체의 수축기 혈압은 BMI 한 가지로 예측할 수 있는 것이 아니며, 나이, 성별, 허리둘레, BMI, 식습관, 흡연력 등 다양한 요인들의 영향을 동시에 받을 것이 분명하다. 또한, 이들 독립변수들은 서로 완전한 독립이 아니기 때문에 이러한 **교란변수**(혼란변수)confounder에 대한 고려 없이 종속변수와 독립변수를 1:1로 짝지어서 여러 개의 단순회귀식($y=\alpha+\beta\times x$)을 구하는 것은 의미가 없다. 이렇듯 여러 독립변수 사이의 영향을 모두 함께 고려하여 종속변수를 설명하는 최적의 회귀모형을 하나의 식($y=\alpha+\beta_1\times x_1+\beta_2\times x_2+\cdots+\beta_k\times x_k$)으로 추정하는 것을 **다중회귀분석**multiple regression analysis 혹은 중회귀분석이라 한다. 다중회귀분석은 기본적으로 단순회귀분석과 동일한 가정을 바탕으로 한다.

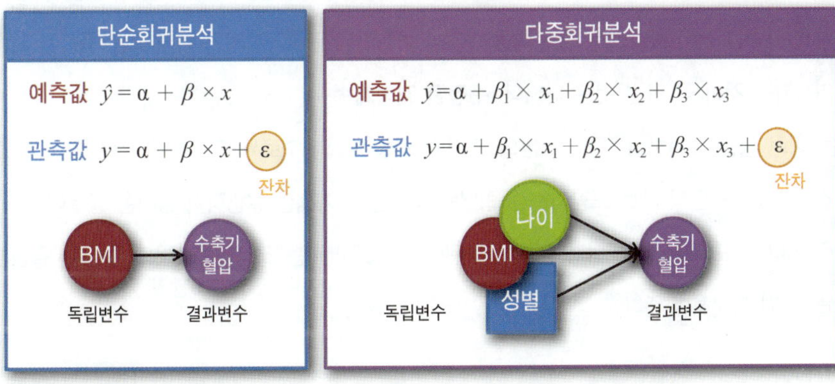

:: 다중회귀분석의 목적

다중회귀분석은 임상적으로 다음의 세 가지의 목적을 위해 주로 사용된다. 먼저 종속변수와 관련이 있는 독립변수를 파악하고, 둘째, 교란변수의 영향을 통제하여 개별 독립변수들의 실질적인 영향의 정도를 분석하고, 궁극적으로 종속변수를 가능한 한 정확하게 예측하기 위해 사용된다.

1	독립변수 분석	• 종속변수와 관련이 있는 주요 독립변수들을 파악
2	교란변수 통제	• 다른 변수들의 영향을 통제한 상태에서 개별 독립변수들이 종속변수에 실제로 미치는 영향의 정도를 파악
3	종속변수 예측	• 독립변수들을 통해 가능한 한 정확히 종속변수의 값을 예측

:: 다중회귀분석의 시행

다중회귀분석도 단순회귀분석과 동일한 절차에 의해 시행된다. 다중회귀분석의 시행 과정을 1) 회귀식의 추정, 2) 결정계수, 3) 회귀식의 유의성 검정, 4) 회귀계수의 유의성 검정의 순으로 단순회귀분석의 경우와 비교하여 살펴보자.

1) 회귀식($y=\alpha+\beta_1\times x_1+\beta_2\times x_2+\cdots+\beta_k\times x_k$)의 추정

다중회귀분석에서도 단순회귀분석에서와 마찬가지로 **최소제곱법**least square method을 통해 잔차의 제곱의 합을 최소화하는 회귀식을 설정한다.

2) 수정된 결정계수 R^2_{adj}

회귀식의 설명력을 의미하는 R^2은 회귀식에 독립변수가 추가되면 반드시 더 커진다. 일반적으로 R^2이 클수록 그 회귀식은 보다 높은 설명력을 가지나, R^2을 약간 증가시키기 위해 모든 독립변수를 전부 추가시키는 것이 꼭 옳은 것은 아니다. **수정된 결정계수**adjusted coefficient of determination R^2_{adj}는 이런 점을 고려하여 R^2을 표본의 크기와 독립변수의 수로써 조정한 것으로 R^2보다 조금 작은 값을 갖는다. 만약 새로 포함되는 독립변수에 의한 추가적인 설명력이 경미한 경우에는 R^2이 다소 증가하더라도 R^2_{adj}은 오히려 감소하게 된다. SPSS에서는 결정계수(R^2)와 수정된 결정계수(R^2_{adj})을 함께 제시하여 준다.

3) 회귀식($y=\alpha+\beta_1\times x_1+\beta_2\times x_2+\cdots+\beta_k\times x_k$)의 유의성 검정

귀무가설 H_0	회귀식으로 설명할 수 없다($\beta_1=\beta_2=\cdots=\beta_k=0$).
대립가설 H_1	회귀식으로 설명할 수 있다.

회귀식($y=\alpha+\beta_1\times x_1+\beta_2\times x_2+\cdots+\beta_k\times x_k$)의 유의성은 단순회귀분석에서와 마찬가지로 F 검정을 이용하며 분산분석표로 표현된다. 이때 회귀식으로 자료를 설명할 수 없다는 것은 모든 회귀계수가 0이라는 이야기와 동일하므로 귀무가설을 수식으로 표현하면 $\beta_1=\beta_2=\cdots=\beta_k=0$과 같다. $p<0.05$일 때 이 회귀식이 전체적으로 의미가 있다고 해석할 수 있다.

4) 회귀계수(β_1, β_2, $\cdots$, β_k)의 유의성 검정

귀무가설 H_0	독립변수(x_i)는 종속변수와 관계가 없다($\beta_i = 0$).
대립가설 H_1	독립변수(x_i)는 종속변수와 관계가 있다($\beta_i \neq 0$).

전체 회귀식의 유의성이 검정되면, 다음 단계로 t 분포를 통해 개별 독립변수(x_1, x_2, $\cdots$,x_k)의 회귀계수(β_1, β_2, $\cdots$,β_k)가 유의한지 각각 검정한다. $p<0.05$일 때 회귀계수(β_i)가 통계적으로 유의하다고 생각할 수 있으며, 해당 독립변수(x_i)가 종속변수에 유의한 영향을 미친다고 판단한다.

:: 독립변수 영향력의 상대적 크기

종속변수에 영향을 미치는 독립변수들이 결정되면, 이들 독립변수가 종속변수에 미치는 영향의 크기를 비교할 수 있다. 이때 회귀계수(β)는 독립변수들의 단위에 크게 영향을 받기 때문에 회귀계수의 크기로 독립변수의 영향력을 직접 비교해서는 안 된다. 예를 들어 나이를 1세 단위로 입력한 경우 회귀계수가 0.1였다면, 입력단위를 10세 단위로 한다면 회귀계수는 1로 변할 것이다. 이에 반해 **표준화 회귀계수**standardized beta coefficient는 독립변수들의 값들을 평균 0, 표준편차 1로 표준화해 계산해 준 값으로, 이 표준화 계수의 절대값을 비교한다면 여러 독립변수들 가운데 가장 영향력이 큰 변수를 발견할 수 있다.

	단순회귀분석	다중회귀분석
회귀식 추정	$y = \alpha + \beta \times x$	$y = \alpha + \beta_1 \times x_1 + \beta_2 \times x_2 + \beta_3 \times x_3$
결정계수	결정계수 R^2	수정결정계수 R^2_{adj}
회귀식의 유의성	H_0: 회귀식으로 설명할 수 없다. ($\beta = 0$)	H_0: 회귀식으로 설명할 수 없다. ($\beta_1 = \beta_2 = \beta_3 = 0$)
회귀계수의 유의성	H_0: $\beta = 0$	H_0: $\beta_1 = 0$ H_0: $\beta_2 = 0$ H_0: $\beta_3 = 0$

:: 회귀모형에 포함될 독립변수를 선택하는 방법

수축기 혈압이라는 하나의 현상을 설명하는 데 있어서도 다음의 그림에서와 같이 독립변수의 조합에 따라 다양한 회귀모형이 추정될 수 있다. 이들은 각각 최소제곱법으로 추정되고 회귀분석의 기본 가정들을 만족하며 회귀식과 회귀계수의 유의성이 모두 검정된, 즉 올바르게 추정된 회귀모형들이라 할 수 있다. 그렇다면, 이들 중 수축기 혈압이라는 현상을 가장 잘 설명해 주는 모형은 어떤 것일까?

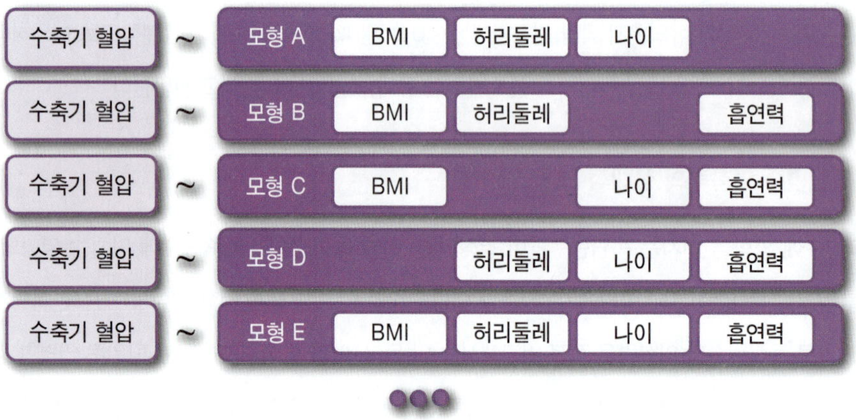

수축기 혈압 ~ 모형 A BMI 허리둘레 나이
수축기 혈압 ~ 모형 B BMI 허리둘레 흡연력
수축기 혈압 ~ 모형 C BMI 나이 흡연력
수축기 혈압 ~ 모형 D 허리둘레 나이 흡연력
수축기 혈압 ~ 모형 E BMI 허리둘레 나이 흡연력

대부분의 통계 프로그램들은 정해진 계산 방법을 통해 최적의 회귀모형을 선정하는 자동화된 변수 선택법을 갖추고 있다. SPSS 프로그램에서 제공되는 변수선택법의 옵션으로는 입력, 제거, 전진, 후진, 단계선택 등이 있다.

입력은 '독립변수'란에 선택된 모든 변수를 회귀모형에 입력하는 방법으로 독립변수들의 영향을 전체적으로 파악할 수도 있고, 연구자가 보고 싶은 독립변수들을 선택하여 모형을 구성해 볼 수도 있다. 이와 반대로, **제거**는 '독립변수'란에 지정된 변수들을 제외한 나머지 모든 변수들을 사용하여 분석을 수행하는 방법이다.

전진선택법forward selection은 회귀계수(β)의 유의확률(p)이 가장 낮은 변수를 먼저 모형에 넣고, 남은 변수들 가운데 모형에 추가하였을 때 유의확률이 가장 낮은 변수를 순서대로 하나씩 더해 나가는 방법이다. 전진선택법에서는 더 이상 새로 추가해서 유의한 변수가 없을 때까지 추가를 반복하는데, 한번 선택된 변수는 절대로 제거되지 않는 단점이 있으며 대체로 적은 수의 독립변수가 최종모형에 선택되는 경향이 있다. **후진선택법**backward elimination은 모든 변수를 회귀모형에 넣은 상태에서 출발하여 유의확률이 높은 변수부터 순서대로 하나씩 제거하여 유의한 변수들만 남을 때까지 제거를 계속하는 방법이다. 이 방법은 중요한 변수가 모형에서 제거될 가능성이 낮으므로 대체로 많은 수의 독립변수가 최종적으로 선택되는 경향이 있어 비교적 안전하다고 말할 수 있지만, 한번 제외된 변수는 다시 선택되지 못한다는 단점이 있다.

마지막으로 **단계선택법**stepwise method은 **전진선택법**과 **후진선택법**의 방법을 섞어 놓은 방법이다. 단계선택법에서는 독립변수가 하나도 포함되지 않은 모형으로부터 출발하여 모형에 변수가 추가되었을 때 회귀계수의 유의확률이 가장 낮은 변수부터 순서대로 회귀모형에 진입하게 되는데, 새로운 변수가 진입될 때마다 모형 내 모든 독립변수들의 유의확률을 재평가하여 유의성이 떨어지는 변수가 있으면 제거하고, 다시 모형 밖의 변수들 가운데 더 포함시킬 변수가 있는지 검토한다. 이때 변수의 진입과 제거의 기준이 되는 유의확률은 연구자가 지정할 수 있는데, 초기값은 각각 0.05와 0.10이다. 즉, 단계선택법은 회귀계수의 유의확률이 0.05 미만인 변수는 모형에 진입시키고, 모형 내에서 유의확률이 0.10보다 큰 변수는 제거하기를 반복하면서 최종모형을 결정하는 방법이다.

단계선택법의 예

STEP 1 회귀계수(β)의 유의확률(p)이 가장 작은 독립변수인 BMI가 모형에 처음 **진입**되었다.

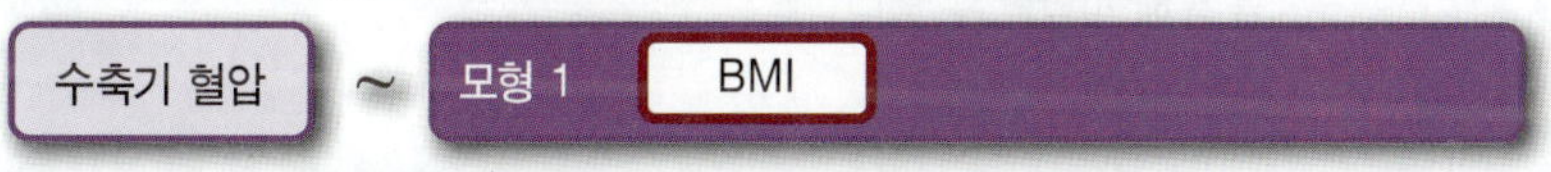

STEP 2 남은 변수 중, 모형에 추가했을 때 유의확률이 가장 작은 허리둘레가 모형에 **진입**되었다.
두 변수 보정상태에서 두 회귀계수(β)가 모두 유의하면 두 변수를 모두 남긴다.

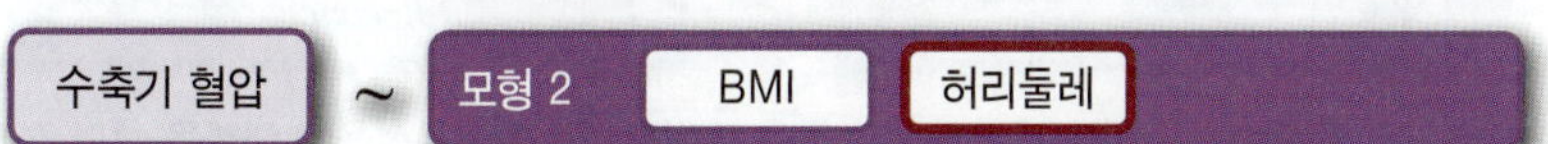

STEP 3 남은 변수 중, 모형에 추가했을 때 유의확률이 가장 작은 나이가 모형에 **진입**되었다.

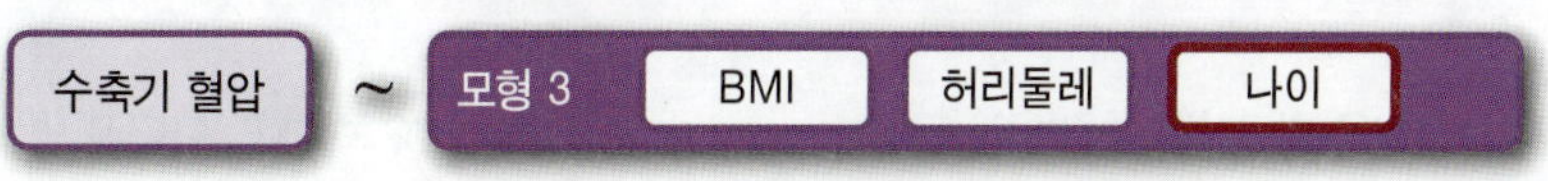

STEP 4 나이를 보정하고 나니 허리둘레의 회귀계수(β)가 유의하지 않아 허리둘레가 **제거**되었다.

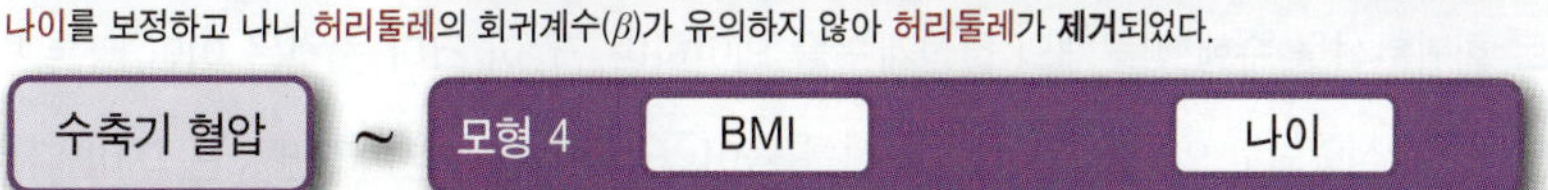

STEP 5 더 이상 새로 추가할 조건에 맞는 독립변수가 없을 때까지 이 과정을 반복한다.

:: 다중공선성

다중회귀분석을 시행하는 이유 중 하나는 교란변수들 간의 영향을 통제하고 각 독립변수의 고유의 영향을 분석하기 위함이다. 그러나 두 변수가 너무 밀접하게 연관되어 있으면 두 독립변수가 종속변수에 미치는 영향을 분리하여, 즉 각자의 영향을 보정하여 분석을 시행하기 어렵다. 이것을 다중공선성이라고 한다. **다중공선성**multicollinearity이란 독립변수들 간에 완전한 또는 거의 완전한 선형의 종속관계가 존재하는 것을 의미하며, 이런 경우 임상적으로 의미가 더 크고, 또 종속변수와 관련성이 더 높은 변수를 하나만 선택하여 모형에 투입해야 한다.

예를 들어, 수축기 혈압을 예측하는데 BMI와 체중 모두 종속변수에 영향을 미치기는 하지만, 사실 BMI와 체중 사이에는 아주 강한 선형의 상관관계가 존재한다. 이렇듯 다중공선성이 존재하는 변수들이 투입되면 회귀계수 추정량의 분산이 매우 커지게 되어 회귀계수의 유의확률도 따라서 큰 폭으로 증가하게 되므로 중요하다고 생각되는 회귀계수의 검정결과가 유의하지 않게 나오는 경우가 많다. 그러므로 다중공선성이 있는 변수들이 존재하는 경우에는 이를 반드시 해결해 줘야 한다.

:: 공차한계와 분산팽창요인

회귀모형에 다중공선성이 있는 경우 각 변수들의 공차한계tolerance와 분산팽창요인variance inflation factor, VIF을 통해 파악할 수 있다.

↓ $Tolerance = 1 - R_k^2$ ↑

↑ $VIF = \frac{1}{Tolerance} = \frac{1}{1-R_k^2}$

R_k^2은 x_k를 종속변수로 하고 나머지 변수들을 독립변수로 회귀분석을 수행했을 때의 결정계수

즉, 여기서 R_k^2은 회귀식의 독립변수 x_1, x_2, ⋯, x_n 중 x_k를 종속변수로 하고, 나머지 변수들을 독립변수로 회귀분석을 수행했을 때의 결정계수를 의미하며, R_k^2이 크다는 것은 이미 다른 변수들에 의해 x_k가 거의 설명되고 있음을 의미한다. 예를 들어, R_k^2이 0.9 이상이라면 x_k는 이미 다른 변수들에 의해 90% 이상 설명되고 있으므로 불필요한 변수일 가능성이 높다. 이 경우 공차한계는 0.1 이하가 되고, VIF는 10 이상이 된다.

$R_k^2 \geq 0.9$ = $Tolerance \leq 0.1$ = $VIF \geq 10$ ➡ 다중공선성 의심

VIF는 이 변수에 의해 회귀계수 추정량의 분산이 팽창되어 있는 정도를 의미하므로 값이 클수록 회귀식의 신뢰도를 떨어뜨린다. 일반적으로 VIF가 10 이상이면 다른 변수와 다중공선성이 존재하는 것으로 간주한다. 예를 들어, 다른 변수들의 VIF가 전부 10 미만인데, BMI와 체중의 두 변수에서만 VIF가 100에 가깝게 크게 증가했다면 이 두 변수 사이에 다중공선성이 존재함을 시사한다.

:: 현상을 가장 잘 설명해 주는 최적의 모형을 선택하는 방법

통계 프로그램은 수학적으로 자동화된 알고리즘에 의해 최적의 모형을 제시해 주지만 이 모형이 항상 현상을 가장 잘 설명해 주는 것은 아니다. 변수 사이에 다중공선성이 있는 경우 임상적으로 타당한 변수를 선택하는 것이 더 중요할 수 있다. 예를 들어, 체중이나 BMI, 허리둘레, 체지방율 등은 모두 서로 밀접한 관계를 갖고 있는데, 이중에서 어떤 변수가 종속변수를 설명하는 데 더 유용할 것인지는 임상적으로 판단하는 것이 보다 합리적일 수 있다. 또한, 연구결과에서는 유의성이 다소 부족하더라도 종속변수와의 관계가 이미 입증되어 있는 변수라면 회귀모형에 포함시키는 것이 옳을 것이다.

전진선택법, 후진선택법, 단계선택법 등 다양한 프로그램적 방법으로 모형을 검토해 보는 것은 매우 유용하다. 하지만, 다중회귀분석의 장점 중 하나는 모형화 과정 안에서 독립변수를 자유롭게 선택할 수 있다는 점이다. 프로그램에서 얻을 수 있는 여러 정보와 임상적인 의의를 적절히 종합할 수 있다면, 현상을 가장 잘 설명해 주는 최적의 모형을 선정할 수 있을 것이다.

다중회귀분석

Q 다음은 322명의 건강한 성인의 건강검진 자료이다. 자료에는 나이, 키, 몸무게, 허리둘레, BMI, 수축기 혈압 등의 정보가 담겨 있다. 이 자료를 바탕으로 수축기 혈압과 유의하게 관련된 변수는 어떤 것이 있는지 밝혀 보라.

환자 번호	나이	키	몸무게	허리둘레	BMI	수축기 혈압
Patient no.	age	height	weight	waistline	BMI	SBP
1	57	164	62	85	23.1	147
2	25	172	54	65	18.3	116
3	57	157	59	83	23.9	122
4	43	170	87.8	104	30.4	130
5	52	155	50	83	20.8	120
6	27	163	76	83	28.6	128
7	48	157	53	75	21.5	97
8	45	164	72	93	26.8	145
9	38	174.5	65.8	71	21.6	110
10	69	153	56	94	23.9	170
11	62	156	59.2	86	24.3	180
12	65	150	53	80	23.6	127
13	55	165	68.8	88	25.3	140
…	…	…	…	…	…	…
317	45	154	54	83.5	22.8	100
318	36	174	69	83	22.8	97
319	48	165.2	72.8	87.3	26.7	130
320	59	149	65.6	99.6	29.5	131
321	69	147.8	51	78	23.3	130
322	79	150	56	85	24.9	162

1 ❶ **분석** ▶ ❷ **회귀분석** ▶ ❸ **선형**을 선택한다.

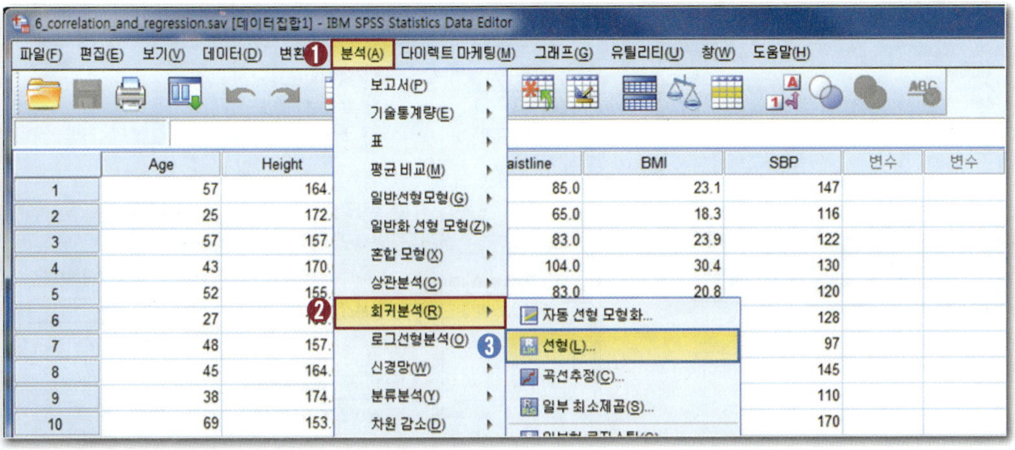

2 ❶ **종속변수**에 SBP를, ❷ **독립변수**에 **나머지 모든 변수**를 각각 옮기고, 모형을 선택하는 방법으로 ❸ **단계 선택**을 선택한 뒤 ❹ **통계량**으로 들어간다.

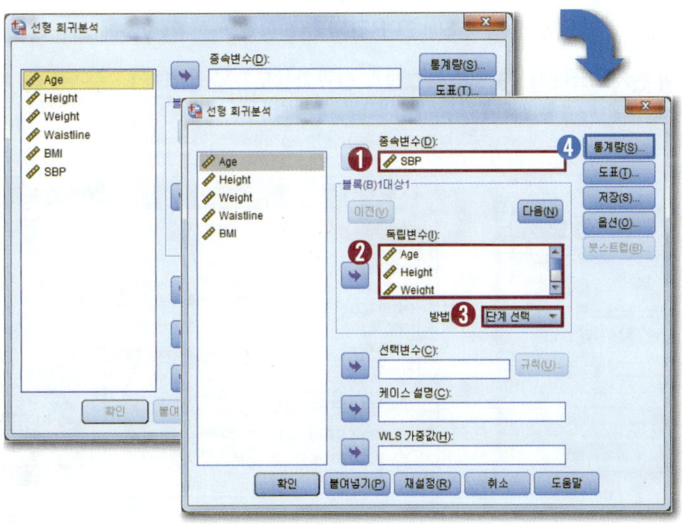

3 **통계량**에서 ❶ **공선성 진단**과 ❷ **Durbin-Watson**을 선택하고 ❸ **계속**으로 나온다.

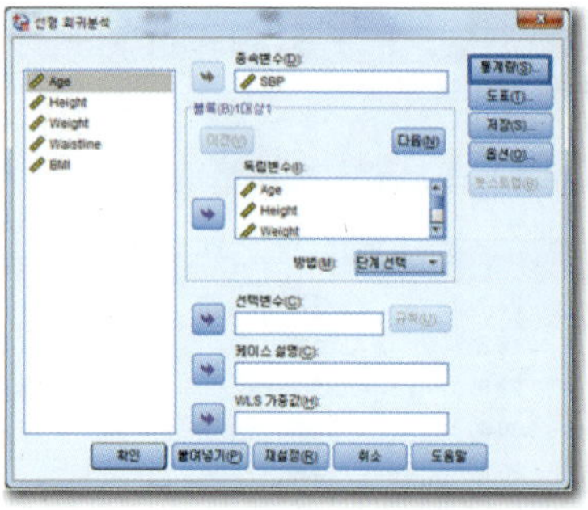

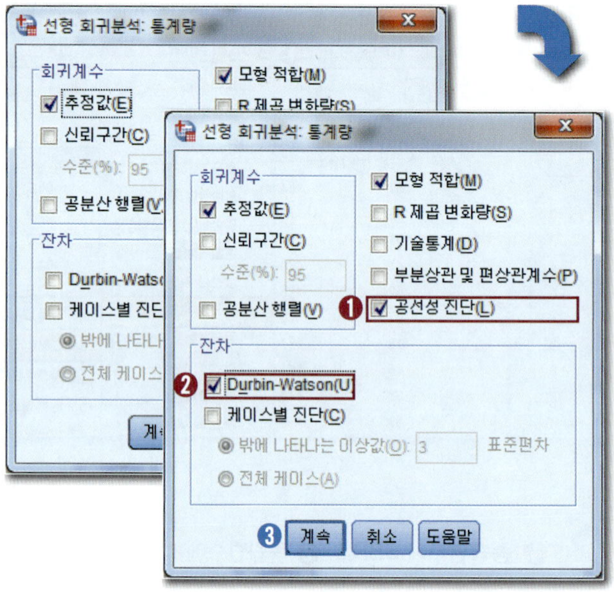

4 ❶ **도표**로 들어가, 산점도에서 ❷ **x축**에 **ZPRED**(표준화 예측값)을, ❸ **y축**에 **ZRESID**(표준화 잔차)를 각각 옮기고, 표준화 잔차도표에서 ❹ **히스토그램**과 **정규확률도표**를 선택한 다음으로 ❺ **계속**으로 나온다.

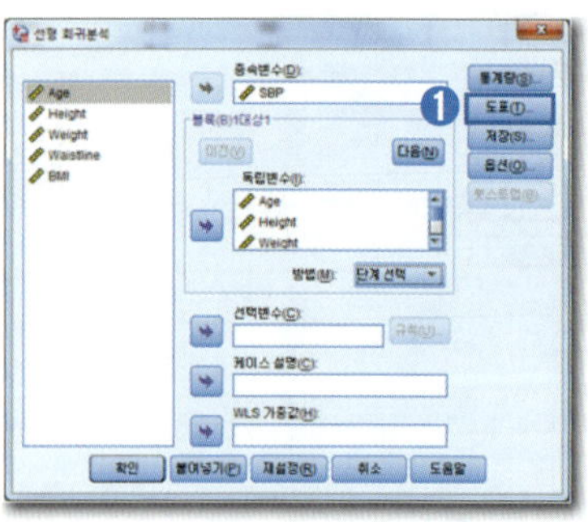

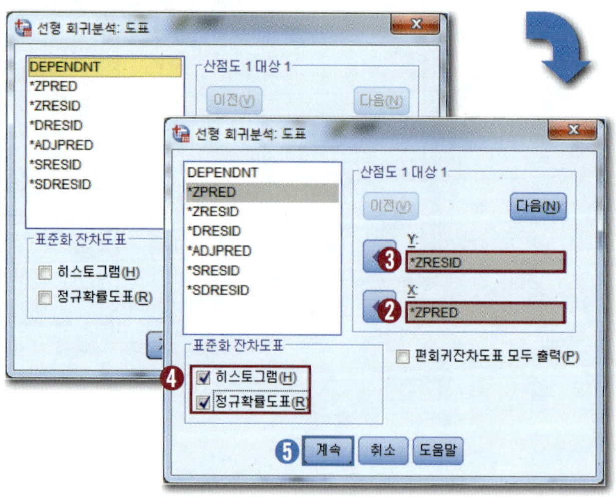

5 ❶ **옵션**으로 들어가서 단계선택법의 선택 기준의 기본값이 ❷ **유의수준** 0.05에서 진입, 0.10에서 제거인 것을 확인하고 ❸ **계속**을 통해 나와 ❹ **확인**을 클릭하고 결과를 관찰한다. 진입과 제거의 기준은 연구자의 판단에 따라 변경할 수 있다.

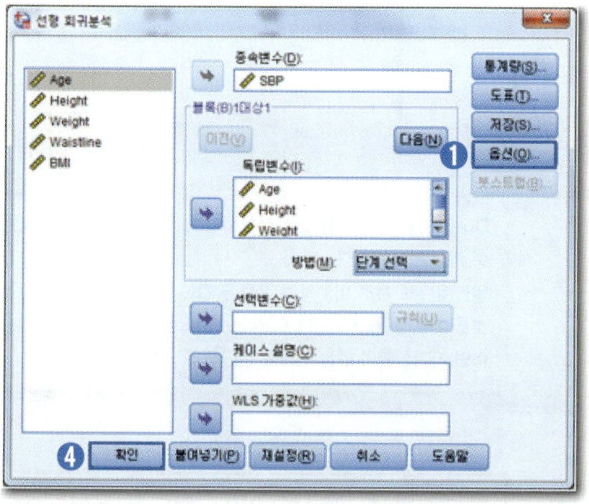

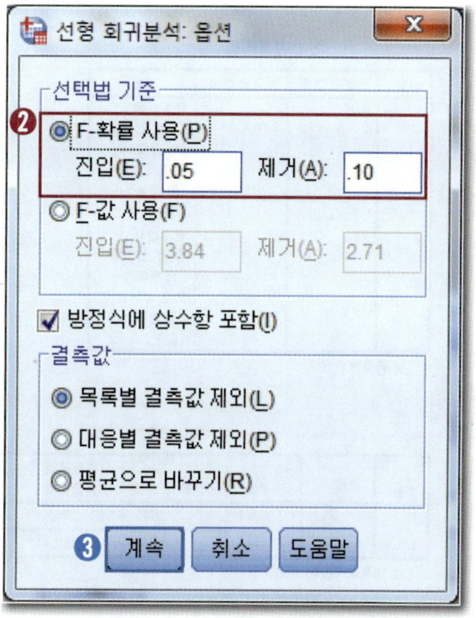

다중회귀분석의 결과

➜ 회귀 모형

[데이터집합1] C:₩exercise₩6_correlation_and_regression.sav

진입/제거된 변수[a]

모형	진입된 변수	제거된 변수	방법
1	BMI	.	단계선택 (기준: 입력할 F의 확률 <= .050, 제거할 F의 확률 >= .100).
2	Age	.	단계선택 (기준: 입력할 F의 확률 <= .050, 제거할 F의 확률 >= .100).

a. 종속변수: SBP

모형 요약[c]

모형	R	R 제곱	수정된 R 제곱	추정값의 표준오차	Durbin-Watson
1	.2[illegible] ❶	.044	.041	18.466	
2	.289[b]	.083	.078	18.111	1.953

a. 예측값: (상수), BMI

b. 예측값: (상수), BMI, Age

c. 종속변수: SBP

Durbin-Watson 통계량은 오차항의 독립성을 보는 지표 중 하나로 사용된다.
일반적으로 서로 이웃하는 잔차들 간에 서로 연관성이 있는 것을 자기상관이라 하며 Durbin-Watson 통계량이 2 안팎이면 자기상관이 없는 것으로 판단한다.

❶ 단계 선택법에 의해 회귀모형은 모형1 → 모형2의 2단계에서 결정되었다. 수축기 혈압은 최종 결정된 **모형**2의 회귀식에 의해 8.3%만큼 설명될 수 있다.

분산분석[a]

모형		제곱합	자유도	평균 제곱	F	유의확률
1	회귀 모형	5031.833	1	5031.833	14.756	.000[b]
	잔차	109123.077	320	341.010		
	합계	114154.910	321			
2	회귀 모형	9515.552	2	4757.776	14.504 ❷	.000[c]
	잔차	104639.358	319	328.023		
	합계	114154.910	321			

a. 종속변수: SBP

b. 예측값: (상수), BMI

c. 예측값: (상수), BMI, Age

❷ 단계선택법에 의해 최종 결정된 모형2는 분산분석에 의해 유의수준 $p<0.001$로 유의하다.

계수[a]

모형		비표준화 계수		표준화 계수	t	유의확률	공선성 통계량	
		B	표준오차	베타			공차	VIF
1	(상수)	100.479	7.394		13.589	.000		
	BMI	1.087	.283	.210	3.841	.000	1.000	1.000
2 ❸	(상수)	82.943	8.665		9.572	.000		
	BMI	1.144	.278	.221	4.117	.000	.997	1.003
	Age	.315	.085	.198	3.697	.000	.997	1.003

a. 종속변수: SBP

포함된 변수들의 VIF가 10 이상인 변수가 없으므로 다중공선성은 없는 것으로 판단한다.

❸ 모형2에서 BMI와 Age의 회귀계수는 각각 1.144, 0.315이며 이 둘은 모두 유의수준 $p<0.001$로 유의하다.

추정된 회귀식 $SPB=82.943+1.144\times BMI+0.315\times Age$

제외된 변수[a]

모형		베타 입력	t	유의확률	편상관계수	공선성 통계량		
						공차	VIF	최소공차한계
1	Age	.198[b]	3.697	.000	.203	.997	1.003	.997
	Height	-.157[b]	-2.912	.004	-.161	.999	1.001	.999
	Weight	-.261[b]	-3.008	.003	-.166	.387	2.586	.387
	Waistline	.103[b]	1.133	.258	.063	.360	2.781	.360
2	Height	-.081[c]	-1.337	.182	-.075	.772	1.295	.771
	Weight	-.141[c]	-1.440	.151	-.080	.298	3.350	.298
	Waistline	.052[c]	.576	.565	.032	.351	2.852	.350

a. 종속변수: SBP

b. 모형내의 예측값: (상수), BMI

c. 모형내의 예측값: (상수), BMI, Age

공선성 진단[a]

모형	차원	고유값	상태지수	분산비율		
				(상수)	BMI	Age
1	1	1.990	1.000	.00	.00	
	2	.010	14.300	1.00	1.00	
2	1	2.951	1.000	.00	.00	.01
	2	.040	8.552	.02	.14	.81
	3	.008	18.809	.98	.86	.18

a. 종속변수: SBP

잔차 통계량[a]

	최소값	최대값	평균	표준편차	N
예측값	110.82	144.62	128.61	5.445	322
잔차	-44.317	69.015	.000	18.055	322
표준 오차 예측값	-3.266	2.942	.000	1.000	322
표준화 잔차	-2.447	3.811	.000	.997	322

a. 종속변수: SBP

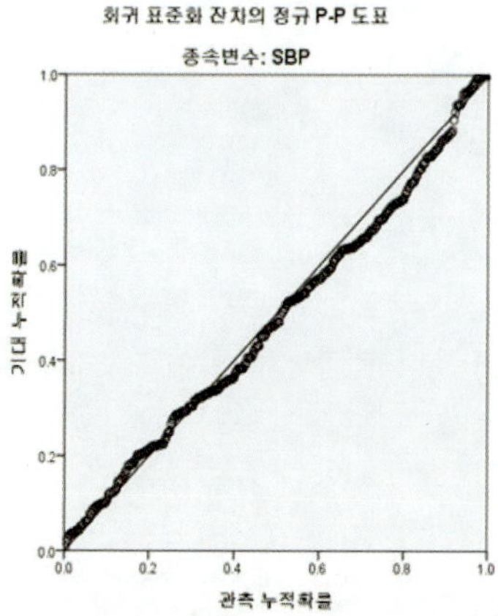

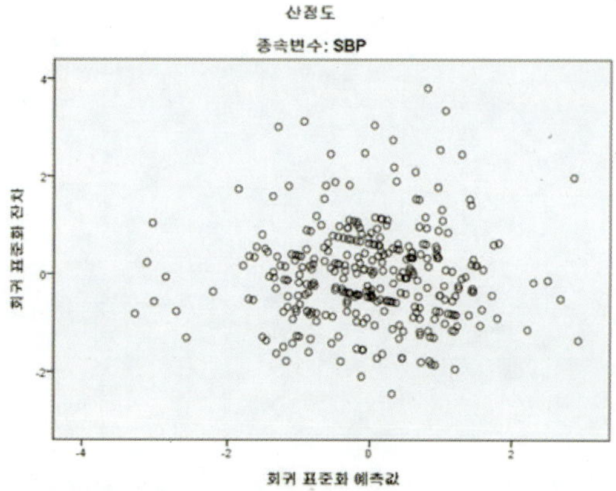

잔차의 정규 P-P 곡선
관측된 확률에 거의 근접하여 증가하고 있으므로 **정규성**을 보여 주고 있다.

잔차산점도
잔차들은 일정한 규칙을 갖지 않고 랜덤하게 산재되어 있으므로 **독립성**과 **등분산성**을 만족한다.

07

생존율의 추정 및 두 군의 생존율 비교

가. 생존 연구의 준비

나. Kaplan-Meier 생존분석

다. 로그순위법

:: 생존분석

어떤 암의 생존율을 파악하거나 두 가지 치료법의 예후를 비교하는 것은 임의의 한 시점의 환자 상태를 조사하는 것만으로는 부족할 수 있다. 두 치료법의 5년 혹은 10년 생존율이 같다고 해서 두 가지 치료가 똑같은 의미를 갖는 것은 아닐 수 있기 때문이다. 예를 들어, 아무런 치료를 받지 않았을 때 6개월 내에 80%의 사망률을 보이는 암이 항암치료를 통해 2년 생존율을 50%까지 올릴 수 있다면 설령 5년 뒤의 생존율이 같더라도 항암치료는 임상적인 의미를 갖기에 충분하다. 이렇듯 시간에 따른 사망이나 재발 등의 변화를 관찰하는 분석을 **생존분석**survival analysis이라 하며, 생존분석에서 '사망'이나 '재발'과 같이 연구자가 관심을 갖고 있는 변화를 **사건**event이라고 한다. 생존분석에서 분석의 대상은 **사건 발생까지의 시간**time to event이다. 의학 및 보건 연구에서 흔히 시행되는 생존분석으로는 특정 집단의 생존율을 추정하는 **Kaplan-Meier 생존분석**Kaplan-Meier curve analysis과, 두 집단의 생존율을 비교하는 **로그순위법**Log-rank test, 그리고 생존율에 영향을 미치는 위험인자를 분석하는 **Cox의 비례위험모형**Cox's proportional hazard model 등이 있다. 이 장에서는 생존연구를 준비하는 데 반드시 알아야 할 사항들을 먼저 살펴본 뒤 Kaplan-Meier 생존분석과 로그순위법에 대해 공부한다. Cox의 비례위험모형에 대해서는 11장을 참조하도록 하라.

가. 생존 연구의 준비

3기 유방암에 새로운 수술법을 적용하고 10년 생존율을 연구한다고 생각해 보자. 만약 연구 시작일로부터 5년과 10년 뒤 살아 있는 환자를 파악한다면 5년 생존율과 10년 생존율을 쉽게 구할 수 있을 것이다. 하지만, 임상연구는 실험실 연구가 아니기 때문에 연구 시작일에 모든 연구개체들을 동시에 등록할 수가 없다. 연구를 시작하게 되면, 대상 조건에 부합하는 환자들이 병원을 방문할 때마다 한 명씩 관찰대상으로 등록할 수 있을 뿐이다. 즉, 관찰 개시시점이 환자마다 제각기 다르다.

또한 수년에 걸친 연구 기간 동안 우리가 정한 사건(사망 혹은 재발) 외에 수없이 다양한 일들이 연구 대상자들에게 발생할 수 있다. 관찰 기간 동안 교통사고 등 다른 이유로 사망한다든지, 이사를 가서 더 이상 병원을 방문하지 않아 관찰이 중단되는 경우도 적지 않다. 이렇게 사건 발생과 다른 이유로 관찰이 중단되는 경우는 연구에서 모두 제거해야 하는 걸까? 한편, 연구종료 시점까지 사건이 발생하지 않은(즉, 생존해 있거나 재발하지 않은) 환자들은 어떻게 처리해야 할까?

:: 완전한 자료와 절단된 자료

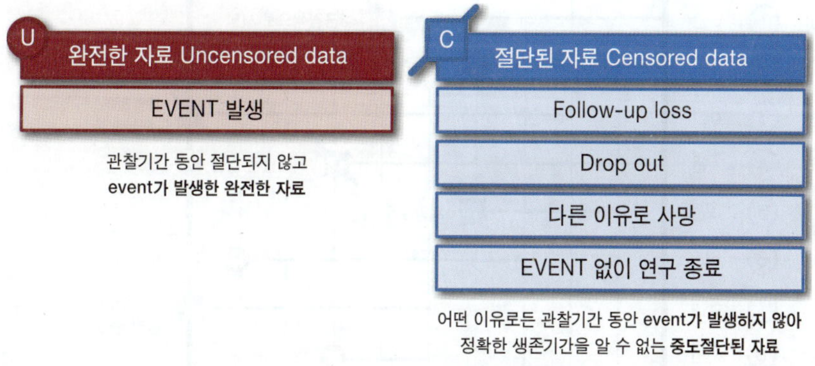

생존자료에서 관찰기간 동안 사건event이 발생한 자료를 사건 발생까지 절단되지 않은 **완전한 자료** uncensored data라고 부른다. 그리고 사건이 발생되기 전에 자료 수집이 종료된 모든 경우를 사건 발생 전에 관찰이 **절단된 자료**censored data로 정의한다.

아래 그림의 예에서 관찰 기간 동안 유방암으로 사망한 환자는 ②, ⑥, ⑧이다. 이 세 환자는 관찰 기간 내에 사건이 발생한 **완전한 자료**들로서 분석에 필요한 충분한 정보를 제공해 준다. 각 개체들의 관찰 시작 시점은 중요하지 않으며 **사건 발생까지 걸린 시간**time to event만이 관심의 대상이다. ②의 사건 발생까지 걸린 시간은 4년이며, ⑥은 6년, ⑧은 2년이다.

그러면 여러 이유로 사건이 발생하지 않아 사건 발생까지 걸린 시간을 추정할 수 없는 자료들은 어떻게 해야 할까? 우리가 정의한 '사건'과 다른 이유로 사망했을 수도 있고(①, ⑤, ⑨), 환자가 방문하지 않아 더 이상 조사가 불가능한 경우도 있다(④). 연구 종료까지 살아 있어도 사건 발생까지의 시간을 알 수 없는 것은 마찬가지이다(③, ⑦). 이 자료들을 제외하고 사망한 자료(완전한 자료)만으로 생존율을 분석하는 것은 비뚤림bias를 초래할 수 있다. 이들은 모두 사건 발생 전에 관찰이 **절단된 자료**censored data들로 사건 발생까지 걸린 시간은 알 수 없지만, 최소한 이 관찰 기간 동안은 사건이 발생하지 않았다는 정보를 제공해 준다. 그러므로 이 경우에도 개체의 총 관찰 시간을 **사건 발생까지 걸린 시간**으로 표현하고 그 기간 동안 사건이 발생하지 않았음을 표기하여 자료를 정리할 수 있다.

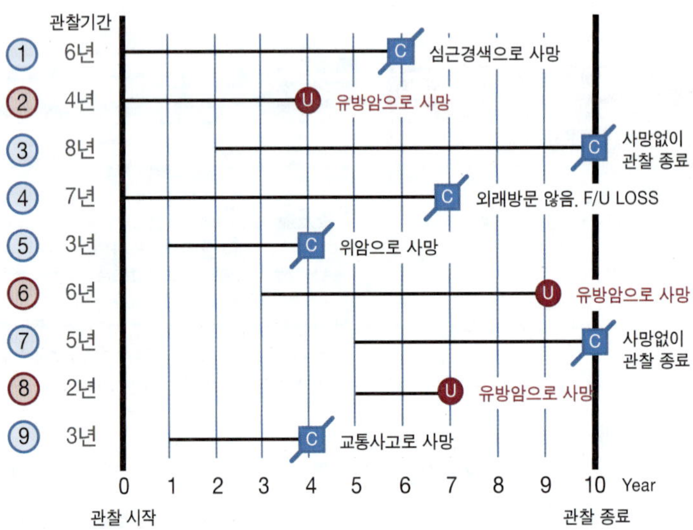

:: 생존분석에서 자료를 코딩하는 방법

생존분석 자료에서 관찰의 시작과 종료 시점은 중요하지 않다. **사건 발생 여부**censored or uncensored와 **사건 발생까지 걸린 시간**time to event만이 분석에 이용된다. 생존분석을 계획하였다면 처음부터 분석에 적합하게 자료를 준비해야 편리하다. 다음의 예제를 통해 자료를 코딩하는 방법부터 생존율을 산출하고 두 생존율을 비교하는 방법까지 함께 익혀 보도록 하자.

다음은 난소암 환자 26명을 2군으로 나누어 표준 치료법을 시행한 군(n=13)과 새 치료법을 적용한 군(n=13)의 생존율을 비교한 자료이다. 생존분석에서는 대개 다음과 같은 형태로 자료를 입력한다.

	1, 표준 치료법 2, 새 치료법	Time to event	0, Censored 1, Death
증례 번호	치료군	관찰 기간(개월)	사망
1	1	2	1
2	1	3	1
3	1	5	1
4	2	14	0
5	1	14	1
6	1	14	0
7	2	15	1
8	2	15	1
9	1	15	0
10	2	18	1
11	1	21	1
12	2	24	0
13	2	25	0
14	2	25	0
15	1	26	0
16	1	28	0
17	1	34	0
18	1	36	0
19	2	37	0
20	2	40	0
21	2	40	0
22	1	8	1
23	1	11	1
24	2	11	1
25	2	12	1
26	2	12	0

군별로 자료를 정리하여 관찰 기간이 작은 순서부터 정렬하면 다음과 같다. 이때 절단된 자료는 아직 사망이 발생한 것이 아니므로 기간에 +를 덧붙여서 완전한 자료와 구분한다.

표준 치료법	2, 3, 5, 8, 11, 14, 14+, 15+, 21, 26+, 28+, 34+, 36+

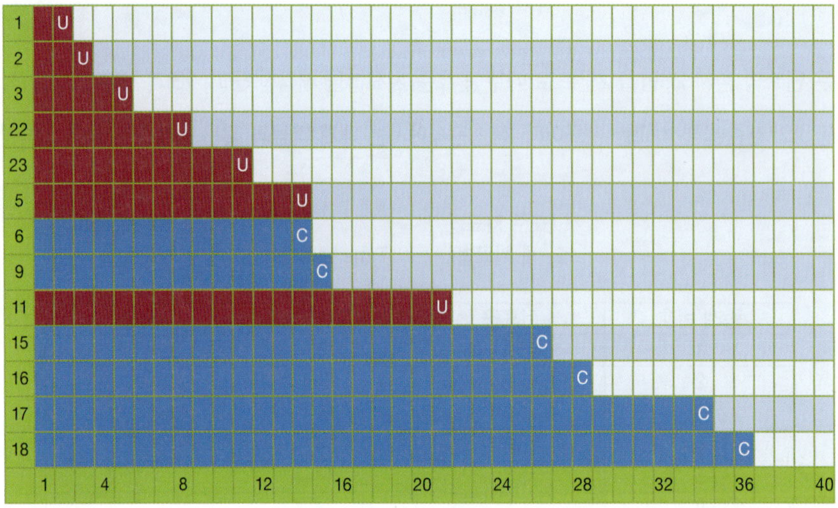

관찰 기간–개월

새 치료법	11, 12, 12+, 14+, 15, 15, 18, 24+, 25+, 25+, 37+, 40+, 40+

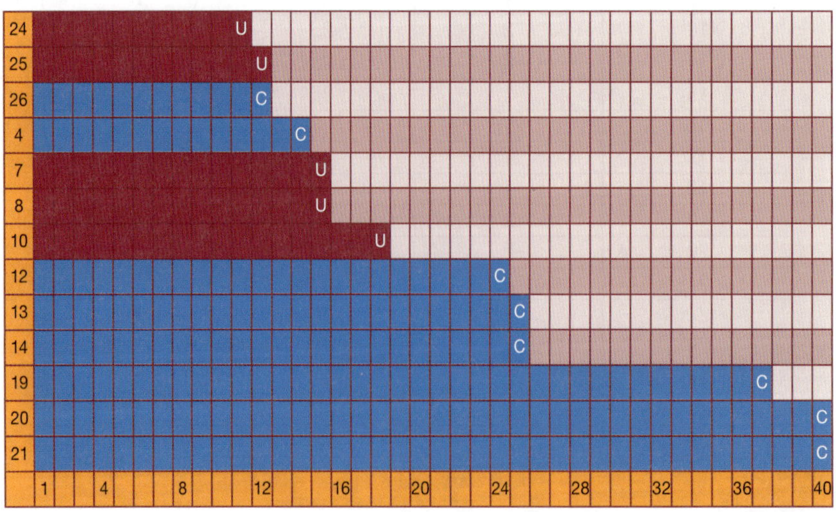

관찰 기간–개월

나. Kaplan-Meier 생존분석

생존율을 산출하는 방법으로 생명표법과 Kaplan-Meier 생존분석이 흔히 사용된다. **생명표법**life table method은 일정한 간격마다 구간생존율을 구하는 방법이고, **Kaplan-Meier 생존분석**Kaplan-Meier curve analysis은 사건(사망)이 발생한 시점마다 구간생존율을 구하여 이들의 누적으로서 누적 생존율을 추정하는 방식이다. 전자의 경우 표본의 크기가 50이 넘어야 적용이 가능하기 때문에 작은 표본에서도 사용할 수 있는 Kaplan-Meier 생존분석이 훨씬 더 폭넓게 사용된다. 이제 Kaplan-Meier 생존분석에 대해서 자세히 알아보도록 하자.

Kaplan-Meier 생존분석은 누적한계추정법product-limit method이라고도 불리는데 사건(사망)이 발생한 시점마다 생존율을 계산한다. 아래의 표와 같이 관찰 기간의 순서대로 자료를 정리한 뒤 각 구간별로 관찰대상수 중 생존자 수의 분율로 구간생존율(P(t))를 계산한다. 1명이 사망한 구간인 경우 구간생존율은 n−1/n이 될 것이며, 절단된 증례의 경우에는 사건이 발생하지 않았으므로 구간생존율은 1.0이 될 것이다. 누적생존율(S(t))은 각 구간별 구간생존율을 차례로 곱함으로써 추정할 수 있다.

$$P(t) = \frac{t\text{ 시점의 생존자수}}{t\text{ 시점의 관찰대상수}}$$

$$S(t) = S(t-1) \times P(t)$$

표준 치료법

증례 번호	관찰 기간 (월)	이 시점의 생존지수	이 시점의 관찰대상수	구간 생존율 P(t)	누적 생존율 S(t)
1	2	12	13	12/13=0.923	0.923
2	3	11	12	11/12=0.917	0.846
3	5	10	11	10/11=0.909	0.769
22	8	9	10	9/10=0.900	0.692
23	11	8	9	8/9=0.889	0.615
5	14	7	8	7/8=0.875	0.538
6	14+	7	7	1.0	〃
9	15+	6	6	1.0	〃
11	21	4	5	4/5=0.800	0.431
15	26+	4	4	1.0	〃
16	28+	3	3	1.0	〃
17	34+	2	2	1.0	〃
18	36+	1	1	1.0	〃

새 치료법

증례 번호	관찰 기간 (월)	이 시점의 생존자수	이 시점의 관찰대상수	구간 생존율 P(t)	누적 생존율 S(t)
24	11	12	13	12/13=0.923	0.923
25	12	11	12	11/12=0.917	0.846
26	12+	11	11	1.0	〃
4	14+	10	10	1.0	〃
7	15	8	9	8/9=0.889	0.752
8	15	7	8	7/8=0.875	0.658
10	18	6	7	6/7=0.857	0.563
12	24+	6	6	1.0	〃
13	25+	5	5	1.0	〃
14	25+	4	4	1.0	〃
19	37+	3	3	1.0	〃
20	40+	2	2	1.0	〃
21	40+	1	1	1.0	〃

이렇게 얻은 두 표를 그림으로 도해하면 다음과 같은 생존곡선을 구할 수 있다. 이 곡선을 통해 특정 시점의 생존율(1년, 2년 생존율)을 추정할 수도 있으며, 반대로 생존율이 50%로 떨어지는 시점을 추정할 수도 있다. 이것이 Kaplan-Meier 생존분석이다.

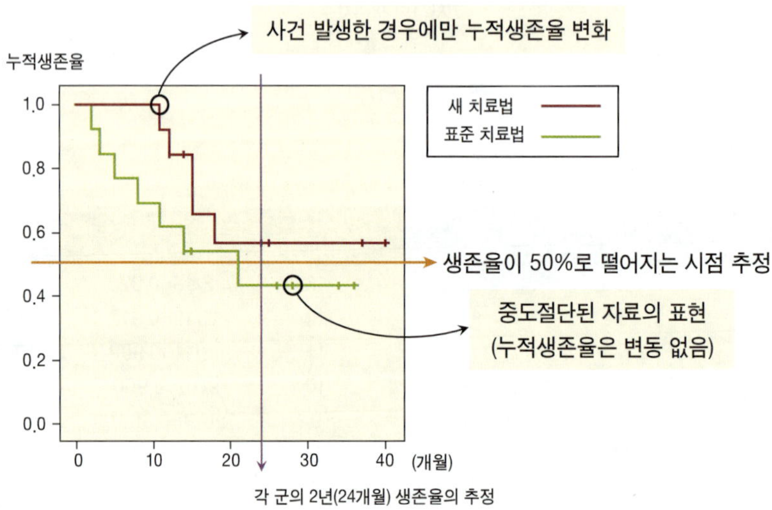

그럼 이 두 생존곡선 사이에 유의한 차이가 있는지는 어떻게 증명할 수 있을까? 다시 말해, 새 치료법이 표준 치료법에 비해서 유의하게 높은 생존율을 보이는지는 어떤 방법으로 증명할 수 있을까? 이제 두 집단의 생존율을 비교하는 방법에 대해 알아보자.

다. 로그순위법

귀무가설 H_0	두 군의 생존곡선은 같다.
대립가설 H_1	두 군의 생존곡선은 같지 않다.

귀무가설과 같이 두 군의 생존곡선이 같다면 모든 구간에서의 사건(사망)의 발생은 각 구간마다 두 군의 관찰대상수에 비례한 빈도로 관찰되어야 할 것이다. 로그순위법에서는 두 군을 합한 전체 집단을 관찰 기간순으로 배열하고 이중 절단된 항목은 모두 지우고 사건(사망)이 발생한 구간만 남겨 정리한다. 그리고 군별로 각 구간의 사망에 대한 기대빈도를 계산한다.

예를 들어 '2개월' 구간에서 표준치료군과 새 치료군의 관찰대상이 모두 13명씩이고 두 군이 차이가 없다면, 이 구간에서 발생한 전체 1건의 사망에 대해서 두 군은 모두 0.5의 사망의 기대빈도를 가질 것이다. 또 15개월 구간에서 표준치료군과 새 치료군의 관찰대상이 각각 6명과 9명이고 두 군의 사망률이 같다면 이 구간에서 발생한 총 2건의 사망에 대한 기대빈도는 각각 0.8과 1.2가 될 것이다.

$$1\times\frac{13}{13+13}=0.5 \qquad 1\times\frac{13}{13+13}=0.5$$

관찰 기간 (개월)	관찰대상수		표준 치료법 사망수		새 치료법 사망수	
	표준 치료법	새 치료법	관찰빈도	기대빈도	관찰빈도	기대빈도
2	13	13	1	0.500	-	0.500
3	12	13	1	0.480	-	0.520
5	11	13	1	0.458	-	0.542
8	10	13	1	0.435	-	0.565
11	9	13	1	0.818	1	1.182
12	8	12	-	0.400	1	0.600
14	7	10	1	0.412	-	0.588
15	6	9	-	0.800	2	1.200
18	5	7	-	0.417	1	0.583
21	5	6	1	0.455	-	0.545
계			7	5.175	5	6.825

$$2\times\frac{6}{6+9}=0.8 \qquad 2\times\frac{9}{6+9}=1.2$$

각 군별 사망에 대한 전체 관찰빈도와 기대빈도의 관계는 자유도 1인 χ^2 분포를 따르는 것이 알려져 있다. 그러므로 검정통계량 χ^2값이 3.84보다 큰 경우에 귀무가설을 기각하고 두 군은 유의한 차이를 보인다고 말할 수 있다. 하지만, 이 증례에서와 같이 χ^2값이 3.84보다 작다면 귀무가설 전제하에서도 이 현상이 관찰될 확률이 5%보다 커지므로 두 군의 생존곡선이 차이가 있다고 말할 수 없다. 이것이 **로그순위법**Log rank test으로 두 군의 생존율을 비교하는 방법이다.

자유도 1인 χ^2 분포

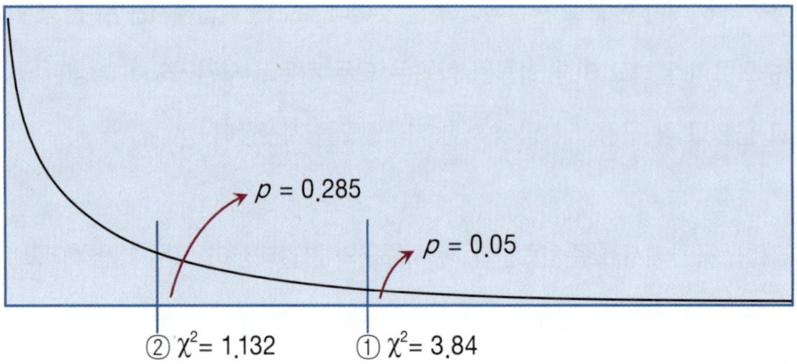

$$\chi^2 = \sum \frac{(\text{관찰사망수 합} - \text{기대사망수 합})^2}{\text{기대사망수 합}} = \frac{(7-5.175)^2}{5.175} + \frac{(5-6.825)^2}{6.825} = 1.132 < 3.84$$

$\rightarrow p > 0.05$

SPSS 실습

Kaplan-Meier 생존분석과 로그순위법

Q

다음은 난소암 환자 26명을 무작위 배정을 통해 2군으로 나누어 한 군(n=13)은 기존에 알려진 표준 치료법을 시행하고 다른 한 군(n=13)은 새 치료법을 적용하였다. 두 군의 2년 생존율을 계산하고 새 치료법의 생존율이 표준 치료법의 생존율과 유의한 차이가 있는지 분석하라.

증례 번호	치료군	관찰 기간(개월)	사망
	1, 표준 치료법		0, Censored
	2, 새 치료법	Time to event	1, Death

id	treatment	month	death
1	1	2	1
2	1	3	1
3	1	5	1
4	2	14	0
5	1	14	1
6	1	14	0
7	2	15	1
8	2	15	1
9	1	15	0
10	2	18	1
11	1	21	1
12	2	24	0
13	2	25	0
14	2	25	0
15	1	26	0
16	1	28	0
17	1	34	0
18	1	36	0
19	2	37	0
20	2	40	0
21	2	40	0
22	1	8	1
23	1	11	1
24	2	11	1
25	2	12	1
26	2	12	0

1 ❶ **분석** ▶ ❷ **생존확률** ▶ ❸ **Kaplan-Meier 생존분석(K)...**을 선택한다.

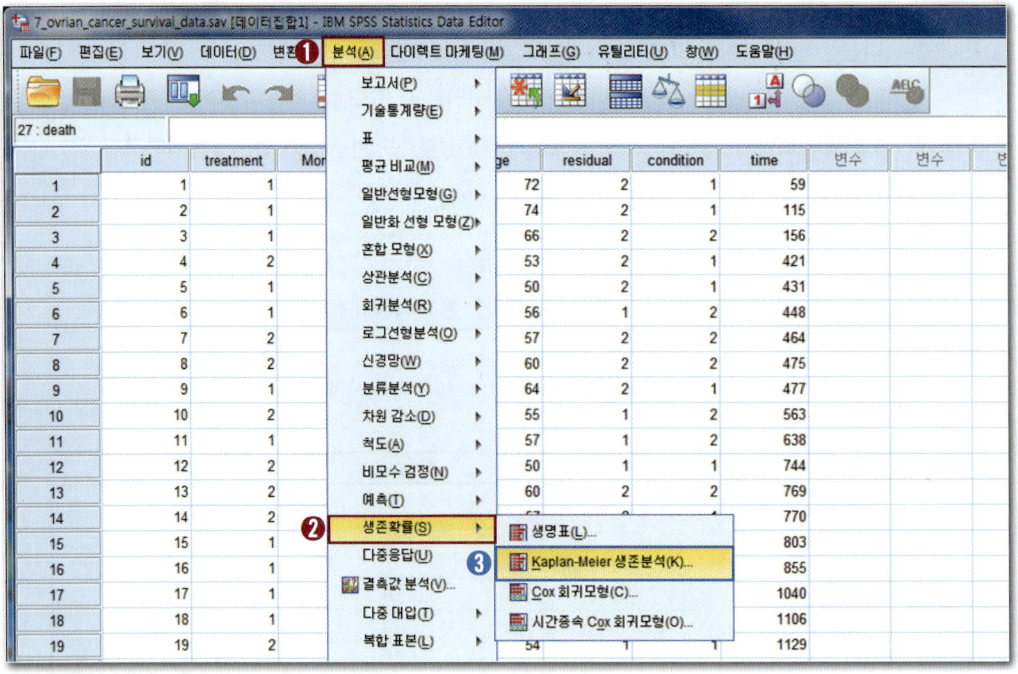

2 ❶ **시간변수**에 month를, ❷ **상태변수**에 death를, ❸ **요인**에 treatment를 각각 옮기고 난 다음, ❹ **요인 비교**로 들어간다.

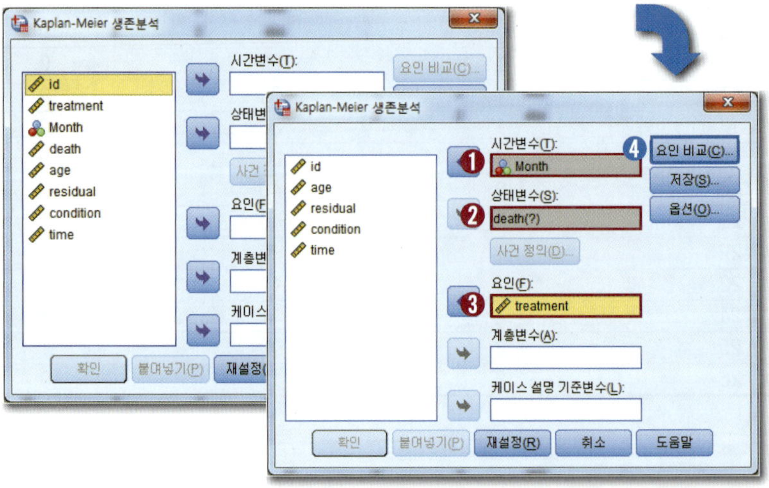

3 **요인 비교 상자**에서는 두 군의 생존율을 비교하는 방법으로 ❶ **Log 순위**를 체크한 다음 ❷ **계속**으로 나온다.

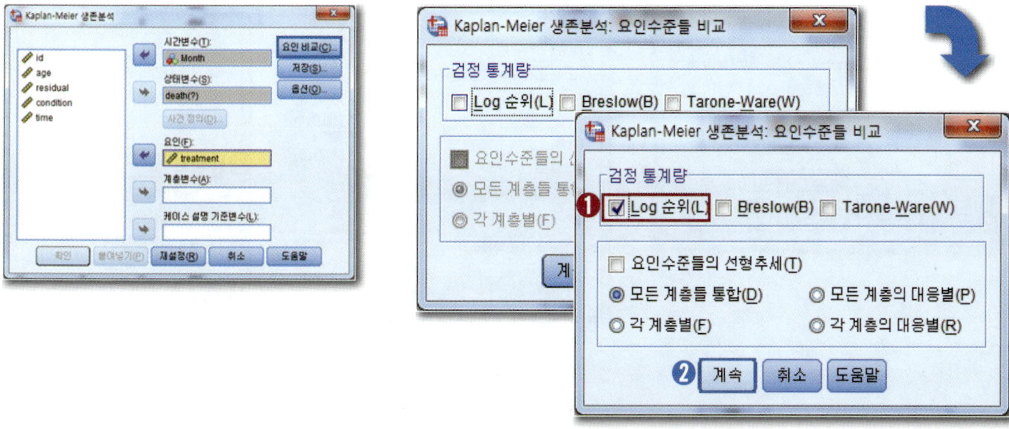

4 ❶ **사건 정의**로 들어가서 사건(사망) 발생이 1로 코딩되어 있으므로 ❷ **단일값**에 **1**을 기입하고 ❸ **계속**으로 나온다.

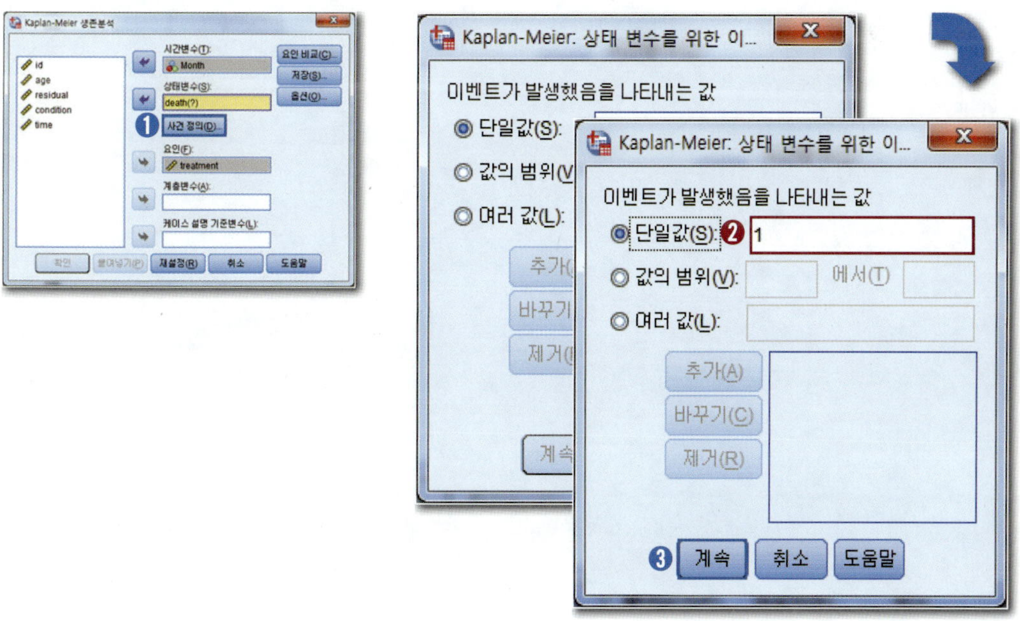

5 ❶ **옵션**에서 ❷ **생존** 도표를 체크한 뒤 ❸ **계속**으로 나와 ❹ **확인**을 선택하고 결과를 기다린다.

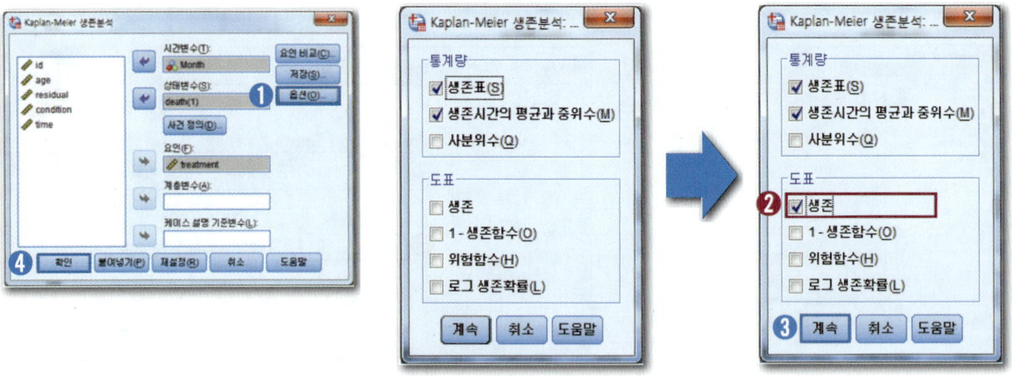

생존분석의 결과

Kaplan-Meier 생존분석

[데이터집합1] C:₩Users₩배정민₩Documents₩7_ovrian_cancer_survival_data.sav

케이스 처리 요약

treatment	합계 N	사건 수	중도절단	
			N	퍼센트
Standard	13	7	6	46.2%
New treatment	13	5	8	61.5%
전체	26	12	14	53.8%

생존표

treatment		시간	상태	시간에 누적 생존 비율		누적 사건 수	남아 있는 케이스 수
				추정값	표준 오차		
Standard	1	2.000	death	.923	.074	1	12
	2	3.000	death	.846	.100	2	11
	3	5.000	death	.769	.117	3	10
	4	8.000	death	.692	.128	4	9
	5	11.000	death	.615	.135	5	8
	6	14.000	death	.538	.138	6	7
	7	14.000	censored	.	.	6	6
	8	15.000	censored	.	.	6	5
	9	21.000	death	.431	.147	7	4
	10	26.000	censored	.	.	7	3
	11	28.000	censored	.	.	7	2
	12	34.000	censored	.	.	7	1
	13	36.000	censored	.	.	7	0
New treatment	1	11.000	death	.923	.074	1	12
	2	12.000	death	.846	.100	2	11
	3	12.000	censored	.	.	2	10
	4	14.000	censored	.	.	2	9
	5	15.000	death	.	.	3	8
	6	15.000	death	.658	.141	4	7
	7	18.000	death	.564	.149	5	6
	8	24.000	censored	.	.	5	5
	9	25.000	censored	.	.	5	4
	10	25.000	censored	.	.	5	3
	11	37.000	censored	.	.	5	2
	12	40.000	censored	.	.	5	1
	13	40.000	censored	.	.	5	0

❶ **Kaplan-Meier 생존분석**
표준 치료법의 2년 생존율은 43.1%, 새 치료법의 2년 생존율은 56.4%이다.

생존 시간에 대한 평균 및 중위수

treatment	평균[a]				중위수			
			95% 신뢰구간				95% 신뢰구간	
	추정값	표준 오차	하한	상한	추정값	표준 오차	하한	상한
Standard	21.077	3.937	13.360	28.794	21.000	7.945	5.428	36.572
New treatment	28.846	3.801	21.396	36.296	.	.	.	.
전체	25.831	3.002	19.946	31.716	21.000	.	.	.

a. 중도절단된 경우 추정값은 가장 큰 생존시간으로 제한됩니다.

전체 비교

	카이제곱검정	자유도	유의확률
Log Rank (Mantel-Cox)	1.117	1	.291

다른 수준 treatment에 대한 생존분포의 동일성 검정입니다.

로그순위법 Log-rank test

H_0: 두 군의 생존곡선은 같다.

H_1: 두 군의 생존곡선은 다르다.

❷ $p=0.291>0.05$ 이므로 H_0 채택

→ 두 군의 생존곡선은 다르다고 말할 수 없다.

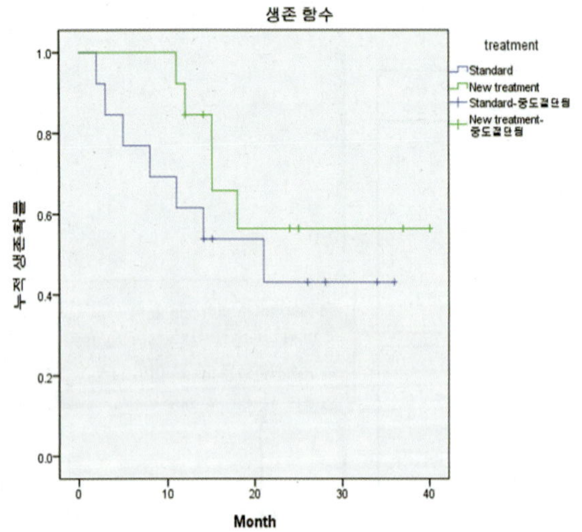

Kaplan-Meier 생존분석

표준 치료법을 적용한 군과 새 치료법을 적용한 군의 생존곡선을 구할 수 있다.

PART 2

중급 보건의학통계 맛보기

08

이 여덟 가지만 더 알고 중급 통계에 들어가자

가. 95% 신뢰구간

나. 상대위험도와 교차비

다. 지수함수

라. 일반화 선형모형

마. 우도

바. 교란변수와 교호작용

사. 가변수의 설정

아. 단변수 분석과 다변수 분석

지금까지 공부한 기초 통계 분석법들은 각각의 작동 원리만 이해하면 하나씩 쉽게 적용이 가능하였다. 하지만 다양한 회귀모형이 등장하는 중급 단계로 들어서기 위해서는 몇 가지 통계적 개념들에 대해 새롭게 정립할 필요가 있다. 이 장에서는 조금 더 고급적인 통계 분석을 수행하는 데 반드시 필요한 여덟 가지 개념들에 대해 살펴보고자 한다. 이미 앞에서 살짝 언급되었던 용어도 있고, 처음 보는 것들도 있을 것이다. 지금까지 통계에 조금 익숙해졌다면 중급 단계에도 도전해 볼 만하다. 그러나 복잡한 통계 분석을 무작정 시도하기보다는 이 장에서 기본 개념들을 충분히 이해하고 넘어가는 것이 보다 효율적일 것이다. 그럼, 다시 초심으로 돌아가서 이 여덟 가지만 더 알고 중급 통계로 들어가자.

가. 95% 신뢰구간

지금까지 우리는 모집단으로부터 표본을 추출하고, 추출된 표본의 통계량(표본평균, 표본표준편차)을 통해 모수(모평균, 모표준편차)를 추정하고자 하였다. 이를 **점추정**point estimation이라고 한다. 하지만 점추정만으로는 이 모수가 얼마나 정밀하게 추정되었는지 알 수 없으므로 모평균이 존재할 구간을 확률적으로 추정하는 **구간추정**interval estimation이 동시에 사용될 수 있다.

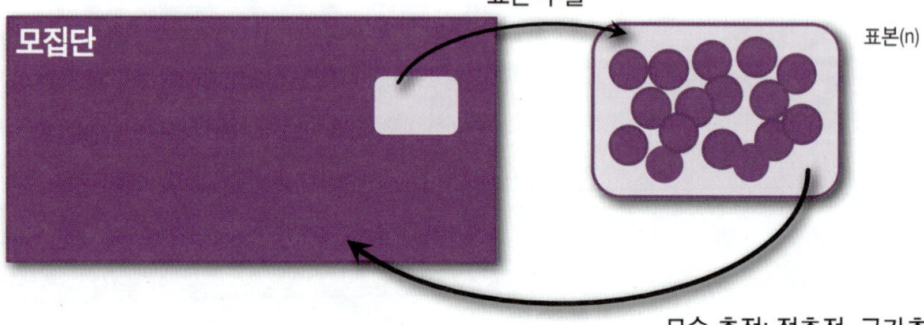

대표적인 구간추정이 **신뢰구간**confidence interval; CI이다. 신뢰구간이란 이 구간 내에 실제 모수가 존재할 것으로 예측되는 구간으로 정의되며, 90%, 95%, 99% 신뢰구간 등 다양한 정도의 구간 추정이 가능하다. 이 중 보건의학 통계 분야에서 가장 널리 사용되고 있는 것은 **95% 신뢰구간**이다. 이는 예측된 구간 내에 실제 모평균이 있을 가능성이 95%라고 신뢰할 수 있는 구간의 의미로 (구간의 시작, 구간의 끝)의 형식으로 표현된다.

:: 모평균에 대한 신뢰구간

연속형 자료의 경우 표본의 크기(표본수)가 충분히 크다면 중심극한정리에 의해 표본 평균이 정규분포를 따른다고 가정할 수 있다. 그리고 이 정규분포라는 가정하에 표본 평균과 표본 표준편차로부터 모평균의 신뢰구간을 구할 수 있다. 표본의 크기가 n인 표본집단의 평균이 $\bar{X}$, 표준편차가 s라면, 모평균의 95% 신뢰구간은 다음의 공식에 의해 구할 수 있다.

$$\text{모평균의 95\% 신뢰구간} = \bar{X} \pm 1.96 \times \frac{s}{\sqrt{n}}$$

(표본 평균 $\bar{X}$, 표본 표준편차 s, 표본의 크기 n)

만약 표본들의 평균과 표준편차가 비슷하다면, 95% 신뢰구간의 폭은 표본의 크기에 영향을 받는다. 아래의 그림에서 보듯이 표본수가 클수록 모평균은 정밀하게 추정될 수 있으며, 표본수가 작다면 신뢰구간이 너무 넓어 모평균이 실제로 어디쯤에 위치할지 예측하기가 매우 어렵다.

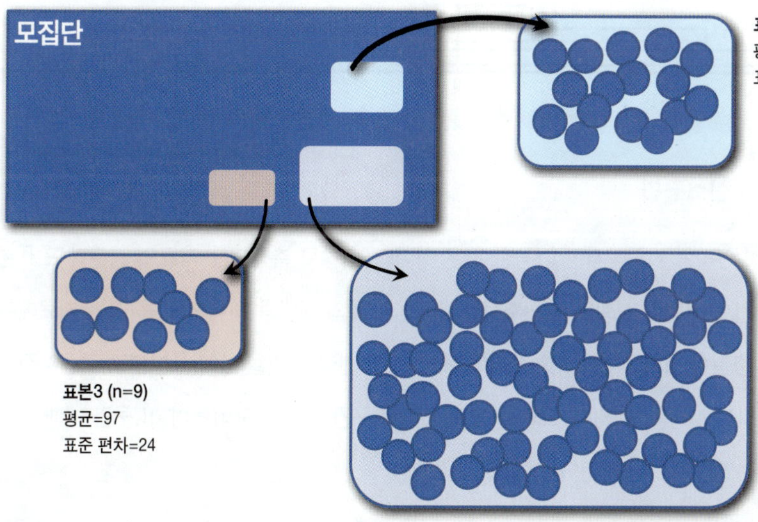

표본1 모평균의 95% 신뢰구간 $98 \pm 1.96 \frac{24}{\sqrt{16}} = (86.2,\ 109.8)$ 86.2 109.8

표본2 모평균의 95% 신뢰구간 $96 \pm 1.96 \frac{24}{\sqrt{64}} = (90.1,\ 101.9)$ 90.1 101.9

표본3 모평균의 95% 신뢰구간 $97 \pm 1.96 \frac{24}{\sqrt{9}} = (81.3,\ 112.7)$ 81.3 112.7

신뢰구간은 T 검정에도 이용된다. 독립표본 T 검정에서 두 군의 크기의 차이를 아래의 그림처럼 표현하면 ①, ②의 경우 95% 신뢰구간이 0을 포함하고 있지 않으므로 두 군의 모평균 차이가 실제로 0일 가능성은 5% 미만이며 검정결과는 $p<0.05$와 같다. 즉 ①에서는 실험군이 대조군보다 통계적으로 유의하게 점수가 높고($p<0.05$), ②에서는 실험군이 대조군보다 유의하게 점수가 낮다고 해석할 수 있다($p<0.05$). 95% 신뢰구간의 끝이 0에 걸쳐 있는 ③의 경우 p value는 정확히 0.05가 되며, ④, ⑤, ⑥은 모두 95% 신뢰구간이 0을 포함하고 있으므로 두 군이 통계적으로 유의한 차이가 있다고 말할 수 없다($p>0.05$). ②와 ⑥을 비교해 보면 표본 평균의 차이는 비슷해 보이지만 신뢰구간의 폭에 따라서 유의성 여부가 달라지는 것을 엿볼 수 있는데, ⑥의 경우 표본수(n)가 작아서 유의성을 보이지 못했을 가능성이 높다.

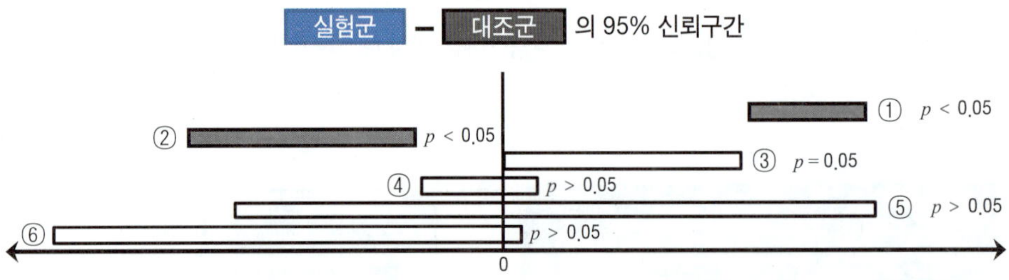

:: 모비율에 대한 신뢰구간

신뢰구간의 추정이 연속형 자료에서만 가능한 것은 아니다. 비율로 측정되는 자료의 경우에도 표본수가 충분히 크다면 모비율의 신뢰구간을 추정할 수 있다. '1'과 '0' 중 하나의 값을 갖는 자료에서 표본의 크기(n)가 충분히 크다면 중심극한정리에 의해 '1'이 관찰될 비율(p)의 표본분포도 근사적으로 정규분포를 띤다고 가정할 수 있다. 모비율의 95% 신뢰구간은 실제 모비율이 이 구간 내에 있을 가능성이 95%라는 의미로, 계산법은 다음과 같다.

$$\text{모비율의 95\% 신뢰구간} = p \pm 1.96 \times \sqrt{\frac{p(1-p)}{n}}$$

(표본의 관심사건의 비율 p, 표본의 크기 n)

모비율의 신뢰구간도 표본 크기에 영향을 많이 받는다. 다음 그림을 보면 표본1~3은 모두 비슷한 표본비율(p)이 관찰되었지만 표본의 크기에 따라 신뢰구간은 큰 폭으로 차이가 난다. 64개의 표본수로 추정된 표본2의 경우 모비율의 95% 신뢰구간은 (0.57, 0.80)으로 추정되었지만 표본수가 9개에 불과한 표본3에서 모비율의 95% 신뢰구간은 무려 (0.36, 0.97)에 달한다. (중심극한정리를 적용하기 위해서는 표본수가 충분히 커야 하지만, 이 예에서는 설명의 편의를 위해 작은 수의 표본을 사용하였다.)

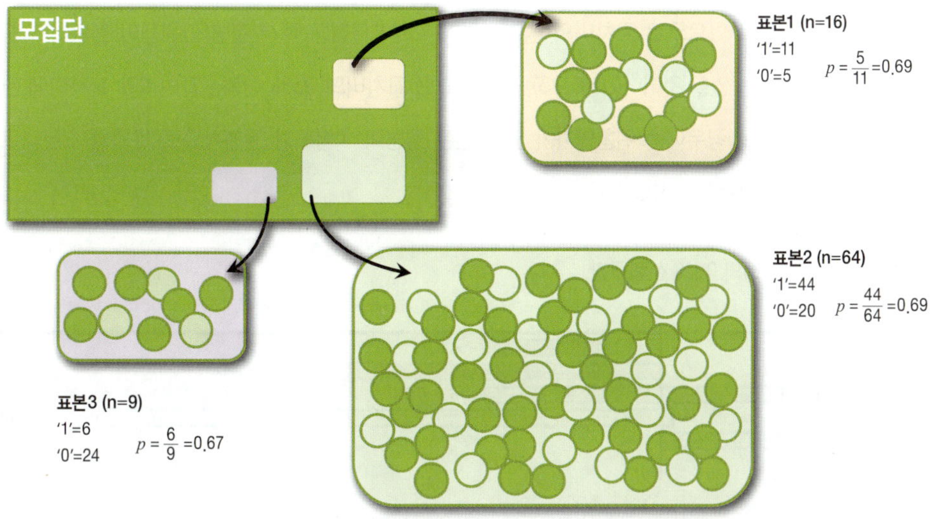

표본1 모평균의 95% 신뢰구간 $0.69 \pm 1.96\sqrt{\frac{0.69(1-0.69)}{16}} = (0.46,\ 0.91)$ 0.46 0.91

표본2 모평균의 95% 신뢰구간 $0.69 \pm 1.96\sqrt{\frac{0.69(1-0.69)}{64}} = (0.57,\ 0.80)$ 0.57 0.80

표본3 모평균의 95% 신뢰구간 $0.67 \pm 1.96\sqrt{\frac{0.67(1-0.67)}{9}} = (0.36,\ 0.97)$ 0.36 0.97

:: 비의 신뢰구간

보건의학통계 분석에서는 질병발생 혹은 생존율과 특정 위험인자와의 연관성의 정도를 나타내는 척도로 교차비, 비례위험도 등의 비를 이용하는 경우가 많다. 비ratio란 a/b의 형태를 띠기 때문에 대개 0 이상으로 표현된다. 그리고 비교하는 두 값이 동일한 경우 1이 되며, 비교대상에 비해 연관성이 작은 경우 0~1 사이의 값을 갖고, 비교대상보다 큰 경우 1 이상의 값을 갖는다.

예를 들어, 로지스틱 회귀분석은 질병과 관련된 위험인자를 찾기 위한 통계적 분석법 중 하나로 **교차비**odds ratio를 통하여 질병과 개별 위험인자 사이의 연관성의 정도를 추정한다. 다음 그림을 보자. ①의 경우 95% 신뢰구간이 1보다 큰 구간에 위치하여 있고, 이는 교차비의 모수가 이 구간 내에 있을 가능성이 95%라는 의미이므로 실제 교차비가 1이어서 질병과 위험인자 사이에 연관성이 전혀 없을 가능성은 5% 미만일 것이다($p<0.05$). 즉, 위험인자가 있을 때 질병의 위험이 통계적으로

유의하게 증가한다고 말할 수 있다. 95% 신뢰구간의 끝이 1에 걸쳐 있는 ②의 경우 교차비가 1일 수 있는 확률은 정확히 5%로 이는 p=0.05와 같다. 이제 95% 신뢰구간이 1을 포함하고 있는 ③과 ④를 살펴보자. 이 둘의 경우에는 위험인자가 질병과 연관성이 없을 가능성(교차비=1)을 95% 신뢰구간 내에 포함하고 있으므로 교차비의 점추정치가 1보다 크다고 해서 질병의 위험이 유의하게 증가한다고 말할 수는 없을 것이다(p>0.05). 마지막으로 교차비의 95% 신뢰구간이 0과 1 사이에 완전하게 위치한 ⑤의 경우에는 위험인자가 있는 경우 질병의 위험도가 통계적으로 유의하게 낮다고 말할 수 있다(p<0.05).

교차비(odds ratio)의 95% 신뢰구간

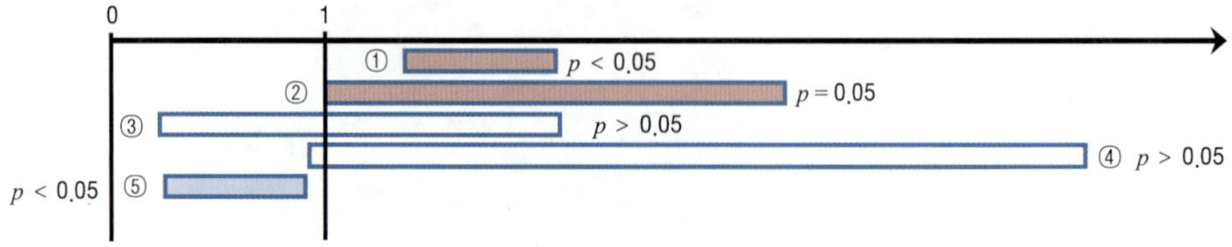

여러 위험인자를 밝히는 다변수 분석에서는 일반적으로 비의 점추정치와 유의수준만 제시하기보다 95% 신뢰구간을 함께 제시해 준다. 왜 그럴까? 위의 그림으로 다시 돌아가 보자. ③과 ④의 경우 p value가 0.05보다 크다고 해서 위험인자로서 의미를 갖지 못할까? 5%의 기준으로 유의수준을 판단하는 것은 학계에서의 관행이지 위험인자로서의 의미를 판단하는 절대적인 기준은 아니다. 그리고 연구자가 로지스틱 회귀분석을 시행하는 목적은 질병의 발생에 영향을 미칠 것으로 예상되는 위험인자를 발견하는 데 있다. 특히 ④의 경우 95% 신뢰구간에서 비록 p value가 5% 이상이기는 하지만 비교적 작을 것으로 예상된다. 이런 경우 경계적으로marginally 위험성이 있다고 해석하며, 신뢰구간을 함께 제시하여 구체적인 판단은 독자에게 맡기는 것이 더 합리적일 수 있다. 이렇듯 95% 신뢰구간으로 대표되는 구간추정은 점추정이 갖지 못하는 여러 정보를 추가적으로 갖고 있다. 그러므로 다변수 분석에서는 95% 신뢰구간을 함께 제시함으로써 점추정의 부족한 부분을 보완해 줄 수 있다.

나. 상대위험도와 교차비

질병의 발생과 위험인자의 연관성을 설명하는 지표로 **상대위험도**relative risk와 **교차비**odds ratio를 들 수 있다. 상대위험도와 교차비를 이해하기 위해서는 먼저 보건의학 연구방법에 대한 이해가 필요하다. 질병의 발생과 위험인자의 관계를 규명하기 위한 방법으로 다양한 형태의 연구설계를 들 수 있겠지만 여기서는 크게 2가지, 코호트 연구와 환자-대조군 연구로 구분하여 그 특징을 살펴보도록 하자.

:: 코호트 연구

코호트 연구 Cohort study는 특정 인구집단(이를 코호트라고 한다)을 연구대상으로 선정하고 여러 위험인자들(예를 들어 흡연, 음주습관, 혈압, 특정질환의 가족력 등)을 미리 조사해 둔 뒤 장기간의 추적을 통해 실제로 질병이 발생하는 것을 전향적(시간의 순서대로)으로 관찰하여 질병의 발생과 위험인자와의 관계를 밝히는 연구이다.

코호트 연구에서 우리는 위험인자의 유무를 이미 알고 있기 때문에 위험인자가 있는 사람들 중 몇 %에서 질병이 발생하였고, 위험인자가 없는 자의 몇 %에서 질병이 발생하였는지 알 수 있다. 그러므로 **상대위험도**relative risk란 위험인자가 있는 경우 질병이 발생하는 비율과 위험인자가 없는 경우 질병이 발생하는 비율의 비로 정의되며, 상대위험도가 클수록 위험인자와 질병 발생 간에 연관성이 큰 것으로 간주한다. 물론 코호트 연구에서도 교차비를 계산할 수 있으나 상대위험도가 보다 분명하게 의미를 전달할 수 있기 때문에 연관성의 지표로 주로 사용된다.

코호트 연구(전향적) 위험인자 유/무 → 질병발생 유/무

	질병 발생	질병 미발생	전체
위험인자 있음	A	B	A+B
위험인자 없음	C	D	C+D

$$\text{상대위험도 } \textit{Relative risk} = \frac{A/(A+B)}{C/(C+D)}$$

:: 환자-대조군 연구

환자-대조군 연구case-control study는 질병을 갖고 있는 환자군과 질병이 없는 대조군을 모집하고 그들로부터 여러 가지 위험인자에 대한 정보를 후향적으로(현재에서 과거를) 조사하여 질병 발생과 위험인자와의 연관성을 조사하는 연구이다. 환자-대조군 연구에서는 질병 발생 유/무에 따라 연구대상자를 구성하므로 위험인자가 있는 전체 인구집단과 위험인자가 없는 전체 인구집단을 구분하는 것 자체가 이치에 맞지 않는다. 그러므로 환자-대조군 연구에서는 코호트 연구에서 사용하는 상대위험도를 계산할 수 없고, 대신에 **교차비**odds ratio(SPSS에서는 승산비라는 용어를 사용한다)를 통해 질병과 위험인자의 연관성을 표현한다.

환자대조군 연구(후향적) 위험인자 유/무 ← 질병발생 유/무

	질병 있음	질병 없음	전체
위험인자 있음	A	B	A+B
위험인자 없음	C	D	C+D

우리에게 odds라는 단어는 매우 생소한데 odds의 사전적 의미는 '어떤 일이 있을 공산[가능성]'으로 주로 카지노에서 유리하고 불리한 정도에 따라, 즉 odds에 따라 베팅을 하게 되는 것에서 흔히 사용된다. 그리고 스포츠복권에서도 승산이 높고 낮음에 따라 팀의 승리를 예견하였을 때의 배당률이 달라지는 것에서 odds라는 개념을 엿볼 수 있다. 환자-대조군 연구에서도 질병이 있을 때의 odds와 질병이 없을 때의 odds를 구하여 그 비를 odds ratio, 즉, 교차비 혹은 승산비로 정의하고 있다.

질병이 있을 때 위험인자의 $Odds = \frac{A}{C}$
질병이 없을 때 위험인자의 $Odds = \frac{B}{D}$

대규모 코호트를 미리 설정하고 장기간에 걸쳐 추적관찰을 하는 것은 엄청난 시간과 비용, 그리고 노력을 필요로 하기 때문에 실제 임상영역에서는 환자와 대조군을 모집하여 간단히 질병 발생의 위험인자를 살펴볼 수 있는 환자-대조군 연구가 더 빈번하게 이용된다.

상대위험도 Relative risk
· 위험인자가 없는 경우에 비해 위험인자가 있을 때 질병이 발생할 상대적 위험도 · 코호트 연구에서 사용 · 임상적 의미가 분명함

교차비 Odds ratio
· 질병이 있는 경우 위험인자 유무의 비와 질병이 없는 경우 위험인자 유무의 비의 비 · 환자-대조군 연구에서 주로 사용 · 통계 분석에서 수학적인 장점이 있음

:: 상대위험도와 교차비의 관계

상대위험도는 위험인자가 없는 경우에 비해 위험인자가 있을 때 질병이 발생할 상대적 위험도로 그 의미가 매우 분명하다. 하지만 교차비는 질병이 있는 경우 위험인자 유/무의 비와 질병이 없는 경우 위험인자 유/무의 비의 비로서 그 의미가 임상적으로 쉽게 와 닿지 않는다.

	질병 발생	질병 미발생	전체
위험인자 있음	p_2	$1-p_2$	1
위험인자 없음	p_1	$1-p_1$	1

교차비 (Odds ratio) $\dfrac{\frac{p_2}{p_1}}{\frac{1-p_2}{1-p_1}} = \dfrac{p_2(1-p_1)}{p_1(1-p_2)} \cong \dfrac{p_2}{p_1} =$ 상대위험도 (Relative risk)

만약 질환 발생이 드물어 p_1, p_2가 매우 작다면

$\frac{1-p_1}{1-p_2} \cong 1$ 에 근사한다고 가정할 수 있다.

하지만, 감기처럼 흔한 질병이 아니라면, 다시 말해 질병이 발생할 확률인 p_1, p_2가 충분히 작아서 $\frac{1-p_1}{1-p_2}$가 1에 근사한다고 가정할 수 있다면 교차비는 상대위험도와 거의 같은 값을 갖게 될 것이다. 물론 환자-대조군 연구가 대규모의 코호트 연구를 대체할 수는 없겠지만 이것이 환자-대조군 연구(교차비)를 통해 질병과 위험인자 사이의 연관성(상대위험도)을 살펴보는 근거가 된다. 더욱이 교차비는 수학적으로 여러 편리함을 갖고 있어 통계적으로 더 흔히 사용되는 경향이 있으며, 특히 로지스틱 회귀분석에서 이 교차비를 통해 질병 발생의 위험을 설명한다.

다. 지수함수

기초 이후의 통계 분석에서는 자연로그(ln y)를 취하는 경우가 많아서 이에 상응하는 지수함수 exponential function에 대한 이해가 함께 필요하다.

지수함수 exp(x)는 e^x와 같은 표현이며 자연로그의 역함수이므로 ln{odds ratio}=β이면 odds ratio=exp(β)=e^β이고, ln{exp(x)}=ln e^x=x가 성립한다. 통계에서는 exp(β)가 자주 등장하므로 다음과 같은 지수함수와 로그함수의 여러 표현과 계산에 익숙해질 필요가 있다.

exp(β)=e^β

- $\exp(0) = e^0 = 1$
- $\beta < 0 \rightarrow \exp(\beta) = e^\beta < 1$
- $0 < \beta \rightarrow 1 < \exp(\beta) = e^\beta$
- $\ln\{\exp(x)\} = \ln e^x = x$
- $\exp(\ln x) = e^{\ln x} = x$
- $\exp(\beta_1 x_1 + \beta_2 x_2 + \cdots + \beta_k x_k)$
  $= e^{(\beta_1 x_1 + \beta_2 x_2 + \cdots + \beta_k x_k)} = e^{\beta_1 x_1} \times e^{\beta_2 x_2} \times \cdots \times e^{\beta_k x_k}$
  $= \exp(\beta_1 x_1) \times \exp(\beta_2 x_2) \times \cdots \times \exp(\beta_k x_k)$
- $\ln(x \times y) = \ln x + \ln y$

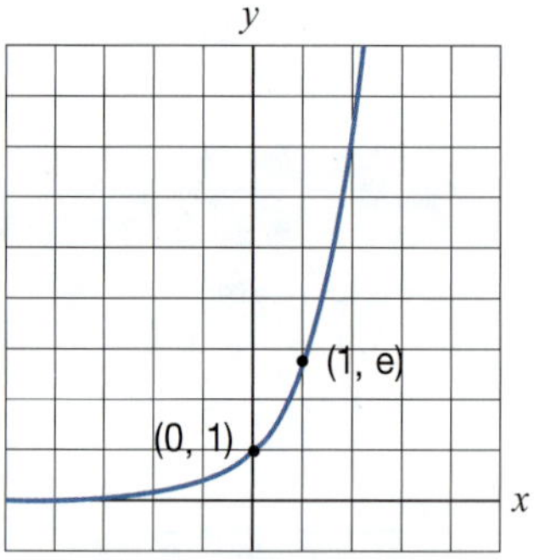

y = exp(x) = e^x

라. 일반화 선형모형

다중회귀분석은 대표적인 다변수 분석법으로서 **일반선형모형**general linear model을 이용하여 최소제곱법으로 연속형 변수 사이의 회귀식을 추정한다. 일반선형모형은 독립변수와 종속변수 사이의 선형성, 오차항의 정규성, 독립성과 등분산성의 4가지를 기본 가정으로 한다.

그러나 임상 자료는 연속형이 아닌 경우가 많다. 질병의 발생 유무는 범주형 자료이고, 질병의 발생 건수도 정수로 떨어지므로 연속형 자료라고 할 수 없다. 또한, 생존분석에서는 시간의 개념이 변수에 더해져 있다. 이렇듯 일반선형모형의 가정들이 적용될 수 없는 경우를 위해 일반선형모형을 보다 확장한 것이 **일반화 선형모형**generalized linear model이다. 일반선형모형에서는 종속변수와 독립변수의 선형 결합으로 모형화하였지만, 일반화 선형모형에서는 종속변수를 적절한 함수로 변화시킨 f(x)와 독립변수를 선형 결합으로 모형화한다. 쉽게 얘기하면, 일반선형모형에서 종속변수 y를 f(x)라는 함수로 치환한 형태가 일반화 선형모형이다. 그리고 앞으로 배울 로지스틱 회귀분석이나 Cox의 비례위험모형, 포아송 회귀분석 등은 모두 고유의 f(x) 함수link function를 대상으로 회귀분석을 시행하는 일반화 선형모형의 특수한 형태들이다.

일반화 선형모형은 앞에서 배운 선형회귀분석의 많은 장점들을 그대로 수용한다. 여러 독립변수(위험인자)들을 하나의 회귀식으로 설명함으로써 독립변수들 간의 영향을 모두 보정한 다변수 분석이 가능하며, 독립변수가 종속변수에 미치는 영향의 정도를 회귀계수를 이용하여 설명할 수 있다. 일반화 선형모형의 각각의 모형에 대해서는 각론에서 하나씩 알아보도록 하자.

일반선형모형	$y = \alpha + \beta_1 \times x_1 + \beta_2 \times x_2 + \cdots + \beta_k \times x_k$
일반화 선형모형	$f(x) = \alpha + \beta_1 \times x_1 + \beta_2 \times x_2 + \cdots + \beta_k \times x_k$
9장 로지스틱 회귀분석	$\ln \frac{p}{1-p} = \alpha + \beta_1 \times x_1 + \beta_2 \times x_2 + \cdots + \beta_k \times x_k$
11장 Cox의 비례위험모형	$\ln \frac{h_i(t)}{h_0(t)} = \beta_1 \times x_1 + \beta_2 \times x_2 + \cdots + \beta_k \times x_k$
12장 포아송 회귀분석	$\ln(\text{발생수}) = \ln(\text{전체 인구}) + \beta_1 \times x_1 + \beta_2 \times x_2 + \cdots + \beta_k \times x_k$

마. 우도

선형회귀분석에서는 최소제곱법을 통해 회귀식을 추정하였다. 그러면 종속변수와 독립변수가 선형 관계에 놓여 있지 않는 일반화 선형모형에서는 어떤 방식으로 회귀식을 추정할 수 있을까? 일반화 선형모형에서는 대개 **최대우도법**maximum likelihood method을 이용하여 회귀식을 추정한다. 최대우도법을 이해하기 위해서는 **우도**(가능도)likelihood에 대한 이해가 필요하다.

모수로부터 특정 현상이 관찰되는 것을 확률의 문제라고 한다면, 우도는 확률의 반대 개념이다. 주어진 현상을 가지고 이 현상이 추출될 가능성을 가장 높게 하는(우도가 가장 높은) 모수를 거꾸로 추적하는 방법이 최대우도법이다.

A. **확률**(probability): 모수로부터 다음과 같이 관찰될 **확률**은?

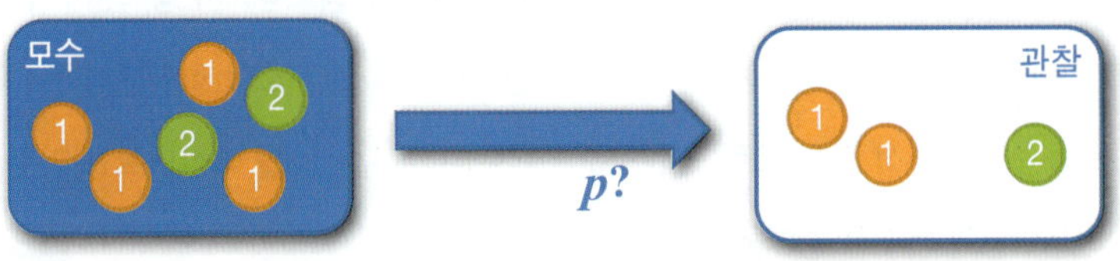

B. **우도**(likelihood): 현상에 대해 가장 가능성이 높은(**우도**가 높은) 모수는?

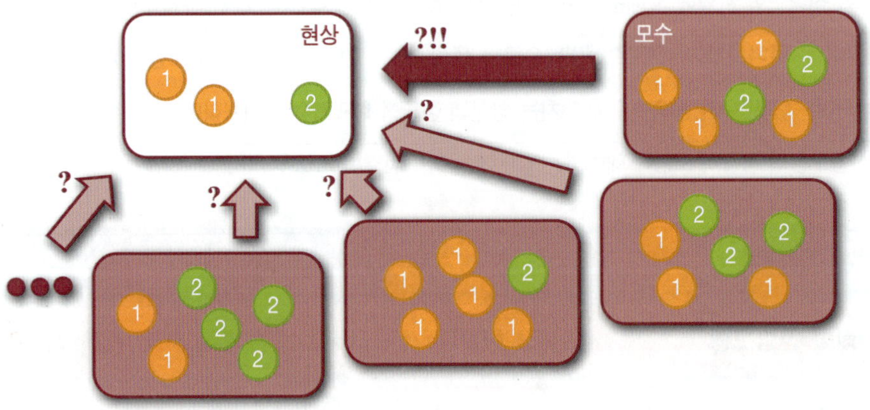

다중회귀분석에서 주어진 독립변수들로 종속변수를 가장 잘 예측하는 회귀식을 구하기 위해 최소제곱법을 사용하였다면, 로지스틱 회귀분석이나 Cox의 비례위험모형에서 주어진 위험인자들로부터 종속변수를 가장 잘 예측하는 회귀식을 추정하는 방법이 이 최대우도법(혹은 최대편우도법)이다.

:: 우도비 검정

그렇다면, 로지스틱 회귀분석과 Cox의 비례위험모형에서는 모형에 투입할 변수를 어떻게 선택할까? 예를 하나 들어 보자. 뇌졸중의 발생이라는 하나의 '현상'을 설명하기 위해 고혈압, 당뇨, 비만, 흡연력, 나이 등 다양한 위험인자를 생각해 볼 수 있을 것이다. 이 여러 위험인자들 중 어떤 변수들이 뇌졸중의 발생을 설명하기 위해 선택될 수 있을까?

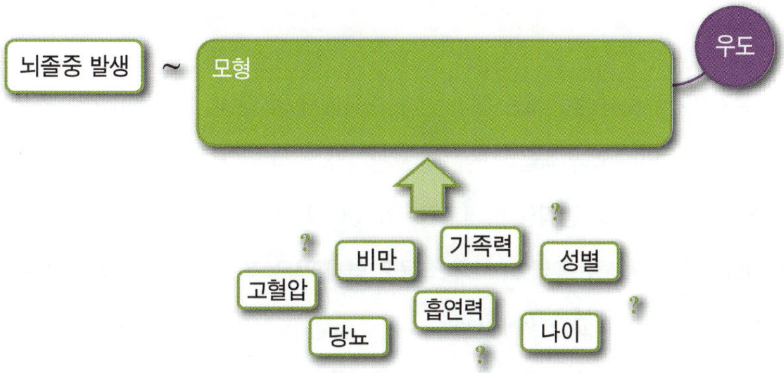

우도비 검정likelihood ratio test이란 모형 두 개의 우도의 비를 계산해서 두 모형의 우도가 유의한 차이가 나는지 비교하는 방법이다. 고혈압과 당뇨가 이미 포함되어 있는 모형 A에 비만이라는 위험인자를 하나 더 추가하여 모형 B를 만들어 보자. 이 두 모형이 통계적으로 유의한 우도의 차이를 보인다면 비만이라는 변수는 그만큼 의미 있는 변수라고 할 수 있을 것이다. 즉, 비만의 회귀계수는 유의할 것이다. 이렇듯 회귀모형에 변수를 하나 추가 또는 제거하면서 두 우도의 비를 통해 회귀계수의 유의성을 검정하는 방법이 우도비 검정이다. 우도비 검정은 로지스틱 회귀분석를 비롯하여 일반화 선형모형에서 유의한 변수를 선택하는 주요한 방법 중 하나이다.

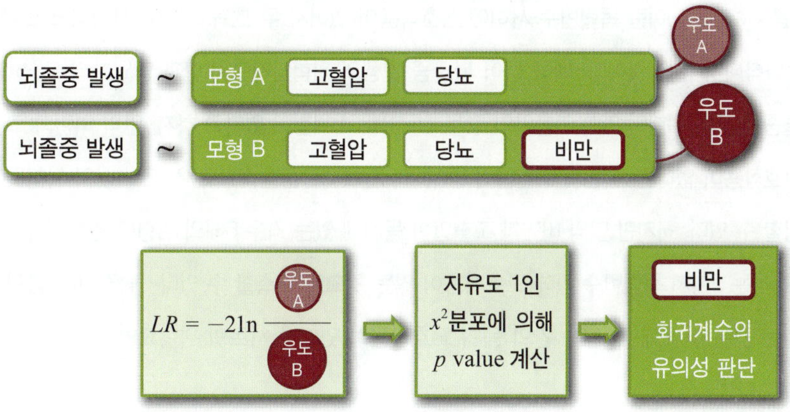

바. 교란변수와 교호작용

다변수 분석은 다른 독립변수들의 조건이 같다고 가정할 때 하나의 독립변수가 종속변수에 미치는 실제적인 영향을 분석하는 방법이다. 다변수 분석에서는 독립변수 간의 관계를 살피는 것이 중요하다. 이번에는 두 변수들 간의 관계에서 주의해야 하는 교란변수와 교호작용에 대해서 알아보자.

:: 교란변수

교란변수를 설명하기 위해서 흔히 드는 예가 있다. 미국에서 범죄율에 영향을 미치는 요소를 조사하였더니 놀랍게도 교회의 수와 범죄율이 높은 상관관계가 있었다. 다중회귀분석을 통해 통계적 유의성이 증명된다고 교회의 수와 범죄율이 인과관계가 있다고 말할 수 있을까? 하지만 실제로는 인구가 많은 도시일수록 교회의 수도 많고, 또 범죄율도 역시 많은 것으로 판명되었다. 이렇듯 인과관계를 교란시킬 수 있는 요소를 **교란변수**(혼란변수)confounder라고 한다. 다변수 분석을 시행할 때에는 통계적인 연관성을 입증하는 것뿐 아니라 유의한 독립변수가 실제 위험요인인지 교란변수가 존재하지는 않는지 파악하는 것이 중요하다.

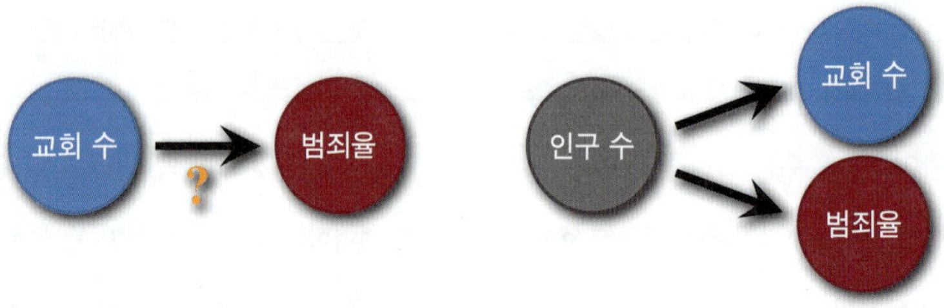

:: 교호작용

교호작용interaction이란 독립변수 사이에 상호작용이 있어서 두 효과의 합이 산술적으로 예상되는 결과가 나타나지 않는 것이다. 예를 들어 뇌졸중 발생의 위험인자로 비만과 당뇨가 있고, 비만인 경우 뇌졸중 발생의 위험이 2배, 고혈압의 경우에도 2배의 위험이 있다고 하자. 만약 비만과 고혈압 사이에 교호작용이 없다면, 비만과 고혈압이 동시에 있는 경우 산술적으로 2×2=4배의 위험을 갖는다고 예상할 수 있다. 하지만 만약 비만과 고혈압이 동시에 있는 경우 6배의 위험이 관찰된다면 비만과 고혈압이라는 2가지 독립변수 간에 교호작용이 있는 것으로 추측할 수 있다. 물론 항상 양의 교호작용만 있는 것은 아니다. 두 변수 간의 음의 교호작용이 있어서 서로의 위험요인이 상쇄되는 경우도 있을 수 있다.

교호작용이 없는 경우

	정상 체중	비만
정상 혈압	×1	×2
고혈압	×2	×4

교호작용이 있는 경우

	정상 체중	비만
정상 혈압	×1	×2
고혈압	×2	×6

이번에는 두 군에 서로 다른 치료를 가한 뒤 결과변수를 여러 시점에서 반복적으로 측정한 실험을 생각해 보자. 시간이라는 요인을 x축으로, 결과변수를 y축으로 할 때 두 군이 같은 기울기를 보인다면 시간과 군 사이에는 교호작용은 없다고 할 수 있다. 다시 말해, 시간의 효과는 군에 관계없이 일정하고, 또 군의 효과는 시간에 관계없이 일정한 것이다. 하지만, 두 군의 기울기가 서로 다르거나 시간의 효과가 두 군에서 반대로 작용하거나, 혹은 아예 두 군이 다른 형태의 그래프를 나타낸다면 시간과 군 사이에 교호작용이 있는 것이다. 이렇듯 반복측정된 자료를 분석할 때는 시간과 군의 교호작용을 통해 시간에 따른 두 치료법의 효과가 다르다는 것을 보여 줄 수 있다.

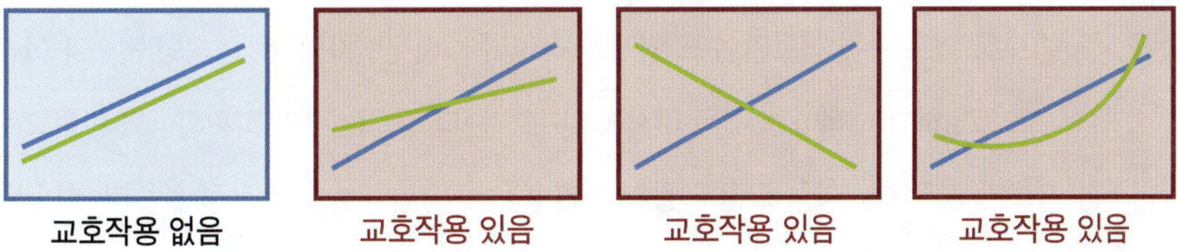

사. 가변수의 설정

회귀분석은 기본적으로 연속형 변수들 간의 선형 관계를 분석하기 위한 통계적 방법이지만, 실제로는 범주형 자료를 독립변수로 함께 분석해 주어야 하는 경우도 적지 않다. 예를 들어, 수축기 혈압을 예측하는 데 있어서 나이, 허리둘레, BMI와 같은 연속형 변수뿐 아니라 성별(남/녀), 흡연력(흡연/과거흡연/비흡연), 고혈압의 가족력(유/무)과 같은 범주형 변수들도 영향을 미칠 수 있기 때문이다.

일반적으로 **2개의 범주로 나뉘는 경우 0(무)과 1(유)로 코딩하여 해당변수의 회귀계수(β)를 추정**할 수 있다. 이때 독립변수가 0(무)인 경우에 비해 1(유)인 경우 회귀계수(β)만큼 종속변수가 증가(혹은 감소)한다는 해석이 가능하다.

그렇다면 독립변수가 **3개 이상의 범주로 나누어지는 경우**에는 어떻게 처리할 수 있을까? 해당 변수가 명목 척도일 수도 있고 순위 척도일 수도 있지만 각 범주들이 간격이 같은 연속형 변수가 아닌 이상 0, 1, 2, … 로 코딩하여 해석하는 것은 이치에 맞지 않는다. 독립변수가 3개 이상의 항목으로 나뉘는 범주형 자료인 경우에는 다음 그림과 같이 **가변수**dummy variables를 설정해 준다. 한 항목(순위 척도인 경우에는 가장 낮은 순위)을 **참조항목**reference으로 설정하고, 참조항목에 대한 다른 항목의 차이를 회귀계수(β)로 각각 추정해 준다. SPSS 프로그램에서 선형회귀분석의 경우에는 가변수를 사용자가 직접 설정하여 코딩해 주어야 하지만, 로지스틱 회귀분석과 Cox의 비례위험모형 등에서는 메뉴에서 가변수를 쉽게 지정해 줄 수 있어 편리하게 사용할 수 있다.

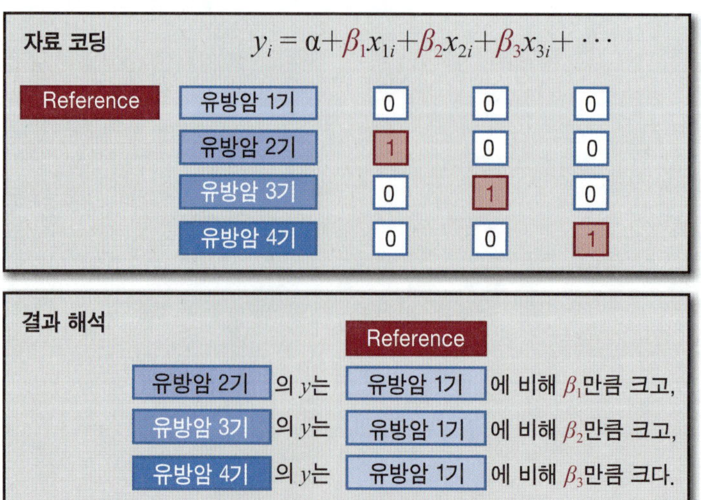

아. 단변수 분석과 다변수 분석

두 변수 사이의 관계를 밝히는 것이 **단변수 분석**univariable analysis이라면, 하나의 종속변수에 영향을 미치는 여러 위험인자들의 영향을 서로 보정하여 각 인자들이 실제로 미치는 영향의 정도를 하나의 모형으로 설명한 것을 **다변수 분석**multivariable analysis이라고 한다. 가끔 다변수 분석과 **다변량 분석**multivariate analysis을 혼동하기도 하는데, 다변수 분석은 2개 이상의 독립변수를 함께 분석하는 통계 분석법으로, 2개 이상의 종속변수를 함께 분석하는 다변량 분석과는 엄연히 다르다.

우리는 6장에서 이미 다변수 분석 중 하나인 다중회귀분석을 경험한 바 있다. 그러나 범주형 변수를 분석하는 로지스틱 회귀분석과 생존분석의 일종인 Cox의 비례위험모형 등이 우리가 더 빈번하게 접할 수 있는 다변수 분석의 종류일 것이다. 그러면 본격적으로 중급 통계에 들어가기에 앞서서 뇌졸중의 위험인자를 밝히고자 하는 로지스틱 회귀분석의 예를 간략히 살펴보자.

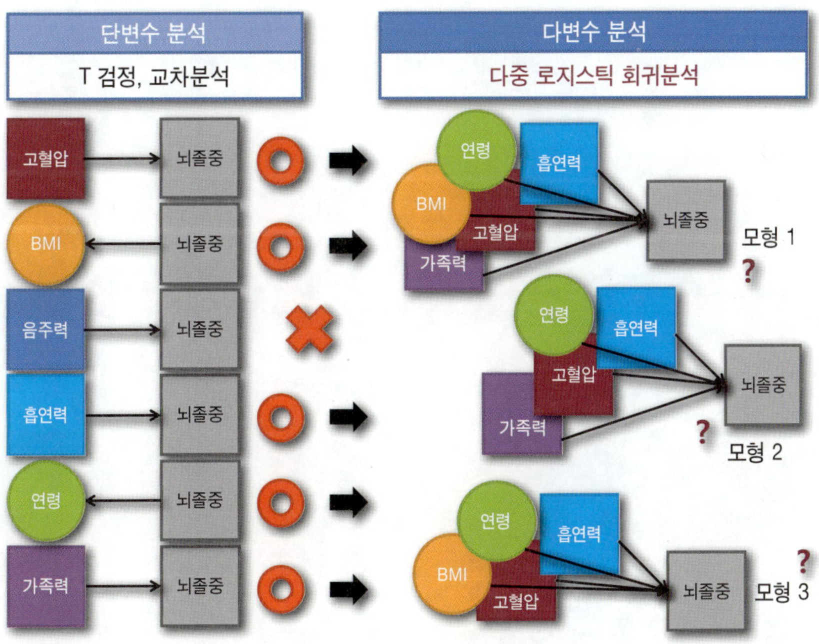

일단 뇌졸중의 발생에 영향을 줄 것으로 예상되는 모든 위험인자를 대상으로 뇌졸중과 1 대 1로 단변수 분석을 실시한다. 위험인자가 연속형인 경우에는 T 검정을 역으로 시행할 수 있고, 범주형끼리의 연관성은 교차분석을 이용할 수 있다. 또는 각 위험인자에 대해 단순 로지스틱 회귀분석을 시행할 수도 있다. 이렇게 얻은 교차비는 **보정되지 않은 교차비**unadjusted OR이다. 단변수 분석에서 연관성이 의심되는 위험인자들을 선별하였다면 이들을 대상으로 다중 로지스틱 회귀분석을 시행한다. 다중공선성과 교란변수를 적절히 통제하고 우도비 검정 등의 방법과 임상적 경험을 고려하여 모형에 투입될 독립변수를 선택하게 되면 최대우도법을 통해 회귀모형을 추정할 수 있을 것이다. 이때 얻어지는 교차비는 다른 변수들의 영향이 모두 **보정된 교차비**adjusted OR가 된다. 이것이 단변수 분석 뒤 다변수 분석을 시행하는 일반적인 과정이다.

09

질병의 위험인자에 대한 연구

의학과 보건학 연구에서는 범주형 자료를 분석하는 경우가 흔하다. 예를 들어, 혈압은 연속형 변수이지만 우리는 어떤 사람의 혈압을 예측하기보다는 고혈압 유무에 더 관심을 갖는다. 마찬가지로 혈당보다는 당뇨병 유무를, 체중이나 BMI보다는 비만 유무에 더 관심이 많다. 혈압이나 혈당을 예측하고, 이에 영향을 미치는 요인을 밝히는 것이 **선형회귀분석**linear regression analysis이라면, **로지스틱 회귀분석**logistic regression analysis은 특정 질병의 유무에 영향을 미치는 요인을 밝히는 통계적 방법이다. 질병 유무와 개별 독립변수의 관계에 대해서는 교차분석이나 독립표본 t 검정 등을 통해 파악할 수 있지만, 교란변수의 영향을 제거하고 여러 위험인자들이 관련되는 정도를 하나의 모형으로 설명하기 위해서는 **로지스틱 회귀분석**의 도움이 필요하다.

가. 로지스틱 회귀분석

회귀분석은 근본적으로 연속형 자료를 종속변수로 갖는다. 질환의 유무는 범주형 자료이기 때문에 회귀분석에 그대로 적용할 수가 없다. 그러나 회귀분석을 확장하여 종속변수 y를 $f(x)$라는 함수로 치환한 **일반화 선형모형**generalized linear model을 이용하면, 보다 폭넓은 현상들을 회귀모형으로 설명하는 것이 가능해진다. 로지스틱 회귀분석은 이 일반화 선형모형의 한 형태이다. 질환이 있을 확률을 p라고 할 때, 로지스틱 회귀분석에서는 $f(x) = \ln\frac{p}{1-p}$ 라는 함수를 일반화 선형모형에 대입하여 적용한다.

일반선형모형	$y = \alpha + \beta_1 \times x_1 + \beta_2 \times x_2 + \cdots + \beta_k \times x_k$
일반화 선형모형	$f(x) = \alpha + \beta_1 \times x_1 + \beta_2 \times x_2 + \cdots + \beta_k \times x_k$
9장 로지스틱 회귀분석	$\ln\frac{p}{1-p} = \alpha + \beta_1 \times x_1 + \beta_2 \times x_2 + \cdots + \beta_k \times x_k$

그럼 이제, 로지스틱 회귀분석에서 $f(x) = \ln\frac{p}{1-p}$ 라는 함수를 어떻게 설정하였고, 이 함수가 갖는 의미는 무엇이며 추정된 회귀식은 어떻게 해석할 수 있는지 하나씩 알아보도록 하자.

:: 로짓 변환

예를 들어, 체중(x)과 고혈압 유무(p)의 관계를 그래프로 그려 보면 다음과 유사한 그림을 얻을 수 있다. 실제 질병의 유무는 질병이 없거나(p=0) 있는(p=1) 2가지 값만을 취하기 때문이다.

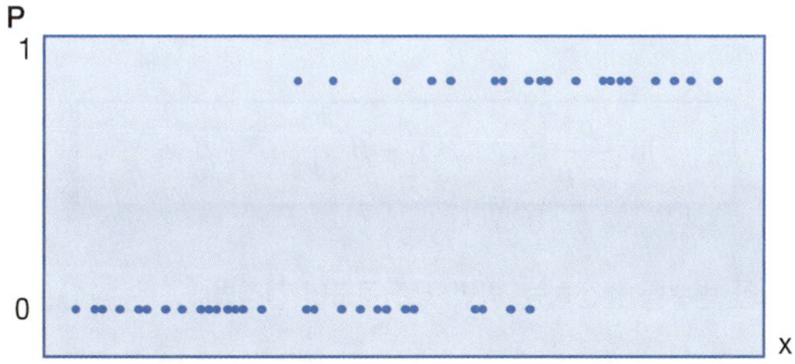

우리는 체중이 증가함에 따라 고혈압이 있을 확률이 증가하는 것을 눈으로 확인할 수 있지만, 종속변수가 연속형 변수가 아닌 0과 1의 두 가지 값을 갖는 이분형(범주형) 변수이기 때문에 곧바로 선형회귀분석을 적용할 수는 없다. 하지만 위험요인(체중)의 각 수준에 따른 질병(고혈압)이 있을 확률(p)을 **로짓변환**($f(x)=\ln\frac{p}{1-p}$)logit transformation해 주면 logit p($=\ln\frac{p}{1-p}$)값은 비로소 $-\infty \sim \infty$의 연속형 변수의 형태를 띠게 된다.

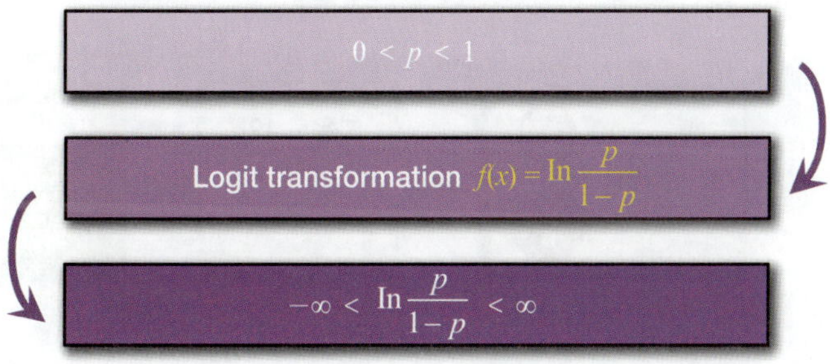

그리고 이 logit p를 대상으로 다음 그림과 같이 회귀분석을 적용한 것이 **로지스틱 회귀분석**logistic regression analysis이다.

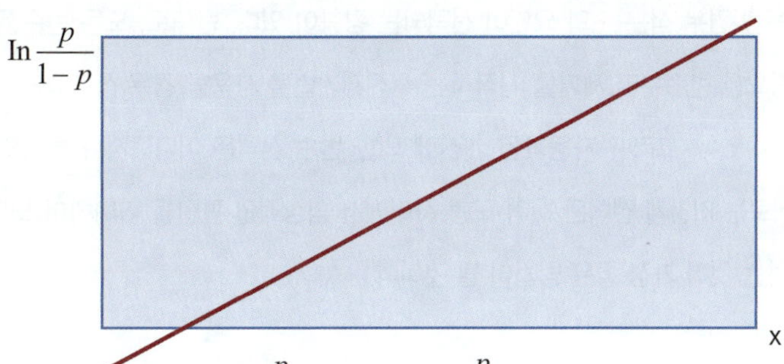

$$-\infty < \ln\frac{p}{1-p} < \infty \qquad \ln\frac{p}{1-p} = \alpha+\beta_1x_1+\beta_2x_2+\cdots+\beta_kx_k$$

:: 로지스틱 회귀모형의 추정

선형회귀분석에서는 최소제곱법least square method을 통해 회귀모형을 추정하였지만, 이분형 변수를 대상으로 하는 로지스틱 회귀분석에서는 최소제곱법을 그대로 적용할 수는 없다. 대신에 **최대 우도법**maximum likelihood method을 통해 다음과 같은 회귀모형을 추정한다.

$$\ln \frac{p}{1-p} = \alpha + \beta_1 x_1 + \beta_2 x_2 + \cdots + \beta_k x_k$$

그리고, 모형에 필요한 변수를 결정하는 방법으로 **우도비 검정법**likelihood ratio test, LRT을 흔히 사용한다. 로지스틱 회귀분석에서는 변수를 넣거나(전진) 빼가면서(후진) 이 우도비(LR)를 통해 조건에 맞는 변수들을 선택하는 경우가 많다.

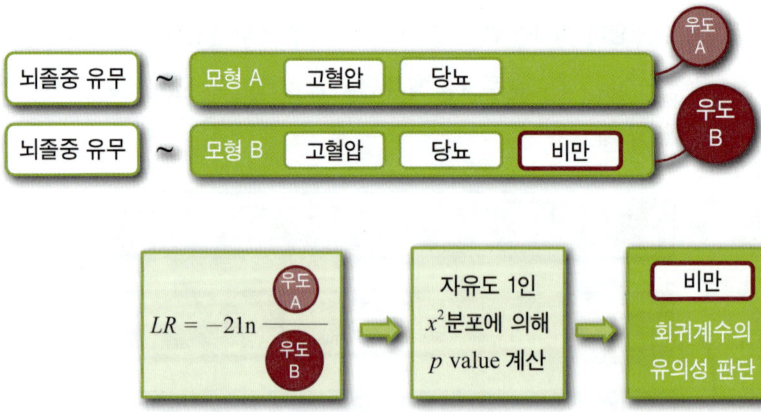

다변수 분석에서 회귀모형에 어떤 변수를 포함시킬 것인지 결정하는 것은 매우 중요한 과정이다. 가장 중요한 독립변수부터 시작하여 더 이상 유의한 변수가 없을 때까지 회귀모형에 변수를 투입하는 전진선택법을 사용할 경우 적은 수의 요인이 선택되는 경향이 있다. 반대로, 모든 변수를 투입한 상태에서 가장 덜 중요한 변수부터 제거를 시작하는 후진제거법을 사용할 경우 상대적으로 많은 요인이 포함되는 경향이 있다. 그러나 자동화된 계산에 의한 변수 선택은 어디까지나 하나의 힌트를 제공할 뿐이며, 실제로는 이렇게 선택된 여러 모형 사이에서 임상적인 판단을 가미하여 보다 합리적인 회귀모형을 결정하는 것이 가장 좋은 방법이 될 것이다.

:: 질병이 있을 확률

최대우도법을 통해 로지스틱 회귀식이 추정되면, 이제 질병이 있을 확률(p)은 다음과 같이 유도할 수 있다.

$$\ln\frac{p}{1-p} = \alpha + \beta_1x_1 + \beta_2x_2 + \cdots + \beta_kx_k$$

$$\Rightarrow \frac{p}{1-p} = e^{(\alpha + \beta_1x_1 + \beta_2x_2 + \cdots + \beta_kx_k)} = exp(\alpha + \beta_1x_1 + \beta_2x_2 + \cdots + \beta_kx_k)$$

$$\Rightarrow p = (1-p) \times exp(\alpha + \beta_1x_1 + \beta_2x_2 + \cdots + \beta_kx_k)$$

$$\Rightarrow p = exp(\alpha + \beta_1x_1 + \beta_2x_2 + \cdots + \beta_kx_k) - p \times exp(\alpha + \beta_1x_1 + \beta_2x_2 + \cdots + \beta_kx_k)$$

$$\Rightarrow p + p \times exp(\alpha + \beta_1x_1 + \beta_2x_2 + \cdots + \beta_kx_k) = exp(\alpha + \beta_1x_1 + \beta_2x_2 + \cdots + \beta_kx_k)$$

$$\Rightarrow p(1 + exp(\alpha + \beta_1x_1 + \beta_2x_2 + \cdots + \beta_kx_k)) = exp(\alpha + \beta_1x_1 + \beta_2x_2 + \cdots + \beta_kx_k)$$

$$\Rightarrow p = \frac{exp(\alpha + \beta_1x_1 + \beta_2x_2 + \cdots + \beta_kx_k)}{1 + exp(\alpha + \beta_1x_1 + \beta_2x_2 + \cdots + \beta_kx_k)}$$

이렇게 질병이 있을 확률(p)을 계산하여 실제 자료 위에 그래프로 겹쳐서 그려 보면 S자 모양의 로지스틱 곡선으로 표현됨을 확인할 수 있다.

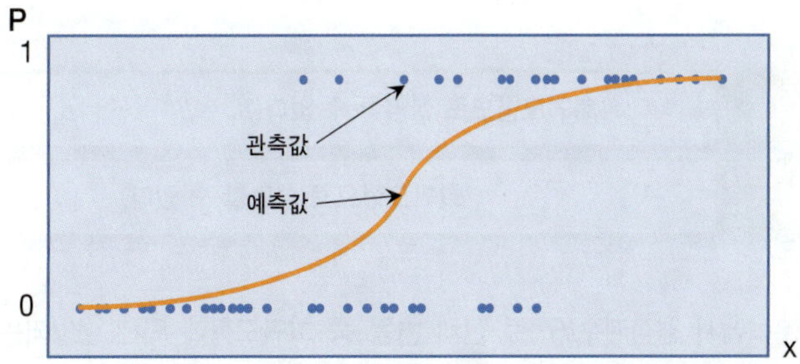

$0 < p < 1$ $\quad p = \dfrac{exp(\alpha + \beta_1x_1 + \beta_2x_2 + \cdots + \beta_kx_k)}{1 + exp(\alpha + \beta_1x_1 + \beta_2x_2 + \cdots + \beta_kx_k)}$

:: 분류표의 작성

로지스틱 회귀분석에서는 질병이 있을 확률 0.5를 기준으로 질병 여부를 예측하고 실제 질병 유무를 조사하여 다음과 같이 분류표를 작성한다. 다시 말해, 질병이 있을 확률의 추정값이 0.5 이상인 경우 질병이 있을 것으로 예측하고 0.5 미만인 경우 질병이 없을 것으로 예측하여 실제 이들 중 몇 %에서 예측과 일치하는지를 조사한다. 또한 전체 표본에서 일치도를 구하여 추정된 회귀모형이 실제 현상을 얼마나 정확하게 예측하는지, 분류정확도를 구할 수 있으며 이는 추정된 회귀모형을 평가하는 한 가지 방법이 된다.

	질병 미발생 예측 ($p_i \geq 0.5$)	질병 발생 예측 ($p_i < 0.5$)	분류 정확도
질병 미발생	**117**	13	90.0%
질병 발생	38	**21**	35.6%
			73.0%

:: 추정된 모형의 유의성 검정

선형회귀분석에서 F-검정을 이용하여 추정된 회귀모형의 유의성을 검정했듯이 로지스틱 회귀분석에서는 **모형계수 전체 테스트**model chi-square test를 통해 추정된 회귀모형의 유의성을 검정한다. 모형에 투입된 변수들로 최대우도법을 통해 회귀모형이 추정되면, 모형계수 전체 테스트를 통해 추정된 회귀식이 통계적으로 유의한지 판단하는 것이다.

귀무가설 H_0	회귀모형으로 설명할 수 없다($\beta_1 = \beta_2 = \cdots = \beta_k = 0$).
대립가설 H_1	회귀모형으로 설명할 수 있다.

그리고, 선형회귀분석에서 결정계수(R^2)로 전체 변동 중 회귀모형에 의해 설명되는 변동의 비율을 설명하였듯이, 로지스틱 회귀분석에서는 **Cox & Snell의 결정계수**(R^2_{CS})와 **Nagelkerke의 결정계수**(R^2_N)를 통해 회귀식의 설명력을 제시한다. 일반적으로 Nagelkerke의 결정계수(R^2_N)가 더 널리 쓰이는데 이 두 값은 선형회귀분석의 결정계수보다 다소 작은 값을 갖는 경향이 있다.

:: 로지스틱 회귀분석에서의 교차비

로지스틱 회귀분석에서 회귀계수(β)는 어떤 의미를 갖고 있을까? 먼저 자료 입력 과정에서 위험인자가 유와 무로 나뉘는 경우 위험인자가 있는 경우를 더 큰 값으로 코딩하는 것이 중요하다. 대체로 위험인자가 없는 경우를 0, 있는 경우를 1로 코딩하는 경우가 많지만, 1과 2로 코딩하더라도 결과는 같다. 이제 다른 위험인자(x_2, ⋯, x_k)는 모두 동일하다고 가정할 때 위험인자 x_1이 질병유무와 관련된 정도가 회귀계수(β_1)를 통해 어떻게 표현되는지 살펴보자.

0과 1로 코딩	1과 2로 코딩		질병 발생	질병 미발생
$x_1' = 1$	$x_1' = 2$	위험인자 있음	p'	$1-p'$
$x_1 = 0$	$x_1 = 1$	위험인자 없음	p_1	$1-p$

$$\ln\frac{p'}{1-p'} = \alpha + \beta_1 x_1' + \beta_2 x_2' + \cdots + \beta_k x_k'$$

$$-\quad \ln\frac{p}{1-p} = \alpha + \beta_1 x_1 + \beta_2 x_2 + \cdots + \beta_k x_k$$

위험인자1을 제외하고
나머지 위험인자는 모두 같으므로
$x_2' = x_2, \cdots, x_k' = x_k$

$$\ln\frac{p'}{1-p'} - \ln\frac{p}{1-p} = \beta_1(x_1' - x_1) = \beta_1 \times 1 = \beta_1$$

$$\ln\frac{\frac{p'}{1-p'}}{\frac{p}{1-p}} = \beta_1$$

$$odds\ ratio = \frac{\frac{p'}{1-p'}}{\frac{p}{1-p}}$$

$$\ln(odds\ ratio) = \beta_1$$

$$odds\ ratio = e^{\beta_1} = exp(\beta_1)$$

즉, 로지스틱 회귀분석에서 개별 위험인자의 영향은 $exp(\beta)$값을 통해 질병 발생에 대한 교차비odds ratio로 표현됨을 알 수 있다. 교차비가 1인 경우 요인과 질병은 전혀 관계가 없으며, 1보다 크면 요인에 의해 질병의 위험이 증가하고, 1보다 작으면 감소함을 의미한다. 하지만, 위험인자와 질병의 관련성을 보여 주는 데에는 교차비의 점추정치보다 교차비의 95% 신뢰구간이 더 많은 정보를 제공해 줄 수 있기 때문에 로지스틱 회귀분석의 결과는 교차비, 유의수준, 교차비의 95% 신뢰구간을 동시에 제시하는 것이 좋다. 물론 통계 프로그램에서도 이들 값을 모두 함께 제공해 준다.

교차비(odds ratio)의 95% 신뢰구간

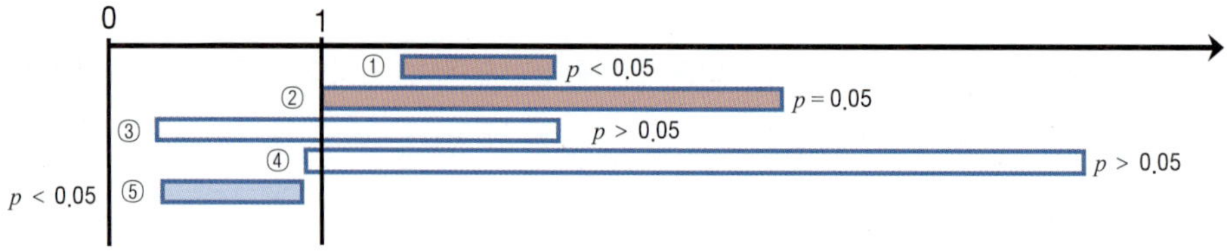

:: 가변수의 설정

위험인자가 없음과 있음, 2개의 범주로 나뉘는 경우에는 앞에서 설명한 것과 같이 0과 1, 혹은 1과 2로 변수를 코딩하여 연속형 변수와 같이 처리가 가능하다. 하지만 범주가 3개 이상으로 나뉘는 요인(1, 2, 3, … 으로 코딩된 경우)의 경우에는 기준으로 삼을 참조범주reference를 정하고 아래 그림과 같이 가변수dummy variables를 통해 위험도를 분석할 수 있다.

범주의 수가 n개라면 가장 낮은 값으로 코딩된 범주를 참조치로 정하고, 가변수의 개수(비교의 횟수)는 n−1개가 된다. 로지스틱 회귀분석에서는 참조범주를 제외한 개별 범주들과 참조범주 사이의 질병 발생의 교차비(OR, $exp(\beta)$)를 1:1로 추정할 수 있다. SPSS 프로그램에서는 3개 이상의 범주로 요인이 나뉘는 경우 옵션을 통해 참조범주만 지정해 주면 프로그램에서 가변수를 자동으로 생성하여 통계 분석을 수행해 준다.

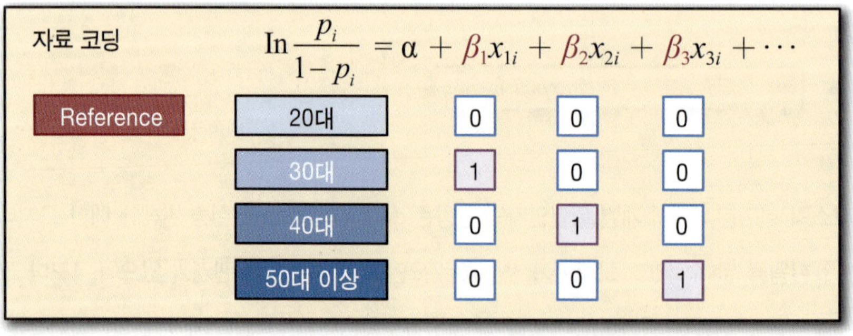

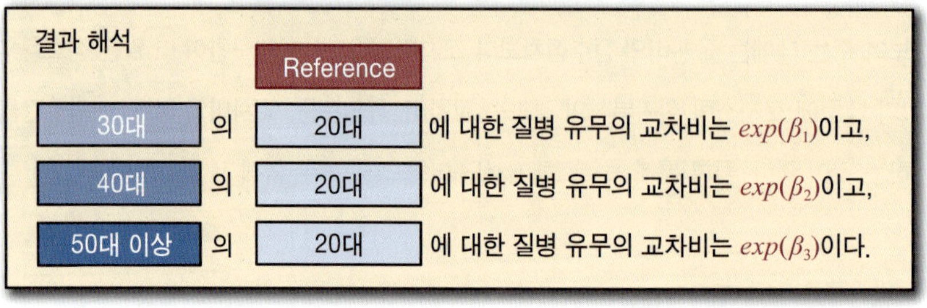

:: Hosmer-Lemeshow' s goodness-of-fit test

로지스틱 회귀분석에서 모형의 적합도를 평가하는 방법 중 한 가지로 Hosmer-Lemeshow의 Goodness-of-fit test가 있다.

귀무가설 H_0	모형은 적합하다.
대립가설 H_1	모형이 적합하지 않다.

이 검정에서는 귀무가설이 '모형이 적합하다'이므로 p value>0.05일 때 모형이 적합하다고 해석한다. 그러나 Hosmer-Lemeshow 검정은 표본수가 충분히 클 때에만 적용이 가능하므로 주의해야 한다.

로지스틱 회귀분석으로 추정된 모형을 평가하는 데에는 여러 방법들이 있다. **모형계수 전체 테스트**로 회귀모형의 유의성을 검정하는 것은 물론이고, 분류표를 통해 회귀모형이 현상을 얼만큼 잘 예측하고 있는지 파악할 수 있으며, **Nagelkerke의 결정계수**(R^2_N)를 통해 회귀식의 설명력을 볼 수도 있고, **Hosmer-Lemeshow의 모형적합도 검정법**을 이용할 수도 있다. 하지만, 로지스틱 회귀분석으로 추정된 회귀식을 평가하는 데에는 하나의 절대적인 방법이 존재하는 것이 아니기 때문에 이들 여러 방법들을 모두 종합하여 추정된 모형이 현상을 얼마나 잘 설명하고 있는지 판단하게 된다. 지금까지 공부한 로지스틱 회귀분석을 선형회귀분석과 비교해 보면 다음과 같다.

	선형 회귀분석	로지스틱 회귀분석
종속변수	연속형	범주형
회귀모형	$y = \alpha + \beta_1 x_1 + \beta_2 x_2 + \cdots + \beta_k x_k$	$\ln \frac{p}{1-p} = \alpha + \beta_1 x_1 + \beta_2 x_2 + \cdots + \beta_k x_k$
회귀모형의 추정방법	최소제곱법 (Least square method)	최대우도법 (Maximum likelihood method)
회귀모형의 유의성 $(H_0: \beta_1 = \beta_2 = \cdots = \beta_2 = 0)$	최소제곱법 (F 검정)	모형 계수 전체 테스트 (Model chi-square test)
회귀계수의 유의성 $(H_0: \beta_1 = 0)$	T 분포를 이용	우도비 검정 (Likelihood ratio test)
회귀모형의 평가	R^2	1. 분류표 2. Nagelkerke의 R^2 3. Hosmer-Lemeshow 검정
얻고자 하는 값	회귀계수(β)	교차비($exp(\beta)$)의 95% 신뢰구간

SPSS 실습

로지스틱 회귀분석

Q 다음은 1986년 미국의 Baystate Medical Center, Springfield에서 189명의 신생아 출산에 대한 자료이다. 출생 체중 2.5kg 미만을 저체중 출산으로 정의하여 low변수로 코딩하였다. 이 자료를 통해 저체중 출산의 위험요인을 분석하라.

환자 번호	저체중 출생	산모 나이	산모 체중 (lb)	인종	흡연력	조산의 과거력	고혈압	자궁의 불안정성	출생 체중
	0, 정상 1, 저체중			1, 백인 2, 흑인 3, 기타	0, 무 1, 유	0, 무 1, 유	0, 무 1, 유	0, 무 1, 유	

Patient no.	low	age	lwt	race	smoke	ptl	ht	ui	bwt
1	0	19	182	2	0	0	0	1	2523
2	0	33	155	3	0	0	0	0	2551
3	0	20	105	1	1	0	0	0	2557
4	0	21	108	1	1	0	0	1	2594
5	0	18	107	1	1	0	0	1	2600
6	0	21	124	3	0	0	0	0	2622
7	0	22	118	1	0	0	0	0	2637
8	0	17	103	3	0	0	0	0	2637
9	0	29	123	1	1	0	0	0	2663
10	0	26	113	1	1	0	0	0	2665
11	0	19	95	3	0	0	0	0	2722
12	0	19	150	3	0	0	0	0	2733
13	0	22	95	3	0	0	1	0	2751
…	…	…	…	…	…	…	…	…	…
184	1	14	101	3	1	1	0	0	2466
185	1	28	95	1	1	0	0	0	2466
186	1	14	100	3	0	0	0	0	2495
187	1	23	94	3	1	0	0	0	2495
188	1	17	142	2	0	0	1	0	2495
189	1	21	130	1	1	0	1	0	2495

1 ❶ **분석** ▶ ❷ **회귀분석** ▶ ❸ **이분형 로지스틱**을 선택한다.

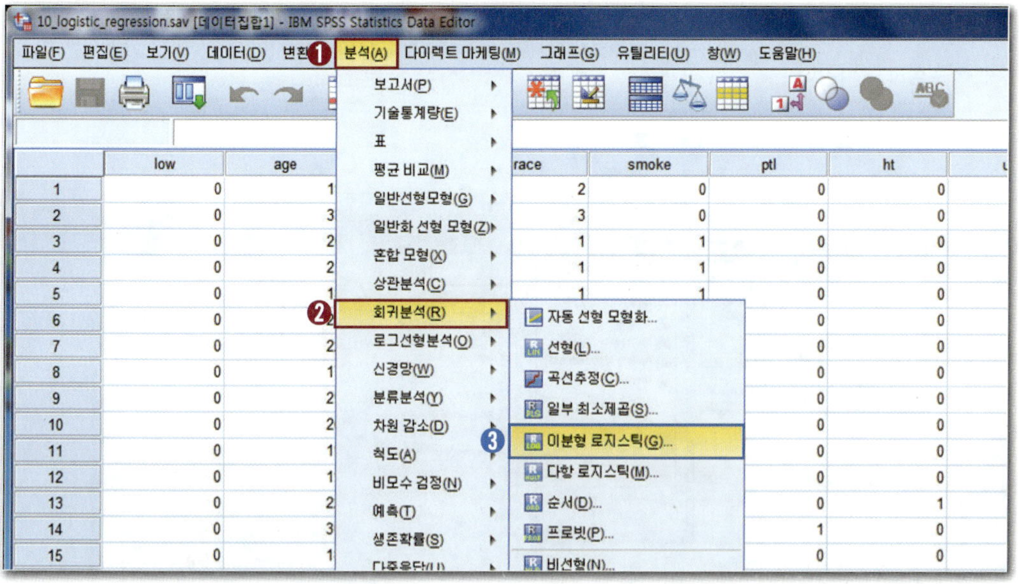

2 ❶ **종속변수**에 low(저체중 출생)을 옮기고, ❷ **공변량**에 나머지 위험인자를 찾고 싶은 모든 독립변수들을 옮긴 뒤, 변수를 선택하는 ❸ **방법**에서 **뒤로: LR**을 선택하고, 범주형 변수의 가변수 지정을 위해 ❹ **범주형**을 선택한다.

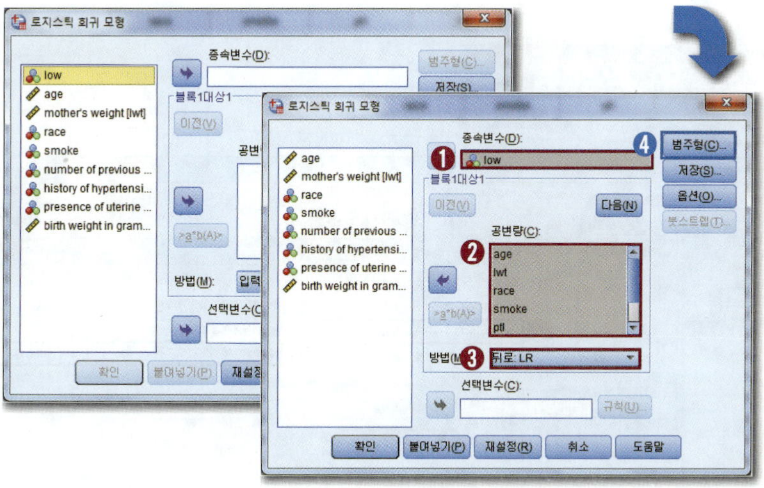

3 **범주형**은 세 범주 이상으로 구분되는 범주형 변수를 가변수로 처리해 주는 상자이다. 이 자료에서 세 범주 이상으로 구분되는 race(인종)를 ❶ **범주형 공변량**으로 옮긴 뒤 가장 낮은 값으로 코딩된 범주를 참조범주$_{\text{reference}}$로 지정하기 위해 ❷ **처음**을 선택한 뒤, 표시자로 ❸ **바꾸기**를 클릭한 다음 ❹ **계속**으로 상자를 나간다.

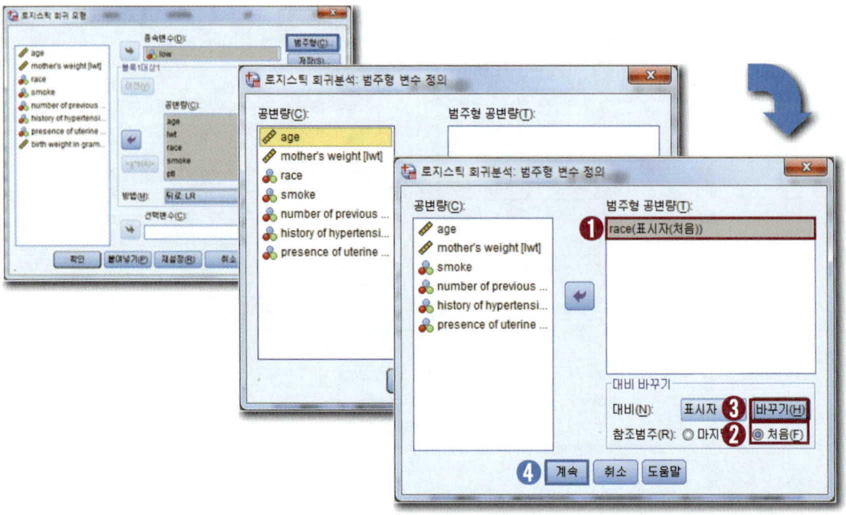

4 ❶ **옵션**으로 들어가서 ❷ **Hosmer-Lemeshow 적합도**와 ❸ **exp(β)에 대한 신뢰구간**을 선택한 뒤, 이를 ❹ **마지막 단계**에서만 표시되도록 설정한 뒤 ❺ **계속**으로 상자를 나와 ❻ **확인**을 선택하고 결과를 기다린다.

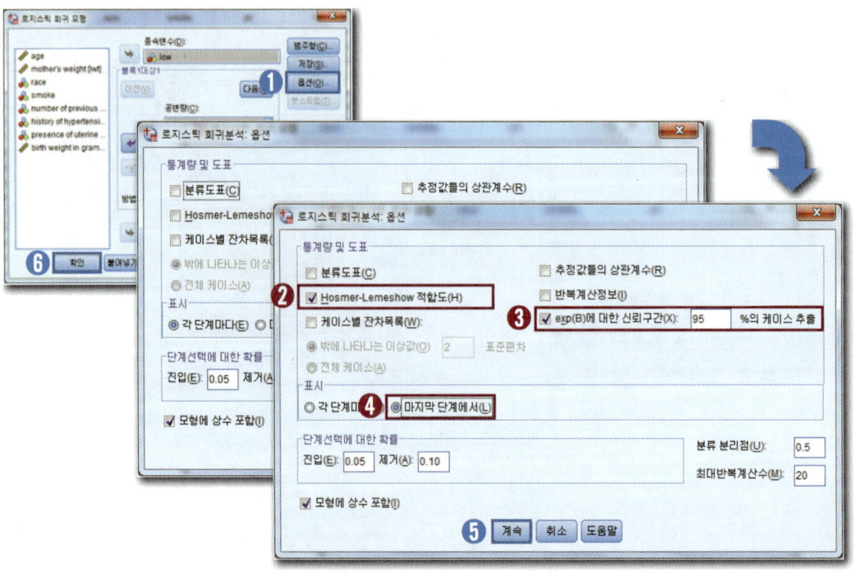

로지스틱 회귀분석의 결과

➜ 로지스틱

[데이터집합1] C:₩exercise₩10_logistic_regression.sav

케이스 처리 요약

가중되지 않은 케이스[a]		N	퍼센트
선택 케이스	분석에 포함	189	100.0
	결측 케이스	0	.0
	합계	189	100.0
비선택 케이스		0	.0
합계		189	100.0

a. 가중값을 사용하는 경우에는 전체 케이스 수의 분류표를 참조하십시오.

종속변수 코딩

원래 값	내부 값
normal	0
low birth wt	1

범주형 변수 코딩

		빈도	파라미터 코딩 (1)	파라미터 코딩 (2)
race	white	96	.000	.000
	black	26	1.000	.000
	other	67	.000	1.000

세 범주 이상으로 구분된 범주형 자료는 race(인종) 한 가지였다. 범주의 개수가 n인 경우 n−1개의 가변수로 나뉘어서 회귀모형에 적용된다. SPSS에서 로지스틱 회귀분석에서는 옵션을 설정해 주면 이 과정이 자동으로 처리되며 실제 어떻게 처리되었는지를 결과에서 보여 준다.

Reference			
	white	0	0
	black	1	0
	other	0	1

블록 0: 시작 블록

분류표[a,b]

감시됨			예측 low normal	예측 low low birth wt	분류정확 %
0 단계	low	normal	130	0	100.0
		low birth wt	59	0	.0
	전체 퍼센트				68.8

a. 모형에 상수항이 있습니다.

b. 절단값은 .500입니다.

방정식에 포함된 변수

		B	S.E,	Wals	자유도	유의확률	Exp(B)
0 단계	상수항	-.790	.157	25.327	1	.000	.454

"**블록0: 시작 블록**"은 독립변수를 제외하고 상수항만이 존재하는 단계이다. 다변수 분석에서는 여러 단계를 거쳐 최종 모형에 도달하게 되는데 각 단계를 모두 보고 싶으면 옵션의 표시에서 "각 단계마다"를 선택하면 된다. 여기서는 "마지막 단계에서"를 선택하였으므로 "블록0"과 "마지막 단계"만이 제시될 것이다.

방정식에 포함되지 않은 변수

			점수	자유도	유의확률
0 단계	변수	age	2.674	1	.102
		lwt	5.438	1	.020
		race	5.005	2	.082
		race(1)	1.727	1	.189
		race(2)	1.797	1	.180
		smoke	4.924	1	.026
		ptl	7.267	1	.007
		ht	4.388	1	.036
		ui	5.401	1	.020
	전체 통계량		30.922	8	.000

블록 1: 방법 = 후진 단계선택(우도비)

우리는 **우도비를 이용한 후진제거법**을 사용하였다. 1단계에서 모든 독립변수를 투입하여 모형을 구축하고 우도비검정을 통해 가능성이 떨어지는 독립변수를 하나씩 제거하기 시작하여 3단계에서 멈췄다.

모형 계수 전체 테스트

		카이제곱	자유도	유의확률
1 단계	단계	33.245	8	.000
	블록	33.245	8	.000
	모형	33.245	8	.000
3 단계[a]	단계	-2.231	1	.135
	블록	30.455	6	.000
	모형	30.455	6	.000 ❶

a. 음의 카이제곱 값은 이전 단계에서 카이제곱 값이 감소한 것을 나타냅니다.

모형 계수 전체 테스트 (회귀모형의 유의성)

H_0: 모형으로 설명할 수 없다($\beta_1=\beta_2=\cdots=\beta_k=0$).

H_1: 모형으로 설명할 수 있다.

❶ $p<0.05$로, 추정된 모형은 유의하다고 말할 수 있다.

모형 요약

단계	-2 Log 우도	Cox와 Snell의 R-제곱	Nagelkerke R-제곱
1	201.427[a]	.161	.227
3	204.217[a]	.149	.209 ❷

a. 모수 추정값이 .001보다 작게 변경되어 계산반복수 5에서 추정을 종료하였습니다.

❷ **Nagelkerke의 결정계수**(R^2_N) 0.209로 회귀식은 현상을 20.9%만큼 설명할 수 있다.

= Hosmer와 Lemeshow 검정 =

단계	카이제곱	자유도	유의확률 ❸
1	9.652	8	.290
3	11.710	8	.165

Hosmer Lemeshow Goodness-of-fit test

H_0: 모형이 적합하다.

H_1: 모형이 적합하지 않다.

❸ 최종 3단계 모형의 $p=0.165>0.050$이므로 H_0 채택 → 모형은 적합하다.

Hesmer와 Lemeshow 검정에 대한 분할표

		low = normal		low = low birth wt		합계
		감시됨	예상됨	감시됨	예상됨	
1 단계	1	19	17.823	0	1.177	19
	2	17	16.975	2	2.025	19
	3	13	15.830	6	3.170	19
	4	18	14.697	1	4.303	19
	5	12	14.108	7	4.892	19
	6	12	13.358	7	5.642	19
	7	13	12.463	6	6.537	19
	8	12	10.823	7	8.177	19
	9	9	8.689	10	10.311	19
	10	5	5.235	13	12.765	18
3 단계	1	18	17.747	1	1.253	19
	2	18	16.845	1	2.155	19
	3	12	15.701	7	3.299	19
	4	16	14.505	3	4.495	19
	5	15	13.130	3	4.870	18
	6	13	13.261	6	5.739	19
	7	10	13.321	10	6.679	20
	8	14	11.251	5	7.749	19
	9	9	8.575	10	10.425	19
	10	5	5.665	13	12.335	18

분류표[a]

			예측		
			low		분류정확 %
	감시됨		normal	low birth wt	
1 단계	low	normal	118	12	90.8
		low birth wt	38	21	35.6
	전체 퍼센트				73.5
3 단계	low	normal	117	13	90.0
		low birth wt	38	21	35.6
	전체 퍼센트				73.0

a. 절단값은 .500입니다.

여기서 '감시됨'이란 관찰된 수를 의미한다.

최종모형(3단계)으로 실제 데이터를 예측해 본다.
실제 정상 체중 출산 130명 중 117명(90.0%)이 회귀모형으로 옳게 예측되었고, 실제 저체중 출산 59명 중 21명(35.6%)이 회귀모형에 의해 옳게 예측되었다.
전체적으로는 73.0%의 예측도를 보였다. ④

방정식에 포함된 변수

		B	S.E.	Wals	자유도	유의확률	Exp(B)	EXP(B)에 대한 95% 신뢰구간	
								하한	상한
1 단계[a]	age	-.027	.036	.551	1	.458	.973	.906	1.045
	lwt	-.015	.007	4.803	1	.028	.985	.972	.998
	race			7.006	2	.030			
	race(1)	1.263	.526	5.757	1	.016	3.537	1.260	9.925
	race(2)	.862	.439	3.849	1	.050	2.367	1.001	5.598
	smoke	.923	.401	5.306	1	.021	2.518	1.148	5.524
	ptl	.542	.346	2.448	1	.118	1.719	.872	3.389
	ht	1.834	.692	7.026	1	.008	6.257	1.613	24.277
	ui	.759	.459	2.727	1	.099	2.135	.868	5.254
	상수항	.464	1.205	.149	1	.700	1.591		
3 단계[a]	lwt	-.017	.007	6.049	1	.014	.983	.970	.997
	race			8.117	2	.017			
	race(1)	1.325	.521	6.452	1	.011	3.761	1.353	10.450
	race(2)	.926	.430	4.631	1	.031	2.525	1.086	5.869
	smoke	1.036	.393	6.962	1	.008	2.817	1.305	6.081
	ht	1.871	.691	7.337	1	.007	6.497	1.677	25.168
	ui	.905	.448	4.089	1	.043	2.472	1.028	5.943
	상수항	.056	.938	.004	1	.952	1.058		

a. 변수가 1: 단계에 진입했습니다 age, lwt, race, smoke, ptl, ht, ui. age, lwt, race, smoke, ptl, ht, ui.

❺ 저체중 출산은 산모 체중(lwt), 인종(race), 흡연력(smoke), 고혈압(ht), 자궁의 불안정성(ui)이 위험요인인 것으로 보인다. 유의확률은 모두 0.05 미만으로 유의하였으며, 각각 요인이 관련된 정도는 교차비(exp(B))의 95% 신뢰구간으로 설명할 수 있다. 예를 들어, 산모 체중(lwt)이 1lb 증가할수록 저체중 출산의 odds는 0.983배 감소하며, 흡연력(smoke)이 있는 경우 흡연력이 없는 경우에 비해 교차비 2.817만큼 저체중 출산의 위험이 증가하였다. 인종(race)은 흑인(race(1))이 백인(reference)에 비해3.761배, 기타 인종(race(2))이 백인(reference)에 비해 2.525배 저체중 출산의 odds가 높았다.

방정식에 포함되지 않은 변수

			점수	자유도	유의확률
3 단계[a]	변수	age	.267	1	.605
		ptl	2.239	1	.135
	전체 통계량		2.782	2	.249

a. 변수가 3:ptl 단계에서 제거되었습니다. ptl.

단계 요약[a,b]

	향상			모형				
단계	카이제곱	자유도	유의확률	카이제곱	자유도	유의확률	분류정확 %	변수
2	-.559	1	.455	32.686	7	.000	74.6%	OUT: age
3	-2.231	1	.135	30.455	6	.000	73.0%	OUT: ptl

a. 현재 모형에서 변수를 삭제하거나 추가할 수 없습니다.

b. 마침 블록:1 1

10

동일 개체에서 반복적으로 측정된 자료를 분석하는 방법

가. 반복측정 분산분석

나. 자료구조의 변환

다. 선형 혼합모형

라. 일반화 추정 방정식

지금까지 공부한 통계 분석방법들 대부분은 측정치들이 서로 독립이라는 가정하에 두 군을 비교하는 경우가 많았다. 그리고, 단순히 치료 전과 후를 비교하는 것은 대응표본 T 검정을 적용하면 되었다. 그러면, 환자들이 치료 전과 치료 후 1개월, 3개월, 6개월에 방문하여 매번 상태를 측정했다든지, 혹은 실험용 쥐에 모종의 처치를 가한 후 여러 시점에서 결과변수를 측정하였다면 어떻게 분석해야 할까? 이렇게 같은 개체(level 2)를 대상으로 여러 시점(level 1)에서 반복하여 측정된 자료를 **반복측정 자료**라고 한다.

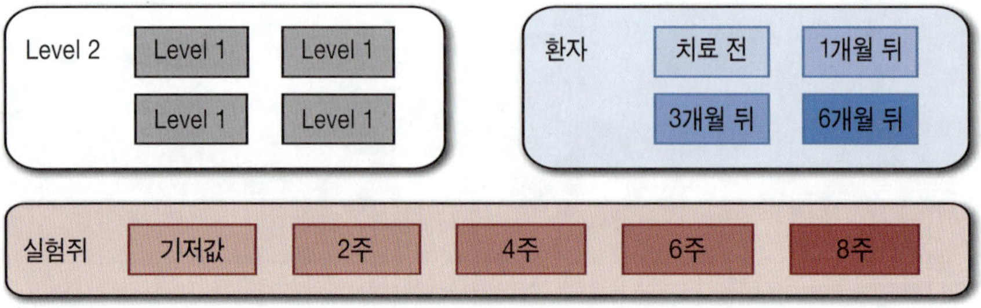

:: 반복측정 연구의 장점

반복측정 연구는 다음과 같은 장점이 있다. 일단 개체 자신이 대조군이 될 수 있기 때문에 대조군으로 추가적인 피험자를 필요로 하지 않아 연구대상수를 줄일 수 있다. 또한 실험군과 대조군을 비교하는 연구에서 두 군은 서로 이질적이라는 문제를 안고 있는 데 반해, 반복측정 연구에서는 동일한 개체에 대해 치료의 효과를 비교하고 있기 때문에 개체 간의 변동이 클지라도 개체 내의 작은 변동을 분석해 낼 수 있다. 그리고 단순히 치료 전과 후만을 비교한 것이 아니라 각 개체 내에서 시간에 따른 변화를 측정할 수 있으며 이런 여러 가지 이유로 연구의 정밀도가 높아진다.

:: 반복측정 연구의 두 가지 형태

반복측정 연구는 크게 두 가지의 형태로 구분할 수 있다. 첫째, 하나의 군에 같은 처치를 가하고 시간에 따른 변화(시간의 효과)를 분석하는 연구이다. 이 경우 치료 전과 후를 비교하는 대응표본 T 검정을 여러 시점으로 확장한 것과 유사한 형태가 된다. 그리고 두 번째는 두 군에 서로 다른 처치를 가한 뒤 두 군의 시간에 따른 차이를 비교하는 연구이다. 첫 번째 형태의 연구가 통계학적으로 '시간의 효과'를 분석하고자 한다면, 두 번째 형태에서는 오로지 '시간과 군의 **교호작용**(상호작용)'에 초점을 맞춘다.

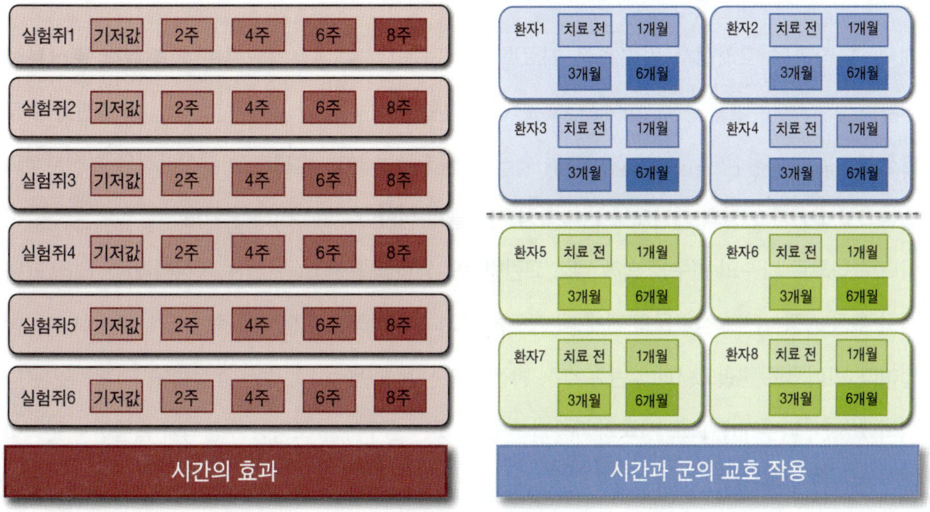

:: 시간과 군의 교호작용

교호작용의 개념을 다시 한 번 정리해 보자. 교호작용interaction이란 변수들 간의 상호작용으로 인해 각 변수의 효과의 합으로 예상되는 결과가 나타나지 않는 것을 의미한다. 시간과 군의 교호작용이 없다면 시간에 따른 기울기가 군 간에 차이가 없을 것이고, 교호작용이 있다면 두 기울기가 유의하게 다를 것이다. 즉, 군 간의 치료 효과를 비교하는 연구에서는 두 군을 모두 합한 전체 측정치가 시간에 따라 어떻게 변하는지(시간의 효과)는 주된 관심 대상이 아니며, '시간의 효과'가 두 군 사이에 유의한 차이가 있는지(교호작용)를 분석하고자 한다.

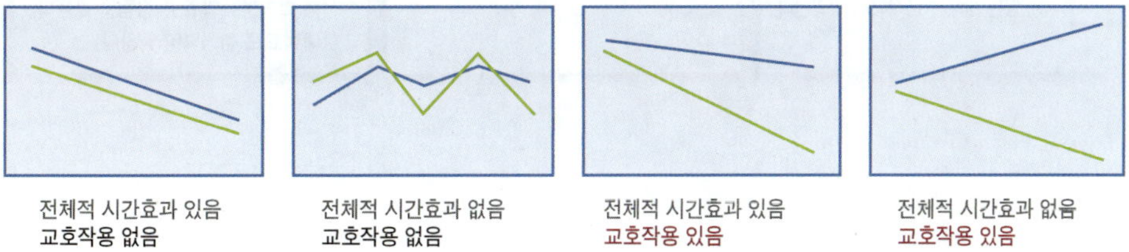

:: 개체 내 상관

같은 개체 내에서 반복해서 측정된 자료들은 서로 독립이 아니라 연관되어 있다. 이를 **개체 내 상관** within-subject correlation이라고 한다. 이러한 개체 내 상관을 무시하고 각 시점별로 독립표본 T 검정을 시행하여 집단 간 평균을 비교하면 개체 내 변화의 정보를 잃어버리게 되고, 여러 시점의 검정을 동시에 여러 번 시행하게 되므로 제1종 오류가 증가하게 되는 다중 비교의 문제가 발생한다.

:: 반복측정 자료를 올바르게 분석하는 방법

개체 내 상관을 고려해서 반복측정 자료를 분석하는 통계 분석법으로는 **반복측정 분산분석** repeated measures ANOVA, RM-ANOVA, **선형 혼합모형**linear mixed model, LMM, **일반화 추정 방정식**generalized estimating equation, GEE 등을 들 수 있다. 반복측정 분산분석은 분산분석의 일종으로 요인과 변동의 개념으로 반복측정 자료를 분석한다. 이에 비해 혼합모형은 회귀분석을 바탕으로 하므로 다수의 변수를 함께 넣고 교란변수의 영향을 통제할 수 있는 특징이 있다. 그리고 일반화 추정 방정식은 측정치들의 개체 내 상관을 고려하여 여러 회귀분석에 적용시켜 주는 하나의 방법이다. 그러므로 혼합모형과 일반화 추정 방정식은 선형 회귀분석의 많은 장점들을 그대로 갖는 매력이 있지만, 다른 한편으로 자료의 개수가 충분치 못한 경우에는 모형이 추정되기 힘들어서 분석이 불가능한 단점이 있다.

임상연구와 실험실 연구는 반복측정 자료의 형태를 갖고 있는 경우가 매우 많다. 통계학 비전공자의 입장에서 이들을 수학적으로 이해하기는 어렵겠지만, 각 기법들의 특성과 가정들을 개념적으로 잘 이해하고 본인의 자료에 적절히 활용할 수 있다면 매우 유용한 분석법이 될 수 있다.

반복측정 분산분석 RM-ANOVA Repeated measures ANOVA	선형혼합모형 LMM Linear mixed model	일반화 추정 방정식 GEE Generalized estimating equation
· 대응표본 T 검정의 확장으로 F-분포를 이용하는 분산분석을 이용한다. · 정규성과 구형성 가정을 만족해야 한다. · 그래프를 함께 제공해 준다. · 결측치 있는 개체는 분석에서 제외된다.	· 정규성을 만족해야 한다. · 평균 차이를 검정하기보다는 선형식에 관심을 갖는다. · 선형 회귀분석의 모든 장점을 갖는다.	· 정규성 가정이 요구되지 않지만, 충분한 개체수가 확보되어야 한다. · 연속형 변수뿐 아니라 O/X로 구분되는 이분형 변수의 분석도 가능하다. · 선형 회귀분석의 모든 장점을 갖는다. · 상대적으로 검정력이 약하다.

가. 반복측정 분산분석

반복측정 분산분석repeated-measures ANOVA은 반복측정 자료를 분석하는 가장 기본적인 방법으로 정규성 가정과 등분산 가정이라는 분산분석의 가정을 그대로 따른다. 첫째, **정규성 가정**의 경우 군마다 정규성 가정이 확보되어야 하지만, 분산분석은 본래 군의 크기가 어느 정도 비슷하면 정규성 가정에서 다소 유연한 경향이 있으므로 개체 수가 적당히 크다면 분산분석을 수행하는 데 큰 문제는 없다. 둘째, 반복측정 분산분석에서는 각 측정치들이 독립이 아니라 개체 내 상관을 갖고 있으므로 등분산 가정 대신 한 단계 확장된 **구형성 가정**sphericity assumption을 따르며, 군 간에 분산 구조가 같음을 의미하는 **동일성 가정**the assumption of equality of covariance matrices이 추가된다.

:: 구형성 가정

구형성 가정이란 어느 두 시점 사이의 측정치의 차이의 분산은 모두 일정하다는 뜻으로 비록 시간의 순서대로 반복적으로 측정된 자료이지만 모든 시점 사이의 관련성의 정도는 일정해야 한다는 의미이다. 만약 서로 인접한 측정치들 사이의 상관관계가 높다면 구형성 가정이 위배되게 되어 자유도가 수정된 검정통계량을 사용하여 반복측정 분산분석을 시행하게 된다. SPSS 프로그램에서는 다음과 같은 가설 설정하에 Mauchly's test로 구형성 가정을 검정하며 $p>0.05$인 경우 구형성 가정을 만족하는 것으로 간주한다.

귀무가설 H_0	자료가 구형성 가정을 만족한다.
대립가설 H_1	자료가 구형성 가정을 만족하지 못한다.

구형성 가정이 만족되지 않는 경우($p<0.05$)에는 Greenhous-Geisser, Huynh-Feldt 등이 제안한 수정된 검정통계량을 통해 반복측정 분산분석을 수행할 수 있다. 물론 통계 프로그램에서 이 두 가지 방법에 의해 수정된 검정 결과는 모두 함께 제시된다.

:: 동일성 검정

두 그룹 이상의 비교를 위해서 반복측정 분산분석을 수행하는 경우에는 분산 구조가 그룹 간에 서로 같을 것을 의미하는 동일성 검정을 추가로 확인해 주어야 한다. SPSS에서는 옵션을 통해 Box의 동일성 검정을 수행할 수 있으며 다음과 같은 가설을 검정하게 된다.

귀무가설 H_0	그룹 간 분산 구조는 같다.
대립가설 H_1	그룹 간 분산 구조가 서로 다르다.

:: 분산분석의 기본 구조

반복측정 분산분석에 들어가기에 앞서서 분산분석의 기본 구조를 다시 점검하고 들어가자. 분산분석에서는 **총변동**을 우리가 관심을 갖는 **요인에 의해 설명되는 변동**과 **요인에 의해 설명되지 않는 변동(오차)**으로 구분하여 각각의 평균(=분산)의 비로 검정통계량 F를 산출하여 통계적 유의성을 검정한다.

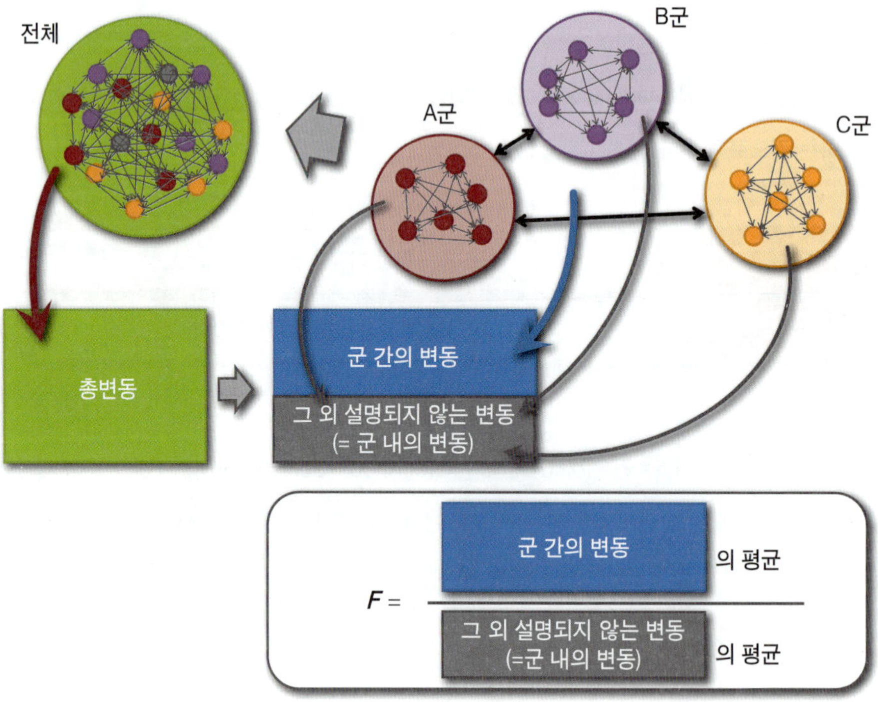

3군의 평균을 비교하는 일원배치 분산분석에서는 군의 구분이 유일한 요인이 되므로 총변동은 군 간의 변동과 그 외 설명되지 않는 변동(=군 내의 변동)으로 구분하였다.

분산분석표 g(군의 수), n(총 개체 수)

요인	제곱합 (변동)	자유도	제곱합의 평균	F 통계량	유의확률
군	SSG (군 간의 변동)	g−1	MSG=SSG/(g−1)	F=MSG/MSE	p value
오차	SSE (그 외 설명되지 않는 변동)	n−g	MSE=SSE/(n−g)		
전체	TSS (총변동)	n−1			

* SSG = sum of squares for group
SSE = sum of squares for error
TSS = total sum of squares
MSG = mean squares for group
MSE = mean squares for error

:: 반복측정 분산분석

이제 반복측정 자료를 분석해 보자. 다음과 같이 실험쥐 6마리에게 동일한 처치를 가한 뒤 시간에 따른 변화가 있는지 알아보는 연구를 생각해 보자.

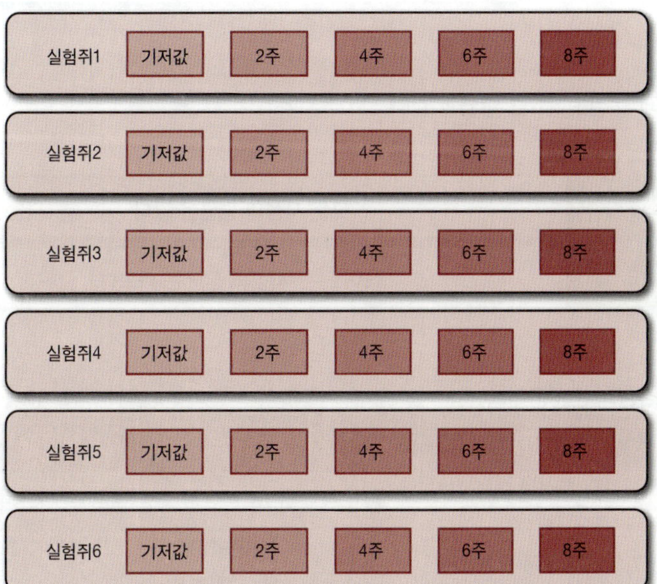

총변동은 개체들 간의 변동과 개체 내의 변동으로 구분할 수 있지만, 이 경우에는 개체 내의 시간에 의한 변동에만 관심이 있을 뿐, 개체들 간의 변동에는 관심이 없다. 개체 내의 변동만을 따로 떼어 생각해 보자. **개체 내의 변동**은 다시 **시간이라는 요인에 의해 설명되는 변동**과 **그 외 설명되지 않는 변동(오차)**으로 구분할 수 있다. 반복측정 분산분석에서는 이 두 변동의 평균의 비를 통해 F값을 구한다.

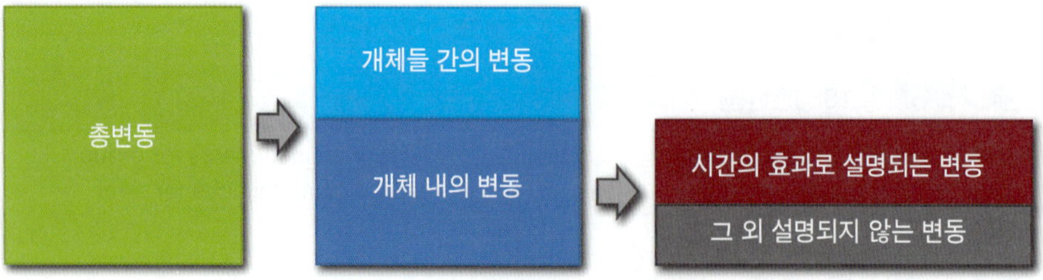

$$F = \frac{\text{시간의 효과로 설명되는 변동의 평균}}{\text{그 외 설명되지 않는 변동의 평균}}$$

이때 가설설정과 분산분석표는 다음과 같다.

귀무가설 H_0	모든 시점의 평균은 같다.
대립가설 H_1	적어도 한 시점의 평균은 다르다.

개체 내 효과 검정의 분산분석표

t(반복 측정 시점의 수), n(총 개체 수)

요인	제곱합 (변동)	자유도	제곱합의 평균	F 통계량	유의확률
시간	SST (시간의 효과로 설명되는 변동)	t−1	MST=SST/(t−1)	F=MST/MSE	*p* value
오차	SSE (그 외 설명되지 않는 변동)	(n−1)(t−1)	MSE=SSE/{(n−1)(t−1)}		

* SST = sum of squares for time
SSE = sum of squares for error
MST = mean squares for time
MSE = mean squares for error

:: 시점 간 비교를 위한 사후검정

반복측정 분산분석을 통해 시간의 효과가 입증되면 어느 시점에서 기저값과 유의한 차이를 보이는지 사후검정을 수행해 줄 수 있다. 사후검정은 다중비교이므로 유의성 보정이 필요하다. 만약 치료 시작 후 5회 반복하여 측정하였다고 하면 동시에 총 5회의 검정을 수행해야 하므로 Bonferroni's method에 의해 유의수준을 0.05/5=0.01로 보정해 준다. SPSS 프로그램에서는 옵션을 통해 사후검정을 자동으로 시행할 수 있다.

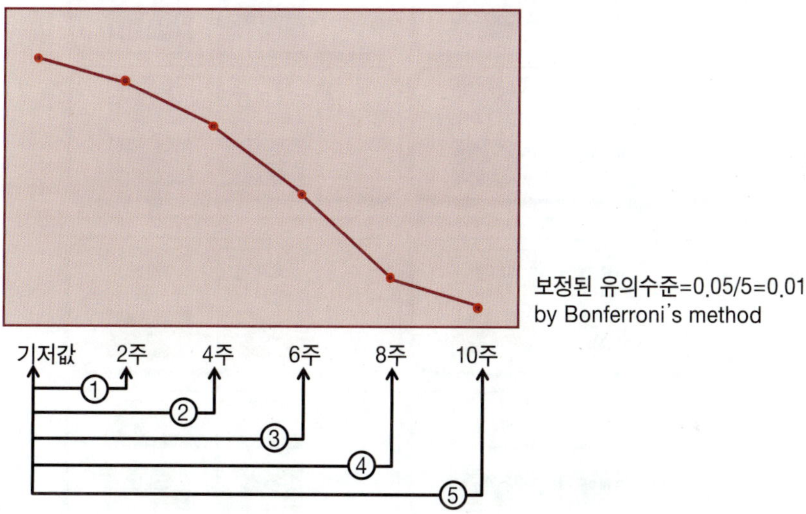

:: 반복측정 분산분석으로 두 군의 효과를 비교하는 방법

이제 두 군에게 각기 다른 처치를 가하고 결과변수를 반복적으로 측정하여 두 군의 차이를 비교하는 방법에 대해 알아보자. 이러한 형태의 자료에서 연구자들은 시간에 따른 변화가 두 군 사이에 차이가 있는지(시간과 군의 교호작용)에 초점을 맞춘다.

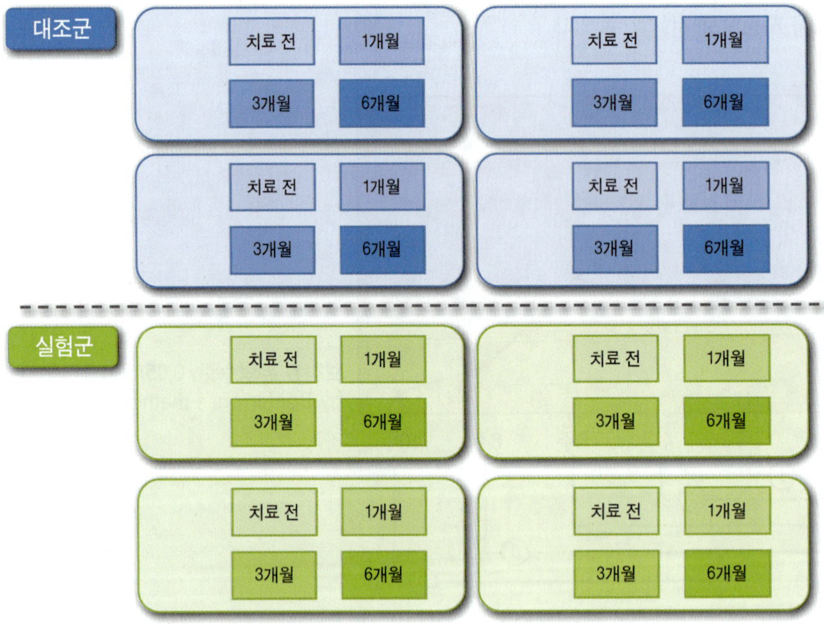

:: 반복측정 분산분석의 수행

총변동은 개체들 간의 변동과 개체 내의 변동으로 크게 구분할 수 있다. 이 예제에서 **개체들 간의 변동의 요인**은 **군**(ⓐ)이며, **개체 내의 변동**에서는 **시간(ⓑ)과 시간과 군의 교호작용**(ⓒ)이 요인으로 포함된다. 이제 이 개체들 간의 요인의 효과와 개체 내의 요인들의 효과를 순서대로 검정해 보자.

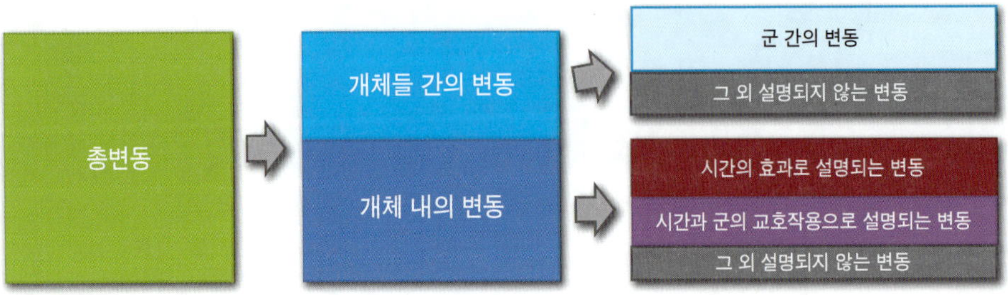

:: 개체 간 효과 검정

개체들 간의 변동은 군 간의 크기를 비교하는 일원배치 분산분석과 같은 구조를 갖고 있다. 군 간의 변동과 군으로 설명되지 않는 변동을 구분하여 두 군 간 종속변수의 차이가 있는지 검정을 실시한다(ⓐ). 이것이 개체 간 효과 검정이다.

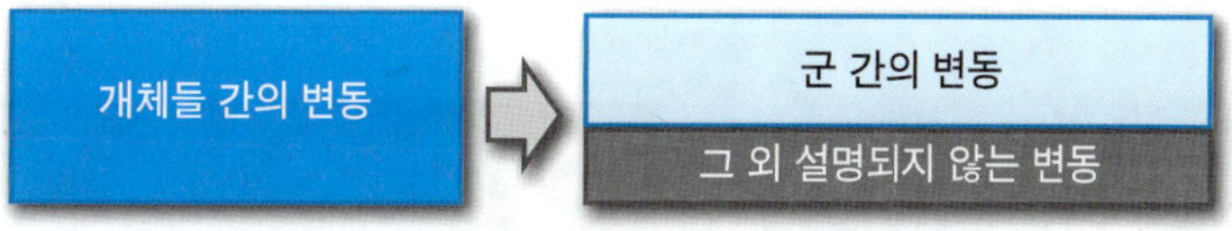

Ⓐ

$$F = \frac{\text{군 간의 변동의 평균}}{\text{그 외 설명되지 않는 변동의 평균}}$$

개체 간 효과 검정의 분산분석표

g(군의 수), n(총 개체 수)

요인	제곱합 (변동)	자유도	제곱합의 평균	F 통계량	유의확률
Ⓐ 군	SSG (군으로 설명되는 변동)	g−1	MSG=SSG/(g−1)	F=MSG/MSE	*p* value
오차	SSE (그 외 설명되지 않는 변동)	n−g	MSE=SSE/(n−g)		

* SSG = sum of squares for group
SSE = sum of squares for error
MSG = mean squares for group
MSE = mean squares for error

:: 개체 내 효과 검정

이제 **개체 내의 변동**을 분석해 보자. 개체 내 변동에는 시간의 효과로 설명되는 변동과 시간과 군의 교호작용으로 설명되는 변동, 그리고 그 외 설명되지 않는 변동(오차)이 포함된다. 이에 각 항목의 평균을 오차의 평균으로 나누면 시간의 효과(ⓑ)와 시간*군의 교호작용의 효과(ⓒ)를 각각 검정할 수 있다.

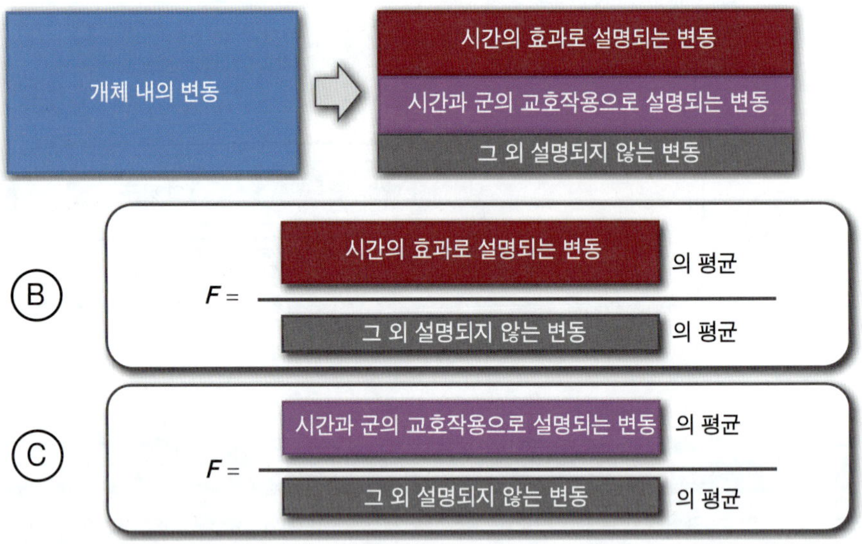

개체 내 효과 검정의 분산분석표 t(반복 측정 시점의 수), g(군의 수), n(총 개체 수)

요인	제곱합 (변동)	자유도	제곱합의 평균	F 통계량	유의확률
Ⓑ 시간	SST (시간의 효과로 설명되는 변동)	t−1	MST=SST(t−1)	F=MST/MSE	*p* value
Ⓒ 시간*군	SSTG (시간과 군의 교호작용으로 설명되는 변동)	(g−1)(t−1)	MSTG=SSTG/{(g−1)(t−1)}	F=MSTG/MSE	*p* value
오차	SSE (그 외 설명되지 않는 변동)	(n−g)(t−1)	MSE=SSE/{(n−g)(t−1)}		

* SST = sum of squares for time
SSTG = sum of squares for interaction of time and group
SSE = sum of squares for error

MST = mean squares for time
MSTG = mean squares for interaction of time and group
MSE = mean squares for error

:: 반복측정 분산분석에서의 세 가지 검정

반복측정 분산분석을 통해 두 군을 비교하는 경우 지금까지 살펴 본 세 가지 검정을 동시에 시행하게 된다. **개체 간 검정**을 통해 두 군 간에 차이가 있는지(ⓐ)를 검정하고, **개체 내 검정**을 통해 종속변수가 시간에 따라 변하는지(ⓑ), 시간에 따른 변화는 군 간에 차이가 있는지(ⓒ)를 검정한다. 그러면 실제로 자료를 분석할 때에는 이 결과를 어떻게 해석해야 할까?

Ⓐ	군	두 군 간에 차이가 있는가?
Ⓑ	시간	종속변수가 시간에 따라 변하는가?
Ⓒ	시간*군 교호작용	시간에 따른 변화는 군 간에 차이가 있는가?
	사후검정	어느 시점에서 군 간에 차이가 나는가?

:: 반복측정 분산분석의 결과를 해석하는 방법

반복측정 연구를 통해 두 군을 비교한다는 것은 시간에 따른 변화가 군 간에 유의한 차이가 있는지(ⓒ) 검정한다는 것과 같은 말이다. 이 경우, 전체적인 시간의 효과(ⓑ)에는 크게 관심을 갖지 않는다. 자료 전체를 놓고 보아서는 시간의 효과가 있어도 군 간의 차이가 없을 수 있고, 반대로 전체적인 시간의 효과가 없어도 군 간의 차이는 유의할 수 있기 때문이다. 그러므로 이런 형태의 연구에서는 시간과 군의 교호작용이 통계적으로 유의한지(ⓒ)를 검정하는 것이 최우선의 목적이 되며, 만약 교호작용이 있다면 어느 시점에서 군 간에 차이가 있는지 사후검정을 추가로 실시해 준다.

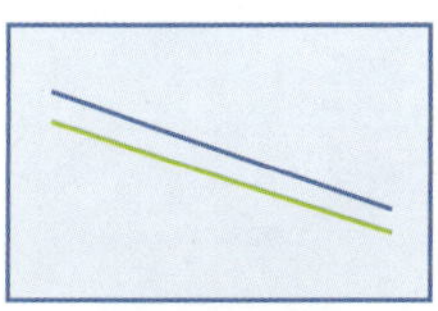

전체적 시간효과 있음
교호작용 없음

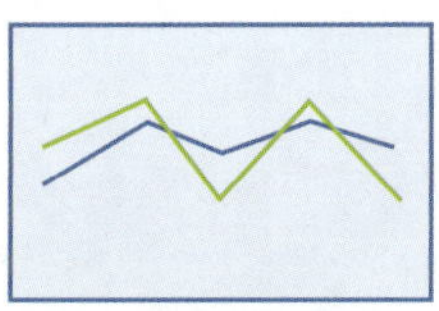

전체적 시간효과 없음
교호작용 없음

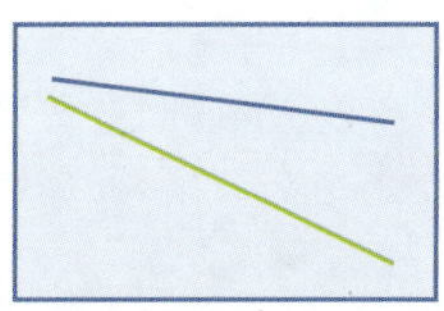

전체적 시간효과 있음
교호작용 있음

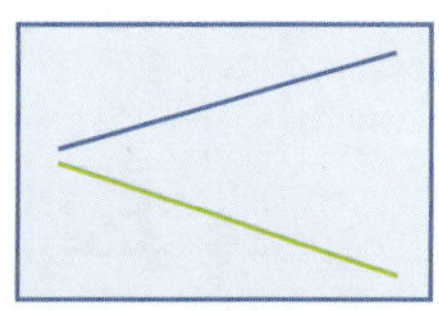

전체적 시간효과 없음
교호작용 있음

물론 교호작용 유무(ⓒ)와 관계 없이 전체적인 시간의 효과(ⓑ)가 있는지, 그리고 시간의 효과(ⓑ)가 없다면 관찰 시점을 모두 무시하고 군 간의 차이가 있는지(ⓐ) 따져 보는 것은 연구 결과에 부수적인 정보를 제공해 줄 수 있다.

:: 시점별로 군 간을 비교하는 사후검정

반복측정 분산분석을 통해 시간과 군의 교호작용이 유의함이 입증되면 다음 단계로 어느 시점에서 두 군이 차이를 보이는지 사후검정을 시행한다. SPSS 프로그램에서는 시점별로 군 간을 비교하는 사후검정을 옵션으로 제공해 주고 있지 않지만 Bonferroni's method를 통해 유의수준을 보정한 뒤 독립표본 T 검정을 통해 시점별로 두 군을 비교할 수 있다. 예를 들어, 총 4회의 시점이 존재한다면 0.05/4=0.0125로 유의수준을 보정하여 각 시점마다 군 간 차이를 비교한다.

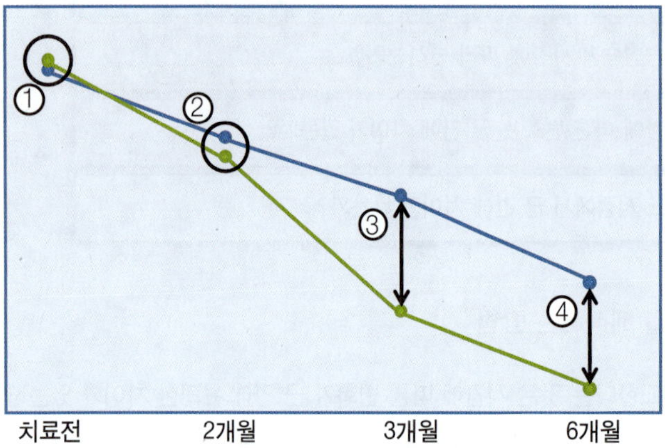

보정된 유의수준=0.05/4=0.0125
by Bonferroni's method

SPSS 실습

반복측정 분산분석

Q 총 14명의 여드름 환자를 7명씩 2군으로 나누어 치료A와 치료B를 시행하였다. 환자들은 모두 치료 전, 치료 1개월, 3개월, 6개월에 병원을 방문하여 여드름 중증도를 측정하였다. 두 치료법의 효과에 차이가 있는지 분석하라.

group	id	baseline	month1	month3	month6
1	1	60	41	25	16
1	2	52	38	23	12
1	3	62	36	22	14
1	4	58	34	21	13
1	5	65	34	28	18
1	6	58	42	26	16
1	7	53	38	25	21
2	8	55	42	33	22
2	9	55	54	46	26
2	10	60	55	46	23
2	11	63	45	40	25
2	12	52	41	35	22
2	13	61	38	32	18
2	14	58	43	39	21

1 ❶ **분석** ▶ ❷ **일반선형모형** ▶ ❸ **반복측정**을 선택한다.

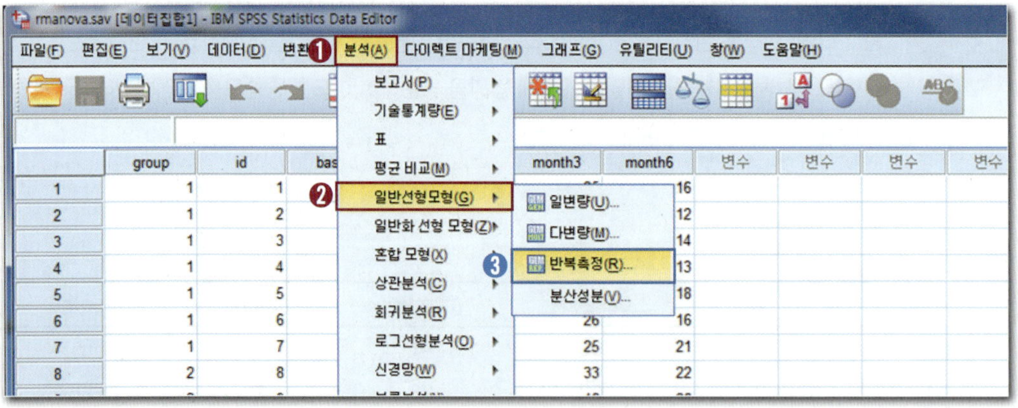

2 반복측정 분산분석을 위해서는 먼저 요인을 정의해야 한다. ❶ **개체-내 요인이름**과 반복측정된 ❷ **수준의 수**에 각각 'time'과 '4'를 입력하고 ❸ **추가**한 뒤(❹), ❺ **정의**를 선택한다.

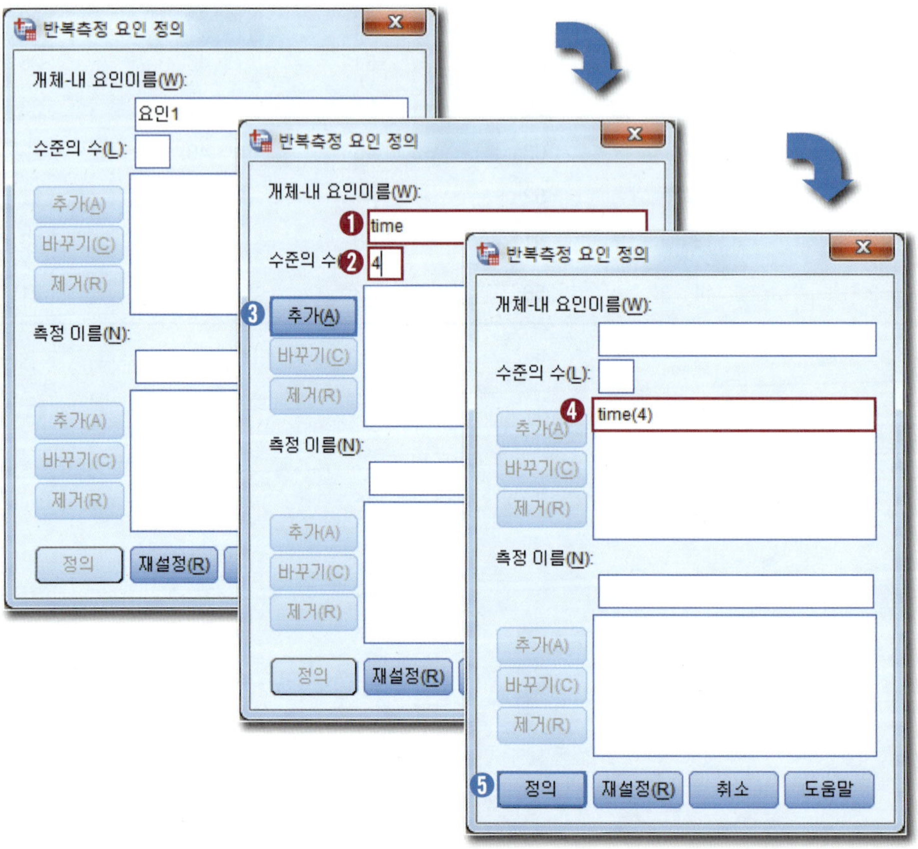

3 개체-내 변수로 ❶ **네 시점의 time**을, 개체-간 요인으로 ❷ **group**을 옮기고, ❸ **도표**를 선택한다.

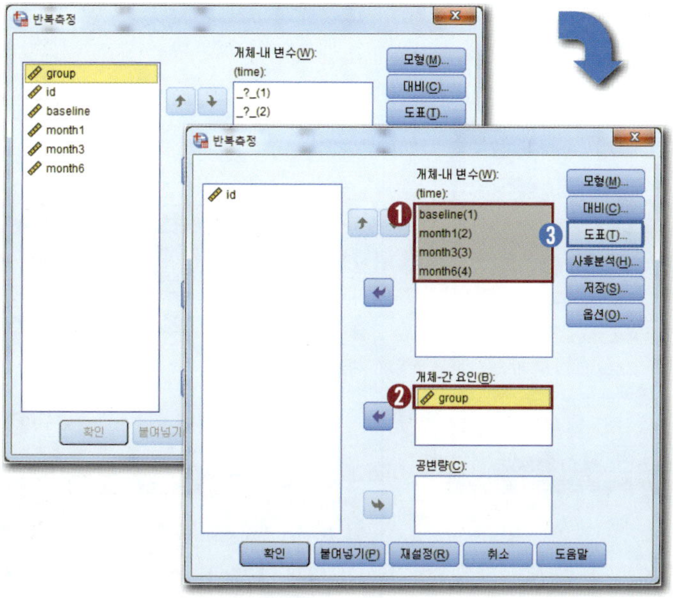

4 그리고 싶은 도표를 정의한다. 수평축 변수로 ❶ **time**을, 선구분 변수로 ❷ **group**을 옮긴 뒤 ❸ **추가**하고(❹), ❺ **계속**으로 나온다.

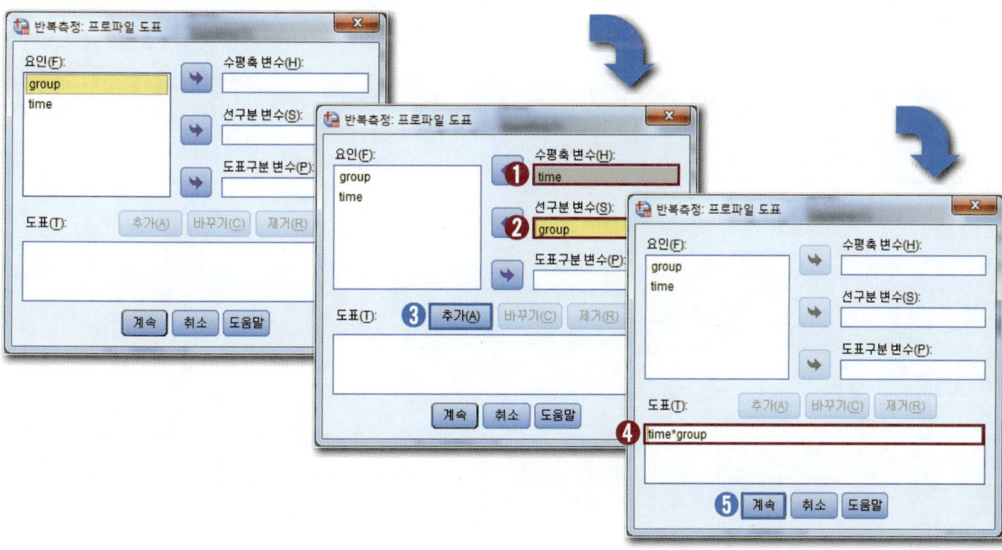

5 ❶ **옵션** 상자로 들어가서 평균 출력 기준으로 ❷ **time**을 선택하고, 신뢰구간 조정 방법으로 ❸ Bonferroni를 선택한 뒤, ❹ **기술통계량**과 ❺ **동질성 검정**을 체크하고 ❻ **계속**으로 나와 ❼ **확인**을 선택하고 결과를 기다린다.

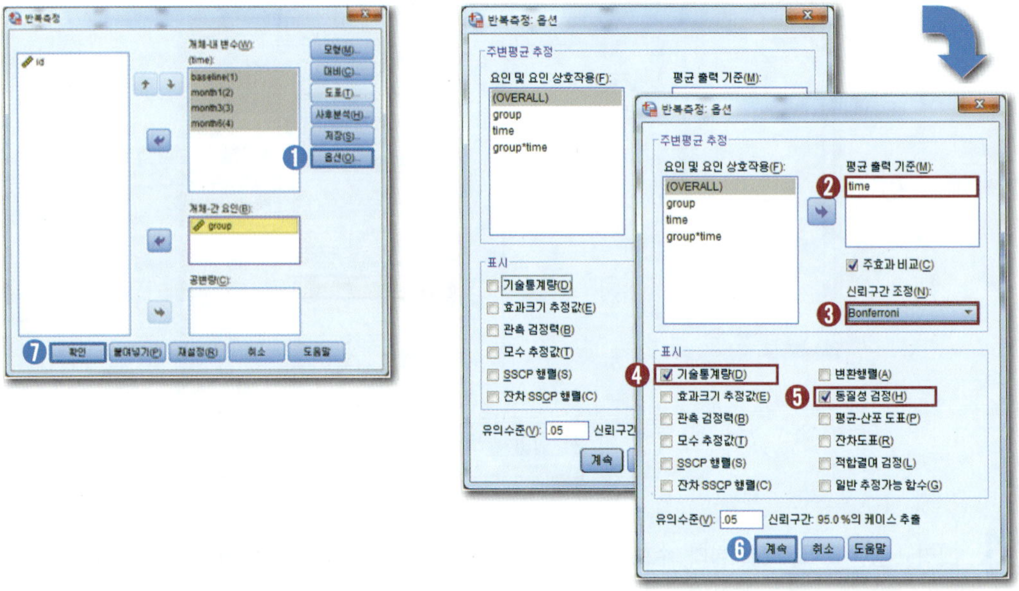

반복측정 분산분석의 결과

➜ 일반 선형 모델

[데이터집합1] C:\exercise\rmanova.sav

개체-내 요인

측도: MEASURE_1

time	종속 변수
1	baseline
2	month1
3	month3
4	month6

개체-간 요인

		N
group	1	7
	2	7

기술통계량

	group	평균	표준편차	N
baseline	1	58.29	4.645	7
	2	57.71	3.904	7
	합계	58.00	4.132	14
month1	1	37.57	3.155	7
	2	45.43	6.554	7
	합계	41.50	6.406	14
month3	1	24.29	2.430	7
	2	38.71	5.765	7
	합계	31.50	8.609	14
month6	1	15.71	3.094	7
	2	22.43	2.637	7
	합계	19.07	4.446	14

공분산행렬에 대한 Box의 동일성 검정[a]

Box의 M	9.764
F	.612
df1	10
df2	688.446
유의확률 ❶	.804

여러 집단에서 종속변수의 관측 공분산행렬이 동일한 영가설을 검정합니다.

a. Design: 절편 + group 개체-내 계획: time

Box의 동일성 검정

H_0: 두 군의 분산 구조는 같다.

H_1: 두 군의 분산 구조는 같지 않다.

❶ p=0.804>0.05 이므로 H_0 채택

→ **두 군의 분산 구조는 같음을 가정**

다변량 검정[a]

효과		값	F	가설 자유도	오차 자유도	유의확률
time	Pillai의 트레이스	.991	361.445[b]	3.000	10.000	.000
	Wilks의 람다	.009	361.445[b]	3.000	10.000	.000
	Hotelling의 트레이스	108.433	361.445[b]	3.000	10.000	.000
	Roy의 최대근	108.433	361.445[b]	3.000	10.000	.000
time * group	Pillai의 트레이스	.850	18.888[b]	3.000	10.000	.000
	Wilks의 람다	.150	18.888[b]	3.000	10.000	.000
	Hotelling의 트레이스	5.666	18.888[b]	3.000	10.000	.000
	Roy의 최대근	5.666	18.888[b]	3.000	10.000	.000

a. Design: 절편 + group
개체-내 계획: time

b. 정확한 통계량

Mauchly의 구형성 검정[a]

측도: MEASURE_1

개체-내 효과	Mauchly의 W	근사 카이제곱	자유도	유의확률	엡실런[b] Greenhouse-Geisser	엡실런[b] Huynh-Feldt	엡실런[b] 하한값
time	.287	13.380	5	❷ .021	.589	.740	.333

정규화된 변형 종속변수의 오차 공분산행렬이 단위행렬에 비례하는 영가설을 검정합니다.

a. Design: 절편 + group
개체-내 계획

b. 유의성 평균검

Mauchly의 구형성 검정

H_0: 자료가 구형성 가정을 만족한다.

H_1: 자료가 구형성 가정을 만족하지 못한다.

❷ $p=0.021<0.05$ 이므로 H_0 기각

→ 구형성 가정이 위배됨 → 수정된 검정통계량 사용 (Greenhous-Geisser correction, Huynh-Feldt correction)

개체-내 효과 검정

측도: MEASURE_1

소스		제 III 유형 제곱합	자유도	평균 제곱	F	유의확률
time	구형성 가정	11366.054	3	3788.685	308.780	.000
	Greenhouse-Geisser	11366.054	1.766	6437.183	308.780 ❹	.000
	Huynh-Feldt	11366.054	2.220	5119.967	308.780	.000
	하한값	11366.054	1.000	11366.054	308.780	.000
time * group	구형성 가정	396.482	3	132.161	10.771	.000
	Greenhouse-Geisser	396.482	1.766	224.548	10.771 ❸	.001
	Huynh-Feldt	396.482	2.220	178.600	10.771	.000
	하한값	396.482	1.000	396.482	10.771	.007
오차(time)	구형성 가정	441.714	36	12.270		
	Greenhouse-Geisser	441.714	21.188	20.847		
	Huynh-Feldt	441.714	26.639	16.581		
	하한값	441.714	12.000	36.810		

시간의 효과 검정 Ⓑ

H_0: 시간에 따른 변화는 없다.

H_1: 시간에 따른 변화가 있다.

❹ $p<0.001$ 이므로 H_0 기각

→ 시간에 따른 전체적인 변화가 있다.

시간과 군의 교호작용 검정 Ⓒ

H_0: 두 군의 시간에 따른 변화는 같다.

H_1: 두 군의 시간에 따른 변화는 다르다.

❸ $p=0.001<0.05$ 이므로 H_0 기각

→ 두 군의 시간에 따른 변화는 다르다.

개체-내 대비 검정

측도: MEASURE_1

소스	time	제 III 유형 제곱합	자유도	평균 제곱	F	유의확률
time	선형모형	11252.232	1	11252.232	1002.532	.000
	2차모형	58.018	1	58.018	2.979	.110
	3차모형	55.804	1	55.804	9.134	.011
time * group	선형모형	141.432	1	141.432	12.601	.004
	2차모형	228.018	1	228.018	11.708	.005
	3차모형	27.032	1	27.032	4.425	.057
오차(time)	선형모형	134.686	12	11.224		
	2차모형	233.714	12	19.476		
	3차모형	73.314	12	6.110		

⑤ 시간에 따른 변화는 선형 모형이라 할 수 있다.

개체-간 효과 검정

측도: MEASURE_1
변환된 변수: 평균

소스	제 III 유형 제곱합	자유도	평균 제곱	F	유의확률
절편	78825.018	1	78825.018	2196.849	.000
group	707.161	1	707.161	19.709	.001
오차	430.571	12	35.881		

군의 효과 검정 Ⓐ

H_0: 군 간 차이는 없다.

H_1: 군 간 차이가 있다.

p=0.001<0.05 이므로 H_0 기각

→ **군 간 차이가 있다.**

본 자료에서는 시간과 군의 교호작용이 증명되었고 시간에 따른 효과가 있으므로 모든 시점을 무시한 개체 간 효과 검정은 의미가 없다.

추정값

측도: MEASURE_1

time	평균	표준오차	95% 신뢰구간 하한값	95% 신뢰구간 상한값
1	58.000	1.147	55.502	60.498
2	41.500	1.375	38.505	44.495
3	31.500	1.182	28.924	34.076
4	19.071	.768	17.398	20.745

대응별 비교

측도: MEASURE_1

(I) time	(J) time	평균차(I-J)	표준오차	유의확률[b]	차이에 대한 95% 신뢰구간[b] 하한값	차이에 대한 95% 신뢰구간[b] 상한값
1	2	16.500*	1.866	.000	10.618	22.382
	3	26.500*	1.492	.000	21.796	31.204
	4	38.929*	1.383	.000	34.570	43.287
2	1	-16.500*	1.866	.000	-22.382	-10.618
	3	10.000*	.751	.000	7.631	12.369
	4	22.429*	1.227	.000	18.561	26.296
3	1	-26.500*	1.492	.000	-31.204	-21.796
	2	-10.000*	.751	.000	-12.369	-7.631
	4	12.429*	.910	.000	9.559	15.298
4	1	-38.929*	1.383	.000	-43.287	-34.570
	2	-22.429*	1.227	.000	-26.296	-18.561
	3	-12.429*	.910	.000	-15.298	-9.559

추정된 주변평균을 기준으로

*. 평균차는 .05 수준에서 유의합니다.

b. 다중비교에 대한 조정: Bonferroni

시점 간 비교를 위한 사후검정

본 자료와 같이 군 간 비교를 목적으로 하는 경우에 시점별 비교는 필요하지 않다.

하지만, 하나의 실험군에 같은 처치를 가하고 시간에 따른 변화를 파악하는 경우에 시간에 따른 효과가 유의하게 입증되면 어느 시점에서 초기값과 유의한 차이를 보이는지 유의수준을 보정한 사후검정이 필요하다.

프로파일 도표

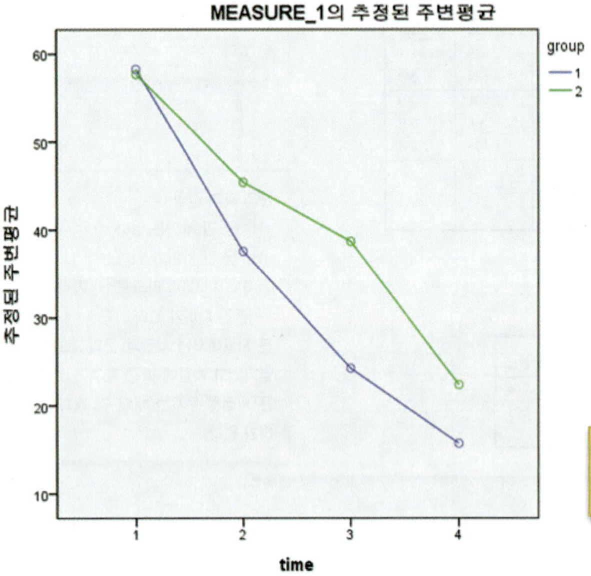

그래프를 통해 시간에 따라 score가 감소함을 군별로 확인할 수 있다.

시점별로 군 간을 비교하는 사후검정

두 군 간의 시간에 따른 변화가 다르다면 어느 시점에서 차이가 나는지 사후검정을 통해 확인해야 한다.
독립표본 T 검정을 추가로 시행하여 각 시점별로 두 군을 비교한다. 이때 유의수준은 Bonferroni's method에 의해 보정한다.

6 시점별로 군 간을 비교하는 사후검정을 시행한다. 두 군 간의 시간에 따른 변화가 다르다면 어느 시점에서 차이가 나는지 사후검정을 통해 확인해야 한다. 독립표본 T 검정을 통해 각 시점마다 두 군을 비교한다. 이때 유의수준은 Bonferroni's method에 의해 보정한다.

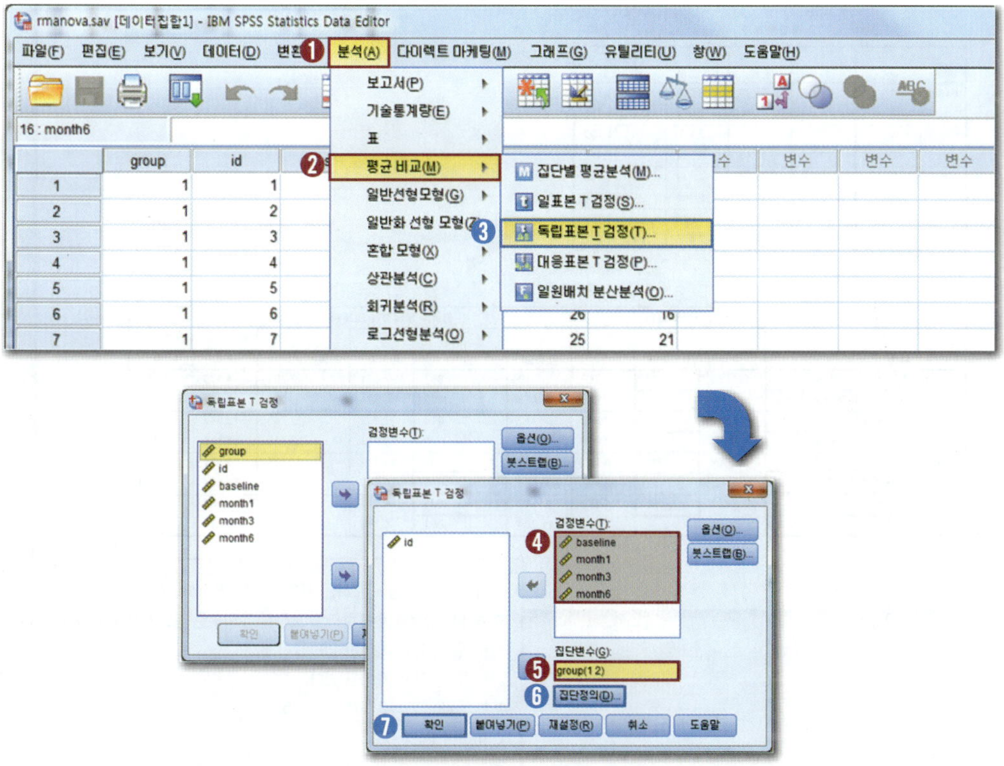

시점별로 군 간을 비교하는 사후검정 결과

T-검정

[데이터집합1] C:\exercise\rmanova.sav

집단통계량

	group	N	평균	표준편차	평균의 표준오차
baseline	1	7	58.29	4.645	1.755
	2	7	57.71	3.904	1.475
month1	1	7	37.57	3.155	1.192
	2	7	45.43	6.554	2.477
month3	1	7	24.29	2.430	.918
	2	7	38.71	5.765	2.179
month6	1	7	15.71	3.094	1.169
	2	7	22.43	2.637	.997

독립표본 검정

		Levene의 등분산 검정		평균의 동일성에 대한 t-검정						
									차이의 95% 신뢰구간	
	❷	F	❶ 유의확률	t	자유도	유의확률 (양쪽)	평균차	차이의 표준오차	하한	상한
baseline	등분산이 가정됨	.052	.823	.249	12	.807	.571	2.293	-4.425	5.568
	등분산이 가정되지 않음			.249	11.655	.808	.571	2.293	-4.441	5.584
month1	등분산이 가정됨	3.547	.084	-2.858	12	.014	-7.857	2.749	-13.847	-1.867
	등분산이 가정되지 않음			-2.858	8.639	.020	-7.857	2.749	-14.116	-1.598
month3	등분산이 가정됨	5.004	.045	-6.102	12	❸ .000	-14.429	2.365	-19.581	-9.276
	등분산이 가정되지 않음			-6.102	8.067	.000	-14.429	2.365	-19.874	-8.983
month6	등분산이 가정됨	.197	.665	-4.370	12	.001	-6.714	1.536	-10.062	-3.367
	등분산이 가정되지 않음			-4.370	11.706	.001	-6.714	1.536	-10.071	-3.357

시점별로 군 간을 비교하는 사후검정 by Bonferroni's method

총 4가지 검정을 수행하므로 보정된 유의수준 = 0.05/4=0.0125

H_0: 두 군 간의 차이가 없다.

H_1: 두 군 간의 차이가 있다.

1. baseline : p=0.807>0.0125
2. month1 : p=0.014>0.0125
3. month3 : p<0.001<0.0125 → **유의한 차이를 보였다.**
4. month6 : p=0.001<0.0125 → **유의한 차이를 보였다.**

나. 자료구조의 변환

반복측정 분산분석의 가장 큰 단점은 결측치가 하나도 없는 완전무결한 자료만을 대상으로 한다는 것이다. 실제 임상의학 연구에서는 환자가 제때에 방문하지 않는 경우가 많아 반복측정 분산분석으로 자료를 분석하기에는 어려움이 많다. 예를 들어, 다음과 같은 자료를 반복측정 분산분석을 통해 분석한다면 결측치가 발생한 6명의 자료를 제외하고 군당 4개씩의 자료만을 대상으로 해야 하므로 정보의 손실이 너무 많다.

이를 극복할 수 있는 방법이 혼합모형linear mixed model과 일반화 추정 방정식generalized estimating equation이다. 분산분석에서는 개체가 분석의 대상이었으나 이 두 모형에서는 개별 관측치가 분석의 대상이므로 분석에 사용되는 자료의 구조가 다르다. 새로운 모형을 공부하기 앞서서 SPSS에서 자료의 구조를 변환하는 방법을 익혀 보자.

id	group	sex	baseline	month1	month3	month6
1	1	F	60	결측치	25	16
2	1	F	52	38	23	12
3	1	F	62	36	22	14
4	1	F	58	34	21	13
5	1	M	65	34	28	18
6	1	M	58	42	26	결측치
7	1	M	53	38	결측치	21
8	2	F	55	42	33	22
9	2	M	55	54	46	26
10	2	M	60	55	46	23
11	2	M	63	45	결측치	25
12	2	M	52	결측치	35	22
13	2	F	61	38	32	18
14	2	F	58	결측치	39	21

id	group	sex	time	score
1	1	2	0	60
1	1	2	3	25
1	1	2	6	16
2	1	2	0	52
2	1	2	1	38
2	1	2	3	23
2	1	2	6	12
3	1	2	0	62
3	1	2	1	36
3	1	2	3	22
3	1	2	6	14
4	1	2	0	58
4	1	2	1	34
4	1	2	1	21
4	1	2	6	13

SPSS 실습

구조변환 연습

1 ❶ **데이터** ▶ ❷ **구조변환**을 선택한다.

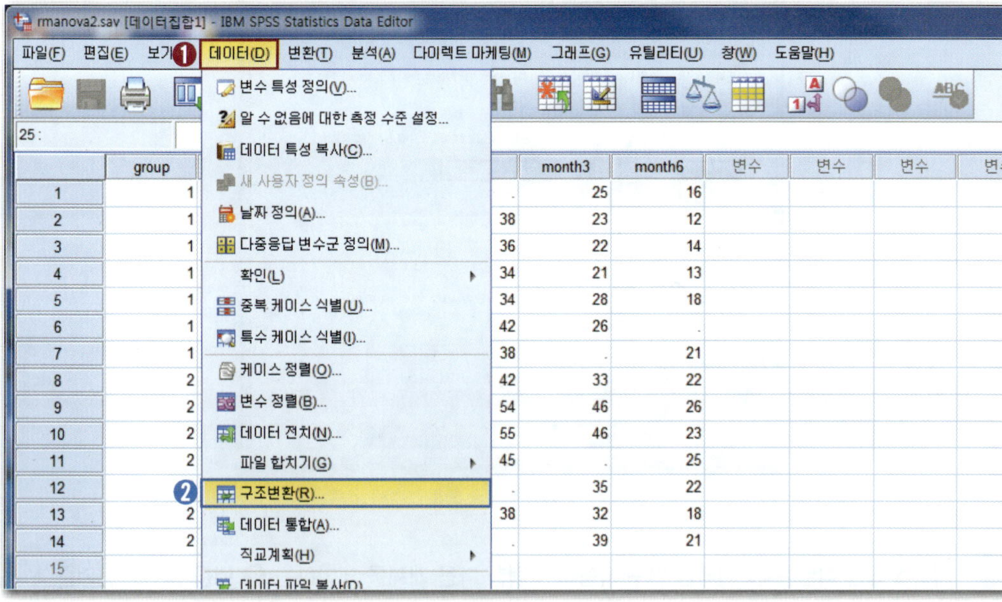

2 ❶ **선택한 변수를 케이스로 구조변환**을 선택하고 ❷ **다음**으로 넘어간다.

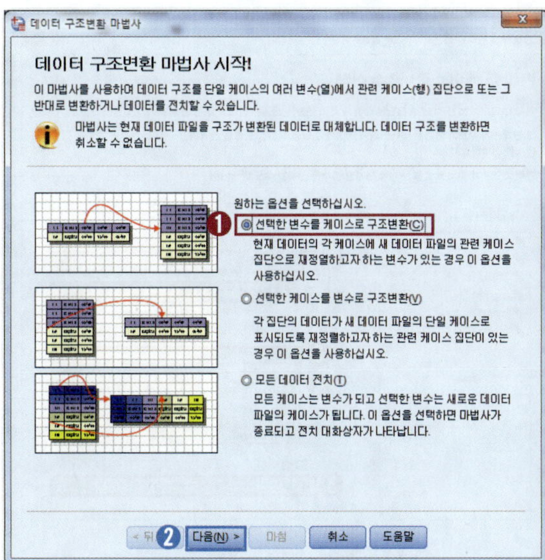

3 구조 변환하고자 하는 변수 집단 수 ❶ **한 개**를 선택하고 ❷ **다음**으로 넘어간다.

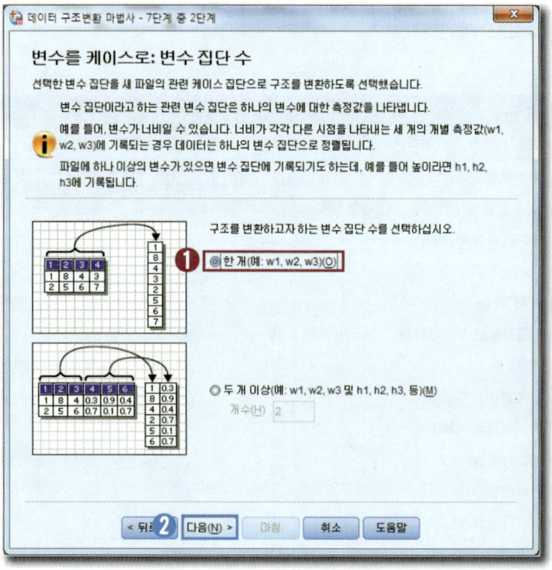

4 **케이스 집단 식별**은 ❶ **선택한 변수 사용**을 선택한 다음 개체를 의미하는 ❷ **id**를 변수로 옮겨준다. 새로 형성될 결과변수의 이름을 ❸ **outcome**으로 정한 뒤 ❹ **전치될 값들**을 모두 옮겨 준다. 그룹, 성별, 연령 등 개체 고유의 값들을 ❺ **고정변수**로 옮겨준 뒤 ❻ **다음**으로 넘어간다.

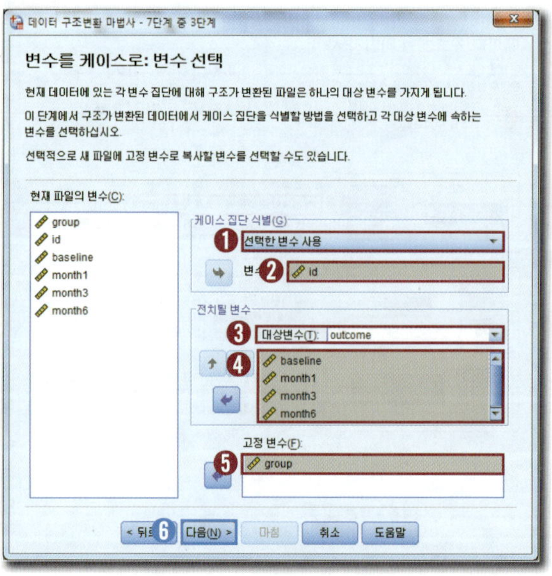

5 결과변수의 숫자는 1개이므로 ❶ **한 개**를 선택하고 ❷ **다음**으로 넘어간다.

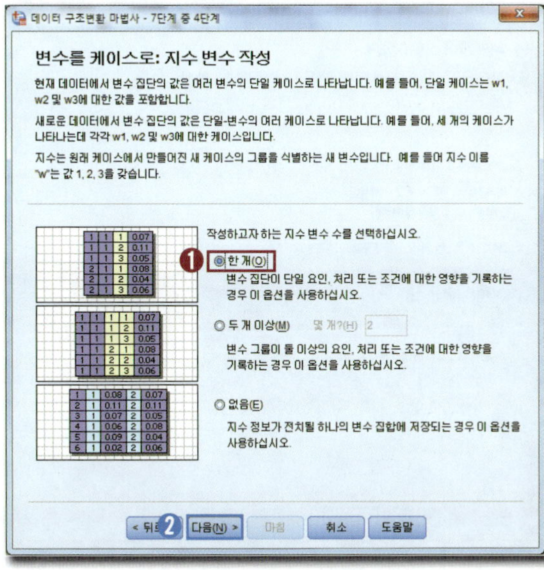

6 시점 이름을 ❶ **순차 번호**로 지정하고 ❷ **다음**으로 넘어간다.

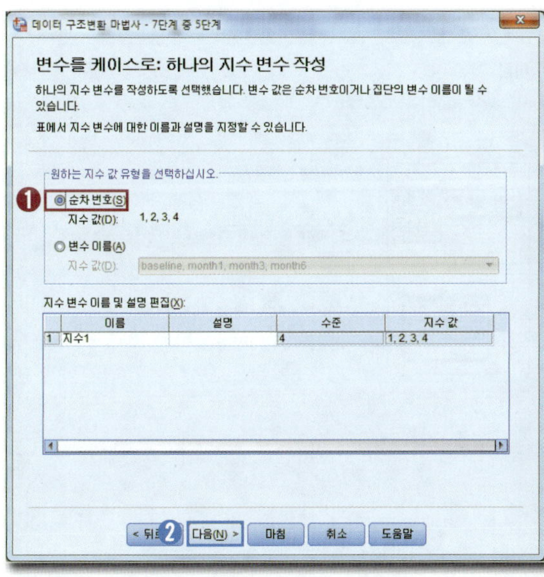

7 ❶ **다음**으로 넘어간다.

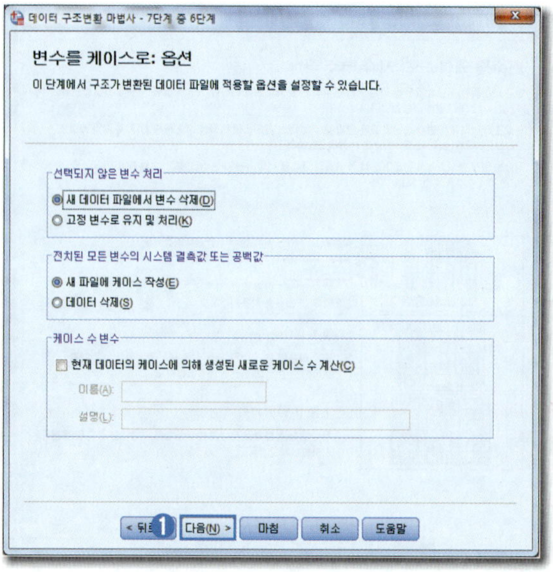

8 ❶ **마침**을 선택하면 구조변환이 이뤄진다.

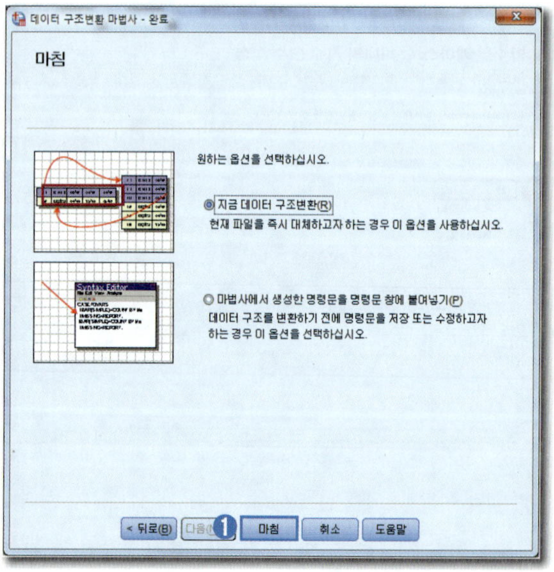

9 데이터 구조가 변환된 것을 확인한다.

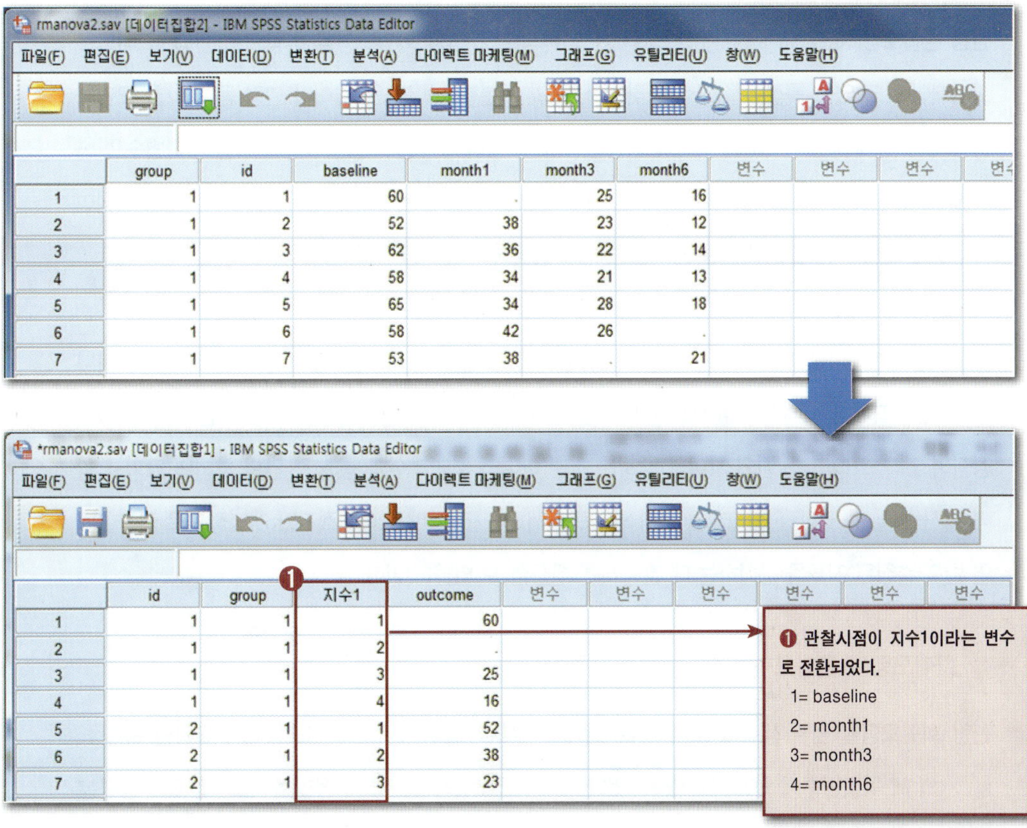

다. 선형 혼합모형

선형 혼합모형linear mixed model, LMM은 기본적으로 선형 회귀모형을 바탕으로 한다. 그러므로 회귀식이 갖고 있는 특징들을 그대로 갖는다. 군의 구분뿐 아니라, 성별이나 연령 등 다양한 요인들을 모두 모형에 넣을 수 있고, 각자의 영향을 서로 보정하여 개별 독립변수들에 따른 결과변수의 변화를 하나의 회귀식으로 설명할 수 있다. 이때 개체당 관찰의 횟수가 제각기 다르거나 관찰 시점이 모두 다른 경우에는 관찰 시점을 연속형 변수로 취급하여 분석할 수도 있다.

혼합모형도 분산분석에서와 마찬가지로 정규성 가정을 필요로 하지만, 분석의 대상이 개체가 아니라 관측치 자체이기 때문에 결측치를 제외한 나머지 모든 관측치를 분석에 모두 포함시킬 수 있는 장점이 있다. 그리고 군 간의 차이를 밝히는 것뿐 아니라 회귀계수를 통해 군 간의 차이의 크기도 함께 제시해 줄 수 있다. 혼합모형을 수학적으로 이해하는 것은 매우 어렵겠지만 개념적으로 접근한다면 반복 측정된 자료를 분석하는 데 훌륭하게 적용할 수 있을 것이다.

:: 회귀모형과 혼합모형

선형 회귀모형을 먼저 생각해 보자. $y=\alpha+\beta_1x_1+\beta_2x_2+\beta_3x_3+\varepsilon$의 회귀모형에서 결과변수는 x_1, x_2, x_3의 세 독립변수에 의해 추정될 수 있다. 이때 오차항(ε)은 우리가 정할 수 없는 값으로 정규분포를 띤다고 가정하였다. 다시 말하면, 독립변수 x_1, x_2, x_3는 결과변수의 주요 변동에 작용하는 요인들로 고정되어 있는 값들이며, 오차항은 정규분포를 갖는 확률변수이다. 즉, 우리가 지금까지 회귀분석에서 사용했던 독립변수들은 모두 **고정 요인**fixed effect이며, 결과변수를 추정하는 데 관여하지 않는 오차항은 확률적으로 결정되는 **임의 요인**random effect이라 할 수 있다.

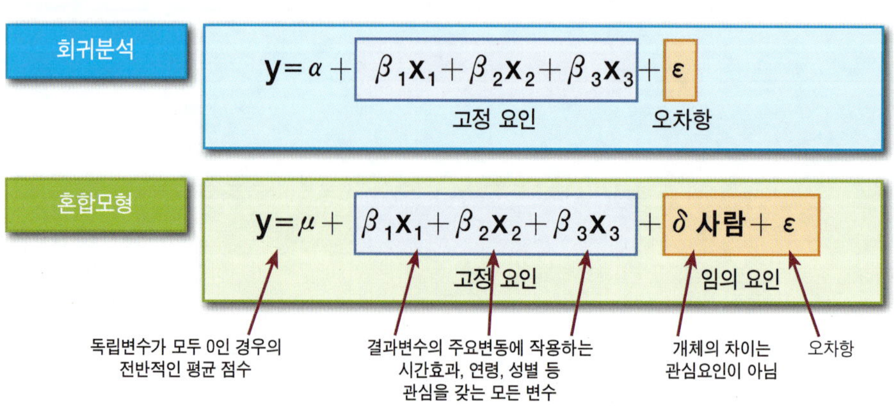

이제 반복측정 자료를 분석하는 선형 혼합모형으로 돌아와 보자. 이 경우 개체의 차이보다는 여러 시점에서 측정된 관찰값들의 개체 내 상관을 고려하는 데 더 관심을 갖는다. 그러므로 개체의 차이는 결과변수에 영향을 미치지 않는 임의 요인으로 간주하고, 반복측정의 개체 내 상관을 고려한 뒤 회귀모형을 추정하는 데 중점을 둔다.

:: 고정 요인와 임의 요인

회귀모형에서는 모든 독립변수가 고정 요인이었지만, 혼합모형에서는 이들을 고정 요인과 임의 요인으로 나누어서 분석한다. 군, 시간 효과, 군과 시간의 교호작용, 성별 등 결과 변수의 주요 변동 원인을 제공할 것으로 생각되는 변수를 고정 요인(모수 요인)으로, 개체의 차이나 오차항 등 연구자가 제어할 수 없고 관심의 대상이 아닌 요인들을 임의 요인(변량 요인)으로 분류한다. 임의 요인은 고정된 값을 갖지 않는 확률변수로 간주되며, 결과변수를 예측하는 데 영향을 미치지는 않지만 분산 구조에 영향을 미친다. 혼합모형은 이렇게 고정 효과와 임의 효과를 혼합하여 분석한다 하여 혼합모형이라고 불린다.

군	시간 효과	교호작용	성별
고정 효과 (모수 요인)			
·결과변수의 주요 변동 원인을 제공 ·관심을 갖는 모든 변수에 해당 ·선형회귀모형과 같은 방식으로 분석되고 해석됨			

개체의 차이	잔차
임의 효과 (변량 요인)	
·관심의 대상이 아닌 요인 ·분산 구조에만 영향을 미침 ·임의 효과 ↓: 개체 간 차이가 거의 없음 ·임의 효과 ↑: 개체 간 차이가 크므로 고정 효과의 유의성을 보이기 어려워짐(검정력 약화)	

:: 상관행렬 구조

반복측정 자료를 다루는 선형 혼합모형과 일반화 추정 방정식에서는 같은 개체에게서 여러 시점에서 측정된 자료들 사이에는 일정한 연관성(개체 내 상관)이 있을 것을 가정하고 **상관행렬 구조**working correlation matrix를 지정한다. 흔히 사용되는 상관행렬 구조로는 독립적, autoregressive(1), 교환 가능, 비구조적 등이 있다.

$$R=\begin{pmatrix}1&0&0&0&0\\0&1&0&0&0\\0&0&1&0&0\\0&0&0&1&0\\0&0&0&0&1\end{pmatrix}$$

(1) 독립적

개체 내 모든 측정값들이 서로 독립이라는 의미로 개체의 수가 개체당 관찰의 수보다 상대적으로 많을 때 연관성의 영향을 무시할 수 있을 정도로 작다고 할 수 있다.

$$R=\begin{pmatrix}1&\alpha&\alpha^2&\alpha^3&\alpha^4\\\alpha&1&\alpha&\alpha^2&\alpha^3\\\alpha^2&\alpha&1&\alpha&\alpha^2\\\alpha^3&\alpha^2&\alpha&1&\alpha\\\alpha^4&\alpha^3&\alpha^2&\alpha&1\end{pmatrix}$$

(2) Autoregressive(1)

개체 내에서 반복측정된 자료들의 연관성은 관찰의 거리가 멀어질수록 지수함수적으로 감소한다는 의미로 반복측정 자료에서 가장 흔히 사용되는 방법 중 하나이다.

$$R=\begin{pmatrix}1&\alpha&\alpha&\alpha&\alpha\\\alpha&1&\alpha&\alpha&\alpha\\\alpha&\alpha&1&\alpha&\alpha\\\alpha&\alpha&\alpha&1&\alpha\\\alpha&\alpha&\alpha&\alpha&1\end{pmatrix}$$

(3) 교환 가능

개체 내 모든 측정값들이 서로 같은 정도로 상관되어 있다는 의미로 같은 개체에서 여러 치아를 비교한다든지, 한 가족 내에서 여러 형제들을 비교할 때와 같이 cluster 내 연관성의 정도가 같다는 의미로 사용한다.

$$R=\begin{pmatrix}1&\alpha_1&\alpha_2&\alpha_3&\alpha_4\\\alpha_1&1&\alpha_5&\alpha_6&\alpha_7\\\alpha_2&\alpha_5&1&\alpha_8&\alpha_9\\\alpha_3&\alpha_6&\alpha_8&1&\alpha_{10}\\\alpha_4&\alpha_7&\alpha_9&\alpha_{10}&1\end{pmatrix}$$

(4) 비구조적

개체 내 자료들의 연관성에 대한 정보가 없어 이들 사이의 연관성이 특정한 구조를 갖는 것으로 가정할 수 없을 때 사용하는 방법이다.

'**Autoregressive(1)**'를 예로 들어 보자. 바로 인접한 시간의 관측값 사이의 연관성이 α=0.2라면, 시간이 많이 떨어진 자료일수록 α^2=0.04, α^3=0.008, α^4=0.0016으로 연관성의 정도가 약해진다고 생각할 수 있다. 그러므로 'autoregressive(1)'는 시간의 순서대로 반복측정된 자료의 경우에 흔히 사용된다.

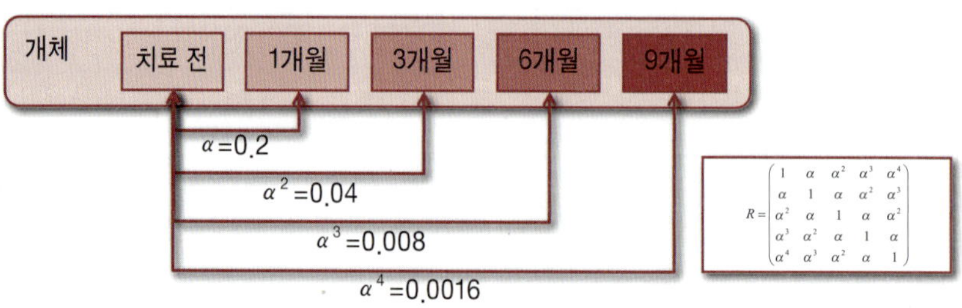

이에 반해 '**교환 가능**'은 개체 내 모든 측정값들이 서로 같은 정도의 연관성(α)을 갖고 있다고 가정할 때 사용한다. 예를 들어 한 개체 내의 여러 치아, 혹은 같은 부모 아래 형제들을 연구할 때 '교환 가능'을 상관행렬 구조로 사용할 수 있다.

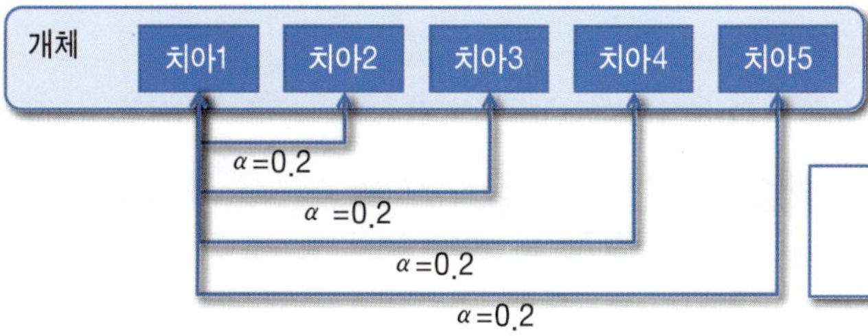

$$R=\begin{pmatrix} 1 & \alpha & \alpha & \alpha & \alpha \\ \alpha & 1 & \alpha & \alpha & \alpha \\ \alpha & \alpha & 1 & \alpha & \alpha \\ \alpha & \alpha & \alpha & 1 & \alpha \\ \alpha & \alpha & \alpha & \alpha & 1 \end{pmatrix}$$

그 외 정보의 부족으로 개체 내 상관의 구조를 가정하기 어려운 경우에 '**비구조적**'을 사용할 수 있으며, 개체 내 상관이 무시할 만큼 작다고 가정할 수 있는 경우에는 '**독립적**'을 사용한다.

:: 반복측정 연구의 두 가지 형태

선형 혼합모형도 반복측정 분산분석과 같이 크게 두 가지의 형태의 연구로 구분할 수 있다. 첫째, 반복측정된 자료에서 시간과 그 외 다수 고정 요인들의 영향을 함께 분석하는 연구이다. 이 경우 상관행렬 구조를 지정하여 개체 내 상관을 고려한 뒤 선형 회귀분석과 같은 방법으로 회귀식을 추정하고 해석할 수 있다. 둘째, 두 군에 서로 다른 처치를 가한 뒤 두 군의 시간에 따른 차이를 비교하는 연구이다. 이때에는 반복측정 분산분석에서와 마찬가지로 '시간과 군의 교호작용'에 초점을 맞춘다.

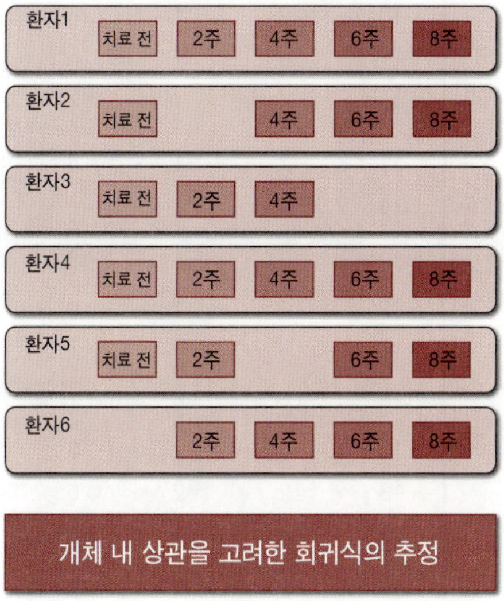

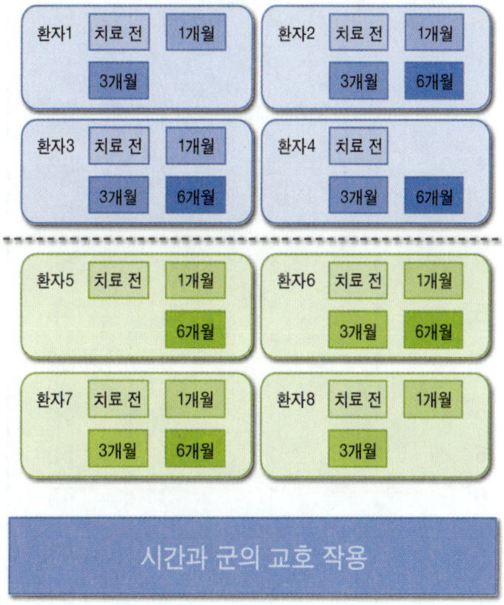

SPSS 실습

혼합모형 LMM

Q 총 14명의 여드름 환자를 7명씩 2군으로 나누어 치료A와 치료B를 시행하였다. 치료 전, 치료 1개월, 3개월, 6개월 여드름 중증도를 측정하였다. 두 치료법의 효과에 차이가 있는지 분석하라. (일부 결측치가 존재한다.)

환자 번호	치료군	성별	관찰 시점 (개월)	여드름 점수
	1, 치료 A	1, M	0, 치료 전	
	2, 치료 B	2, F		

id	group	sex	time	score
1	1	2	0	56
1	1	2	3	45
1	1	2	6	30
2	1	2	0	57
2	1	2	1	52
2	1	2	3	44
2	1	2	6	33
3	1	2	0	56
3	1	2	1	51
3	1	2	3	43
3	1	2	6	31
4	1	2	0	56
4	1	2	1	51
4	1	2	3	42
4	1	2	6	33
5	1	1	0	57
5	1	1	1	54
5	1	1	3	45
5	1	1	6	32
6	1	1	0	56
6	1	1	1	52
6	1	1	3	45
7	1	1	0	56
7	1	1	1	54
7	1	1	6	33

환자 번호	치료군	성별	관찰 시점 (개월)	여드름 점수
	1, 치료 A	1, M	0, 치료 전	
	2, 치료 B	2, F		

id	group	sex	time	score
8	2	2	0	57
8	2	2	1	53
8	2	2	3	39
8	2	2	6	22
9	2	1	0	56
9	2	1	1	53
9	2	1	3	39
9	2	1	6	25
10	2	1	0	58
10	2	1	1	53
10	2	1	3	40
10	2	1	6	22
11	2	1	0	57
11	2	1	1	51
11	2	1	6	20
12	2	1	0	58
12	2	1	3	41
12	2	1	6	20
13	2	2	0	57
13	2	2	1	55
13	2	2	3	38
13	2	2	6	22
14	2	2	0	58
14	2	2	3	40
14	2	2	6	20

1 ❶ **분석** ▶ ❷ **혼합모형** ▶ ❸ **선형**을 선택한다.

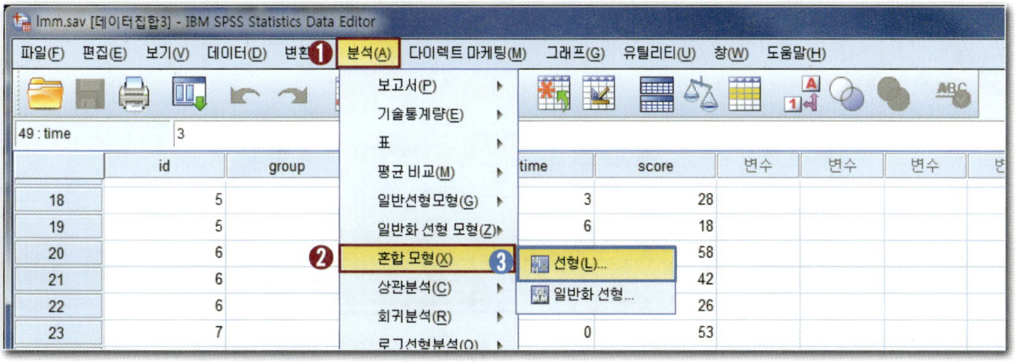

2 개체를 지정한다. ❶ **개체**에 id를 옮기고, ❷ **반복**에 time을 옮긴 뒤, ❸ **반복 공분산 유형**을 AR(1)로 지정한 뒤, ❹ **계속**으로 진행한다.

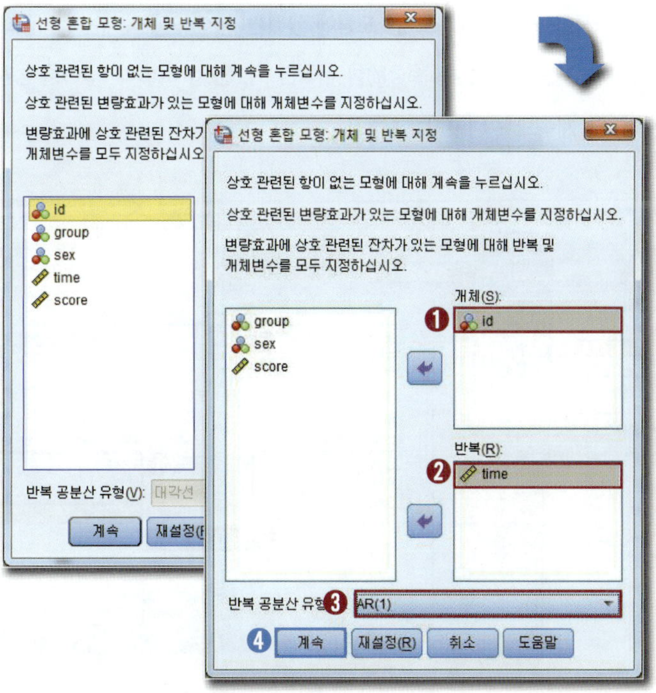

3 ❶ **종속변수**에 Score를 옮기고, 관심을 갖는 고정요인을 요인(범주형)과 공변량(연속형)에 옮겨준다. ❷ **요인**에 group과 sex를, ❸ **공변량**에 time을 옮긴다. 이때 시간효과, 연령 등은 선형 회귀분석에서와 마찬가지로 연속형으로 처리할 수도 있고, 범주형으로 처리할 수도 있다. 이제 ❹ **고정**을 선택하여 고정 효과를 정의하자.

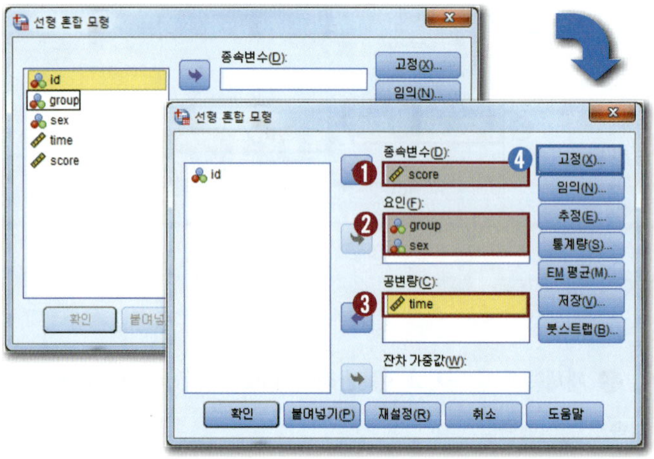

4 먼저 고정 요인 3가지를 모두 **주효과**로 ❶ **모형**에 삽입한다. 이 연구에서는 두 군의 시간에 따른 차이를 보고 싶은 연구이므로 ❷ **상호작용**(교호작용)을 선택한 뒤, ❸ group과 time을 동시에 선택하여 모형에 추가로 옮겨준다. ❹ **계속**으로 나간다.

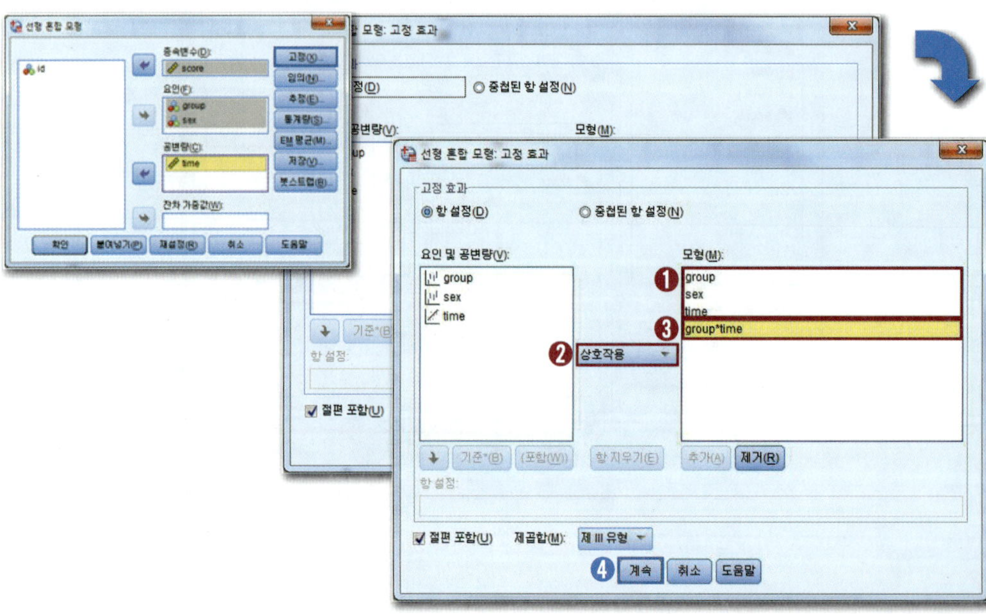

5 ❶ **임의 상자**로 들어가서 ❷ **id**를 임의 요인으로 지정하고, 절편(상수항)도 임의 요인으로 간주하기 위해 ❸ **절편 포함**을 선택 다음, ❹ **계속**으로 나온다.

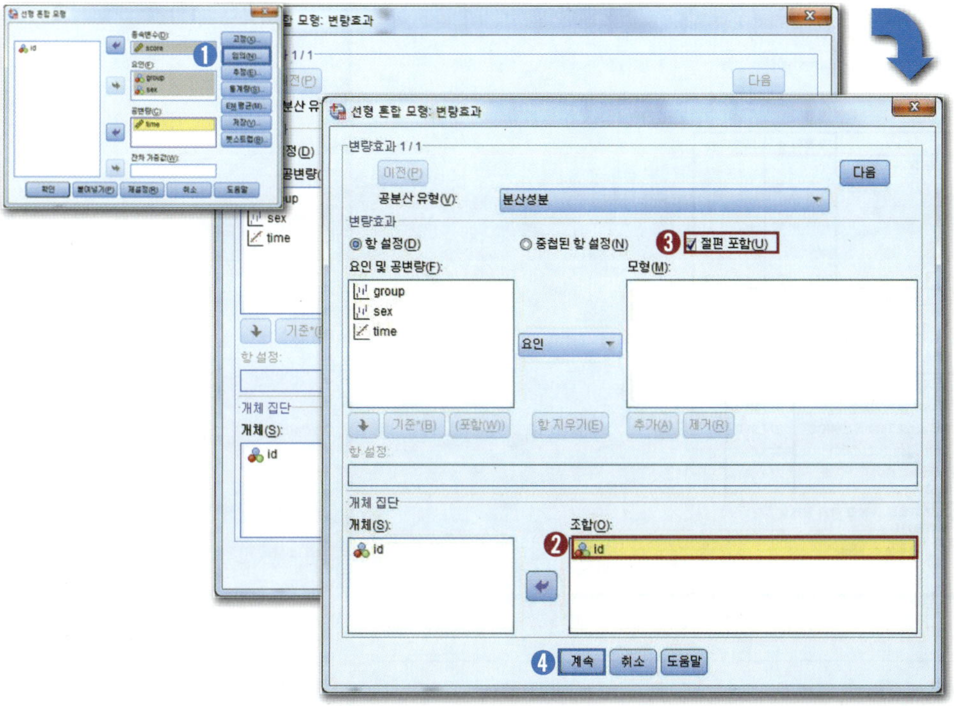

6 ❶ **통계량**으로 들어가서 ❷ **모수추정값, 공분산 모수 검정** 등을 체크한 뒤 ❸ **계속**으로 나와 ❹ **확인**을 선택하고 결과를 기다린다.

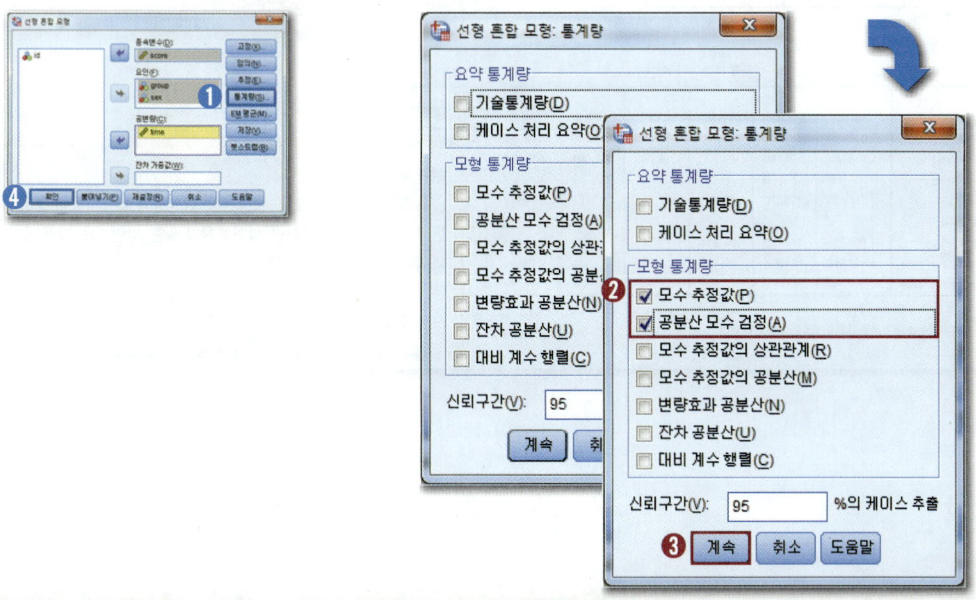

선형 혼합모형의 결과

→ 혼합 모형 분석

[데이터집합3] C:₩exercise₩lmm.sav

모형 차원[a]

		수준의 수	모수의 수
고정 효과	절편	1	1
	group	2	1
	sex	2	1
	time	1	1
잔차			1
합계		6	5

a. 종속변수: score.

정보 기준[a]

-2 제한 로그 우도	315.812
Akaike 정보 기준(AIC)	317.812
Hurvich & Tsai 기준(AICC)	317.903
Bozdogan 기준(CAIC)	320.641
Schwartz 베이지안 기준 (BIC)	319.641

정보 기준은 가능한 작은 형태로 출력됩니다.

a. 종속변수: score.

고정 효과

제3 유형 고정 효과 검정[a]

소스	분자 df	분모 df	F	유의확률
절편	1	23.080	71859.480	.000
group	1	22.722	14.327	.001
sex	1	10.521	3.155	.105
time	1	20.943	8204.693	.000
group * time	1	20.832	322.271	❶ .000

a. 종속변수: score.

❶ 본 연구는 두 군의 시간에 따른 효과를 비교하기 위한 연구로 '**시간과 군의 교호작용**'에만 관심을 갖는다. $p<0.001$로 시간과 군의 교호작용이 있다고 말할 수 있다.
→ 즉, 두 치료법의 시간에 따른 호전 정도는 통계적으로 유의하게 차이가 있다고 말할 수 있다.

고정 효과 추정값[a]

모수	추정값	표준오차	자유도	t	유의확률	95% 신뢰구간 하한값	95% 신뢰구간 상한값
절편	57.600493	.363098	19.352	158.636	.000	56.841455	58.359531
[group=1]	-1.616957	.427185	22.722	-3.785	.001	-2.501256	-.
[group=2]	0[b]	0	.	.	.	.	
[sex=1]	.592405	.333530	10.521	1.776	.105	-.145789	1.
[sex=2]	0[b]	0	.	.	.	.	
time	-6.056856	.077405	21.286	-78.249	.000	-6.217697	-5.
[group=1] * time	1.997866	.111290	20.832	17.952	.000	1.766312	2.
[group=2] * time	0[b]	0	.	.	.	.	

a. 종속변수: score.

b. 이 모수는 중복되었으므로 0으로 설정됩니다.

회귀식의 추정

반복측정된 자료의 개체 내 상관을 고려하여 회귀식을 추정하는 것이 목적이라면 선형 회귀분석과 같은 방법으로 고정 효과 추정값을 해석할 수 있다.
본 연구는 시간과 군의 교호작용 여부를 밝히는 것이 목적이므로 회귀식의 추정은 의미가 없다.

공분산 모수

공분산 모수 추정값[a]

모수	추정값	표준오차	Wald Z	유의확률	95% 신뢰구간	
					하한값	상한값
잔차	40.911142	8.530563	4.796	.000	27.186532	61.564364

a. 종속변수: score.

라. 일반화 추정 방정식

반복측정 분산분석과 혼합모형은 모두 정규분포를 따른다는 가정이 있었다. 하지만 연속형이 아니라 0과 1로 구분되는 이분형(범주형)의 자료가 반복측정된 경우에는 어떤 방법으로 분석해야 할까?

일반적으로 결과변수가 이분형인 경우에는 로지스틱 회귀분석을 사용할 수 있다. 반복측정된 자료의 경우 개체 내 상관을 고려해서 로지스틱 회귀분석을 비롯한 여러 일반화 선형모형에 적용이 가능하도록 해주는 방법이 **일반화 추정 방정식**generalized estimating equation, GEE이다. 엄밀히 말하면 일반화 추정 방정식이란 독립변수들 사이의 개체 내 상관이 있을 때 이를 고려해 주는 방법의 일종이지 그 자체가 통계 분석법인 것은 아니다. 하지만, 이 둘이 혼동되어 마치 하나의 통계 분석법처럼 불리고 있다.

$$\ln\frac{p}{1-p} = \alpha + \beta_1 \times time1 + \beta_2 \times time2 + \beta_3 \times time3 + \beta_4 \times time4 + \beta_5 \times sex + \cdots$$

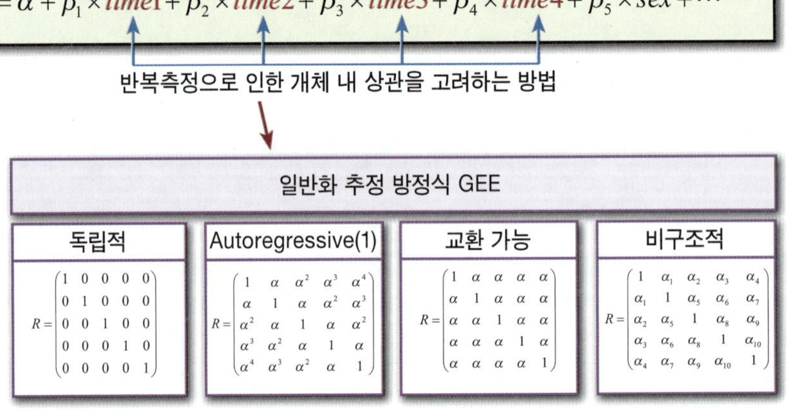

위의 식은 일반화 추정 방정식으로 5번 시점의 측정치들의 개체 내 상관을 고려하여 로지스틱 회귀분석에 적용한 한 예이다. 개체 내 상관을 고려하는 상관행렬 구조는 선형 혼합모형에서와 동일하다.

:: 반복측정 연구의 두 가지 형태

일반화 선형 방정식에서도 앞에서와 마찬가지로 두 가지 형태의 연구로 구분할 수 있다. 반복측정된 자료에서 시간과 그 외 다수 고정 요인들의 영향을 함께 분석하는 연구에서는 상관행렬 구조를 지정하여 개체 내 상관을 고려한 뒤 로지스틱 회귀분석 등 다양한 회귀분석을 수행하고 그에 맞추어 해석할 수 있다. 그리고 두 군에 서로 다른 처치를 가한 뒤 두 군의 시간에 따른 차이를 비교하고자 하는 경우에는 '시간과 군의 교호작용'에 초점을 맞춘다.

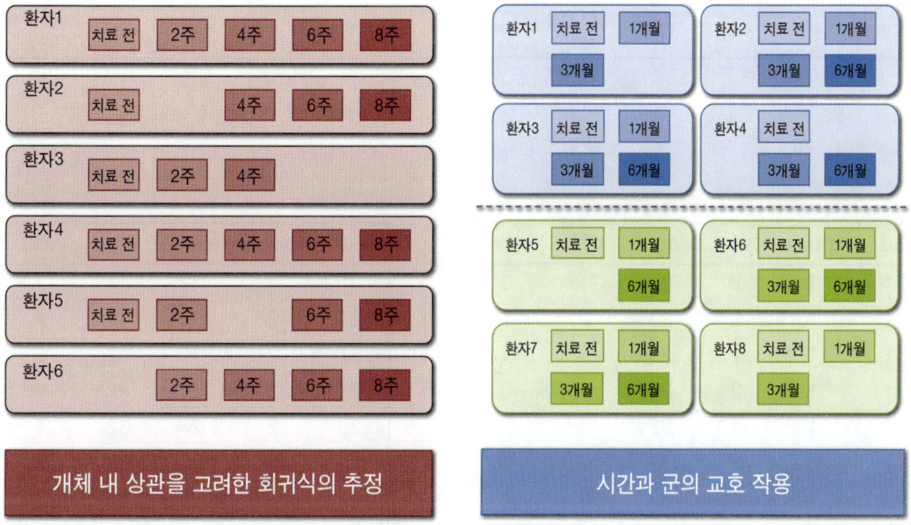

:: 일반화 추정 방정식의 특징

일반화 추정 방정식에서는 분석의 대상이 개체가 아니라 관측값 자체이므로 결측치의 영향을 받지 않으며 서로 다른 횟수나 다른 시점의 관찰이 섞여 있을 때에도 분석이 가능하다. 또한, 일반화 추정 방정식도 혼합모형과 마찬가지로 회귀분석의 장점을 그대로 갖는다. 성별, 나이 등 다양한 독립변수들을 회귀식에 모두 포함할 수 있으며, 이들 교란변수의 효과를 제거한 뒤 시간의 효과나 군의 차이 등을 파악할 수 있다. 물론 두 군의 시간에 따른 치료 반응률을 비교하는 연구에서는 교호작용에만 관심을 갖는 점도 같다.

일반화 추정 방정식 GEE

Q

총 40명의 경증 아토피 피부염 환자를 무작위 배정을 통해 20명씩 2군으로 나누어 A군에는 항히스타민제를 처방하였고, B군에는 새로 개발된 연고제를 처방하였다. 환자의 상태는 나쁨(0)과 좋음(1)으로 구분하였다. 환자들은 치료 전, 1개월 뒤, 3개월 뒤, 6개월 뒤 방문하여 상태를 확인하였다. 두 치료법의 효과를 비교하라.

환자 번호	군	성별	나이	관찰 시점 (개월)	상태
	1, A군 2, B군	1, M 2, F		1, 치료 전 2, 1개월 3, 3개월 4, 6개월	0, 나쁨 1, 좋음

환자 번호	군	성별	나이	관찰 시점 (개월)	상태
	1, A군 2, B군	1, M 2, F		1, 치료 전 2, 1개월 3, 3개월 4, 6개월	0, 나쁨 1, 좋음

id	group	sex	age	visit	score
1	1	2	29	1	0
1	1	2	29	2	1
1	1	2	29	3	1
1	1	2	29	4	0
2	1	1	32	1	0
2	1	1	32	2	0
2	1	1	32	3	0
2	1	1	32	4	0
3	1	2	33	1	0
3	1	2	33	2	0
3	1	2	33	3	1
3	1	2	33	4	0
4	1	2	28	1	0
4	1	2	28	2	1
4	1	2	28	3	0
4	1	2	28	4	1
5	1	1	22	1	1
5	1	1	22	2	0
5	1	1	22	3	1
5	1	1	22	4	1
6	1	1	27	1	0
6	1	1	27	2	0
6	1	1	27	3	0
6	1	1	27	4	1

id	group	sex	age	visit	score
21	2	1	42	1	0
21	2	1	42	2	0
21	2	1	42	3	0
21	2	1	42	4	1
22	2	2	32	1	0
22	2	2	32	2	1
22	2	2	32	3	1
22	2	2	32	4	0
23	2	1	27	1	0
23	2	1	27	2	0
23	2	1	27	3	1
23	2	1	27	4	1
24	2	1	21	1	1
24	2	1	21	2	0
24	2	1	21	3	1
24	2	1	21	4	1
25	2	2	26	1	1
25	2	2	26	2	1
25	2	2	26	3	0
25	2	2	26	4	1
26	2	2	33	1	0
26	2	2	33	2	0
26	2	2	33	3	1
26	2	2	33	4	1

...

1 ❶ **분석** ▶ ❷ **일반화 선형 모형** ▶ ❸ **일반화 추정 방정식**을 선택한다.

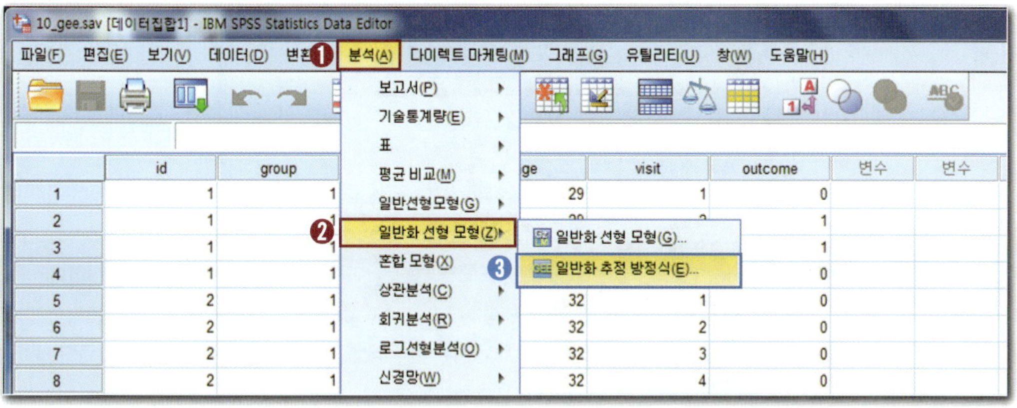

2 ❶ **개체 변수**에 id를 옮기고, ❷ **개체 내 변수**에 visit을 옮긴 뒤, ❸ **상관행렬 구조**에서 AR(1)을 선택한다.

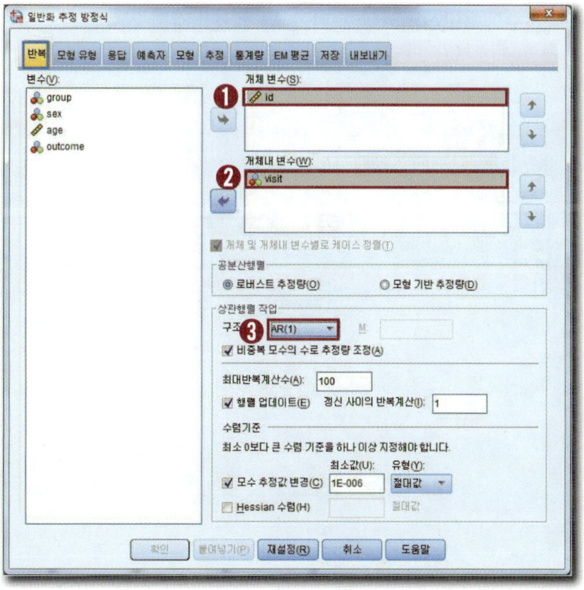

3 ❶ **모형 유형**에서 ❷ **이분형 로지스틱**을 선택한다.

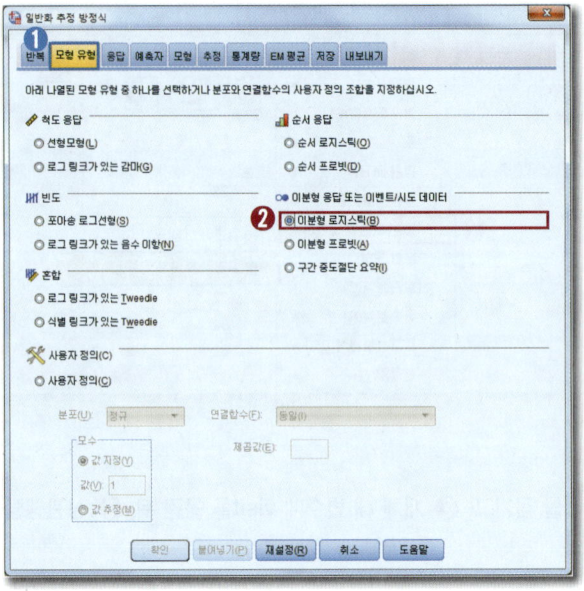

4 ❶ **응답**에서 ❷ **종속변수**에 outcome을 옮기고 ❸ **참조범주**를 선택한다

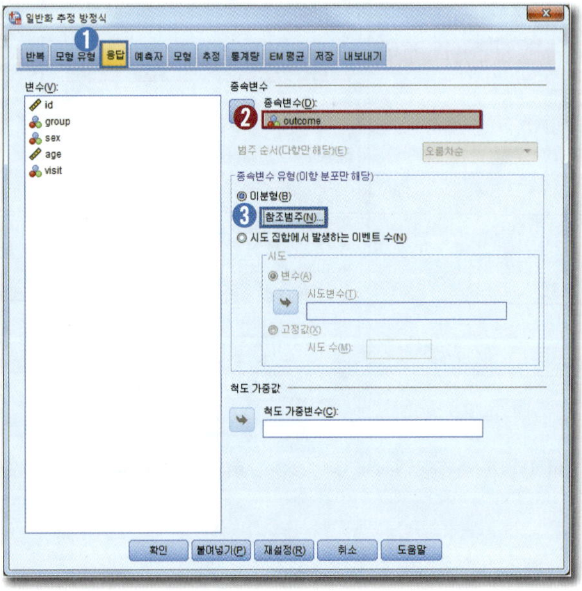

5 ❶ **처음(가장 낮은 값)**을 참조치로 선택하고 ❷ **계속**으로 나온다. 이것은 결과변수가 낮은 값을 참조치로 하여 높은 값을 반응(관심있는 결과)으로 해석하겠다는 의미이다.

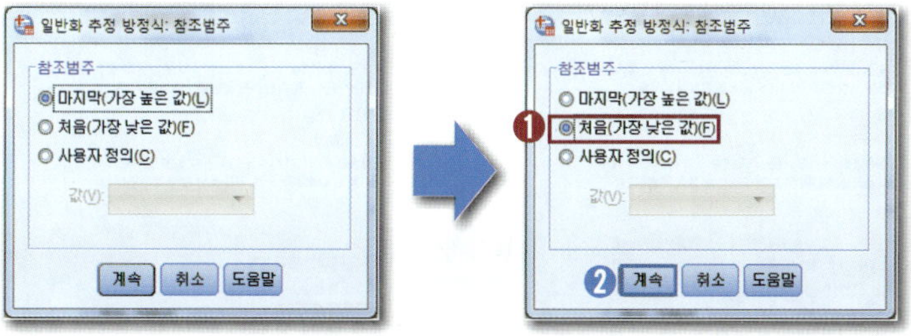

6 ❶ **예측자**로 들어가서 ❷ **요인**에 범주형 자료를 옮기고, ❸ **공변량**에 연속형 자료를 옮긴 뒤 ❹ **옵션**으로 들어간다.

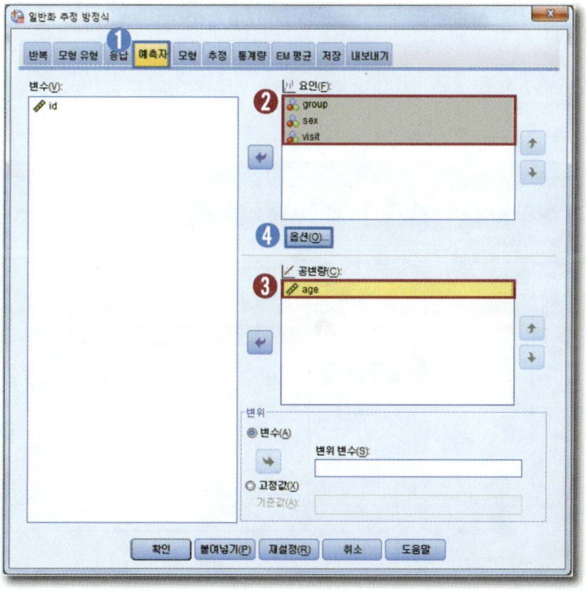

7 범주형 자료의 경우 ❶ **내림차순**을 선택하고 ❷ **계속**으로 나간다. 이것은 독립변수가 범주형인 경우 가장 낮게 코딩된 값을 참조치로 설정하겠다는 의미이다.

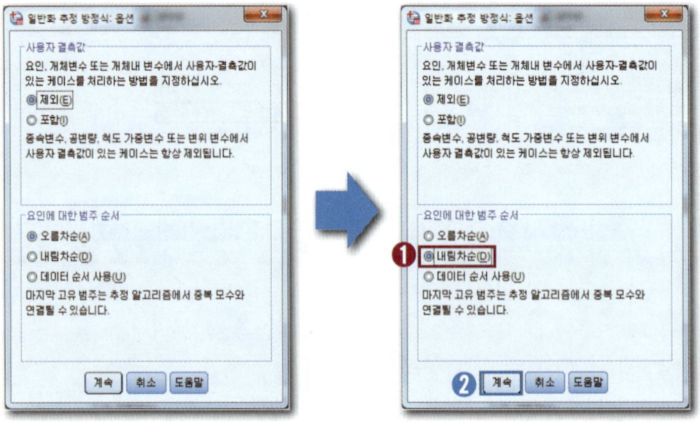

8 ❶ **모형**에서 분석에 포함할 독립변수를 모두 **주효과**로 ❷ **모형**으로 옮겨준 뒤, 시간과 군의 교호작용을 살펴보기 위해 ❸ **유형**을 **상호작용**으로 변경한 뒤, ❹ **group**과 **visit**를 동시에 선택하여 모형으로 또 옮긴다.

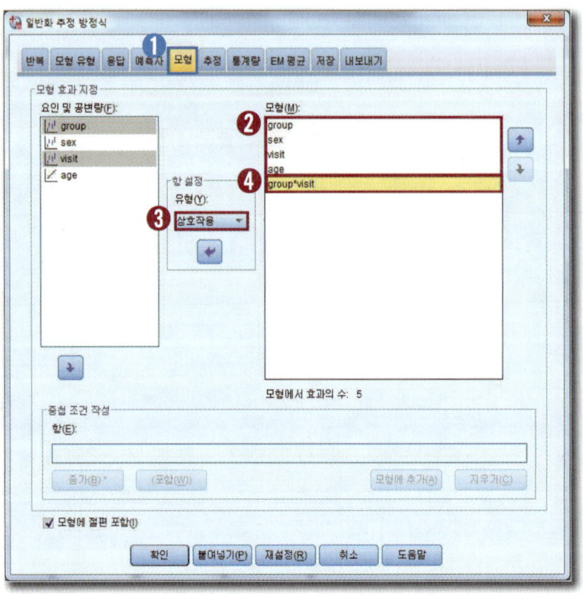

9 ❶ **통계량**에서 ❷ **지수 모수 추정값 포함**을 선택하고 ❸ **확인**을 클릭한다.

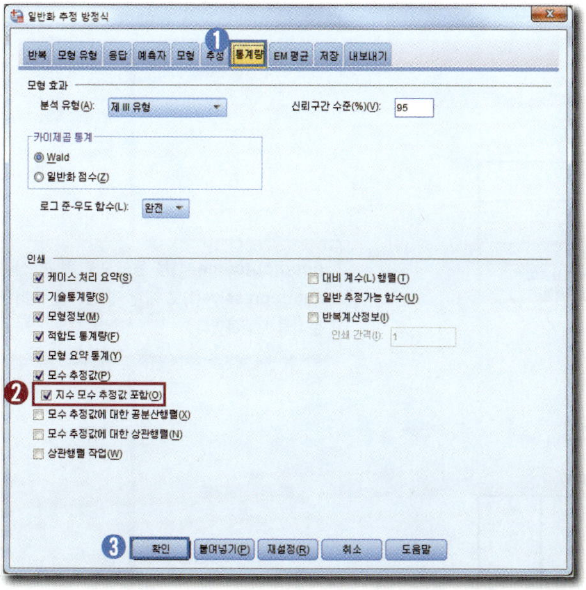

일반화 추정 방정식의 결과

일반화 선형 모형

[데이터집합1] C:₩exercise₩10_gee.sav

모형정보

종속 변수	outcome[a]
확률 분포	이항
연결함수	로짓
개체 효과 1	id
상관행렬 작업 구조	AR(1)

a. 프로시저 모형 good은(는) 응답으로, poor은(는) 참조 범주로 취급됩니다.

good[outcome=1]을 응답으로 하고, 상관행렬 작업구조 autoregressive(1)로 개체 내 상관을 고려한 **로지스틱 회귀분석**을 시행하였다.

케이스 처리 요약

	N	퍼센트
포함됨	160	100.0%
제외됨	0	0.0%
합계	160	100.0%

상관 데이터 요약

수준의 수	개체 효과	id	40
개체의 수			40
개체당 측정 수	최소값		4
	최대값		4
상관행렬 차원			4

범주형 변수 정보

			N	퍼센트
종속 변수	outcome	poor	91	56.9%
		good	69	43.1%
		합계	160	100.0%
요인	group	treatment B	80	50.0%
		treatment A	80	50.0%
		합계	160	100.0%
	sex	female	84	52.5%
		male	76	47.5%
		합계	160	100.0%
	visit	6 months	40	25.0%
		3 months	40	25.0%
		1 month	40	25.0%
		baseline	40	25.0%
		합계	160	100.0%

연속형 변수 정보

		N	최소값	최대값	평균	표준편차
공변량	age	160	21	46	31.85	6.580

적합도[a]

	값
독립된 모형 기준(QIC)의 준 우도[b]	204.305
독립된 모형 기준(QIC)의 수정된 준 우도[b]	204.714

종속변수: outcome
모형: (절편), group, sex, visit, age, group * visit

a. 정보 기준은 가능한 작은 형태입니다.

b. 전체 로그 준-우도 함수를 사용하여 계산됩니다.

모형 효과 검정

소스	제 3 유형		
	Wald 카이제곱	자유도	유의확률
(절편)	3.054	1	.081
group	6.240	1	.012
sex	1.079	1	.299
visit	23.325	3	.000
age	3.963	1	.047
group * visit	8.802	3	❶ .032

종속변수: outcome
모형: (절편), group, sex, visit, age, group * visit

❶ 본 연구는 두 군의 시간에 따른 효과를 비교하기 위한 연구로 '**시간과 군의 교호작용**'에 관심을 갖는다.
p=0.032<0.05로 시간과 군의 교호작용이 있다고 말할 수 있다.
→ 즉, 두 치료법의 시간에 따른 치료 반응률은 통계적으로 유의하게 차이가 있다고 말할 수 있다.

모수 추정값

모수	B	표준오차	95% Wald 신뢰구간		가설검정			Exp(B)	Exp(B)에 대한 95% Wald 신뢰구간	
			하한	상한	Wald 카이제곱	자유도	유의확률		하한	상한
(절편)	1	.9769	-1.297	2.532	.399	1	.527	1.854	.273	12.581
[group=2]	-.174	.7214	-1.588	1.240	.058	1	.809	.840	.204	3.455
[group=1]	0[a]	.	.	.	.	.	.	1	.	.
[sex=2]	-.382	.3682	-1.104	.339	1.079	1	.299	.682	.332	1.404
[sex=1]	0[a]	.	.	.	.	.	.	1	.	.
[visit=4]	.931	.5404	-.128	1.990	2.967	1	.085	2.536	.880	7.314
[visit=3]	.496	.4854	-.455	1.447	1.044	1	.307	1.642	.634	4.252
[visit=2]	.717	.7071	-.669	2.103	1.029	1	.310	2.049	.512	8.191
[visit=1]	0[a]	.	.	.	.	.	.	1	.	.
age	-.051	.0255	-.101	-.001	3.963	1	.047	.951	.904	.999
[group=2] * [visit=4]	2.753	1.0368	.721	4.785	7.049	1	.008	15.683	2.056	119.658
[group=2] * [visit=3]	1.354	.9125	-.434	3.143	2.203	1	.138	3.875	.648	23.171
[group=2] * [visit=2]	.293	.9993	-1.666	2.252	.086	1	.769	1.340	.189	9.504
[group=2] * [visit=1]	0[a]	.	.	.	.	.	.	1	.	.
[group=1] * [visit=4]	0[a]	.	.	.	.	.	.	1	.	.
[group=1] * [visit=3]	0[a]	.	.	.	.	.	.	1	.	.
[group=1] * [visit=2]	0[a]	.	.	.	.	.	.	1	.	.
[group=1] * [visit=1]	0[a]	.	.	.	.	.	.	1	.	.

종속변수: outcome
모형: (절편), group, sex, v

a. 중복된 모수이므로 0

로지스틱 회귀분석의 결과

반복측정된 자료의 개체 내 상관을 고려하여 치료 반응을 보이는 요인을 찾기 위해 일반화 추정 방정식을 통한 로지스틱 회귀분석을 시행하였다면, 로지스틱 회귀분석에서와 같은 방법으로 결과를 해석할 수 있다.
본 연구는 시간과 군의 교호작용 여부를 밝히는 것이 목적이므로 모수 추정값은 의미가 없다.

11

생존율에 영향을 미치는 위험인자에 대한 연구

가. Cox의 비례위험모형

우리는 이미 7장에서 생존분석의 기본에 대해 공부한 바 있다. Kaplan-Meier 생존분석은 모수의 특성에 대한 고려 없이 사건event 발생마다 생존율을 계산하여 생존곡선을 그리는 비모수적인 생존함수였고, 로그순위법Log-rank test는 두 Kaplan-Meier 생존곡선 사이에 유의한 차이가 있는지 검정하는 단변수 분석의 일종이었다. 그렇다면 생존율에 영향을 미치는 여러 위험인자들은 어떤 방법으로 찾을 수 있을까? 이들 위험인자의 영향을 모두 고려하여 하나의 회귀식으로 생존모형을 추정할 수는 없을까? 이렇게 생존분석의 다변수 분석으로 들어가기 위해서는 먼저 생존함수와 위험함수에 대한 개괄적인 이해가 필요하다.

:: 생존함수 S(t)와 위험함수 h(t)

생존함수Survival function, S(t)란 t라는 시점까지 사건이 발생하지 않고 생존할 확률을 의미한다. 모두 1로 시작하여 시간이 지날수록 감소하지만, 감소의 속도와 경향은 질환에 따라 다를 수 있다. 이에 반해, **위험함수**Hazard function, h(t)란 t라는 시점까지 사망하지 않고 생존한 사람이 t라는 시점에 사망할 위험도이다. 위험함수는 증가할 수도 있고 감소할 수도 있으며 때로는 처음부터 줄곧 일정한 값을 취할 수도 있다. 생존분석에서는 일반적으로 이 위험함수를 일반화 선형모형에 적합함으로써 생존율에 영향을 주는 여러 위험인자들을 파악한다.

생존함수 Survival function-t 시점까지의 누적 생존 확률 (cumulative survival rate)

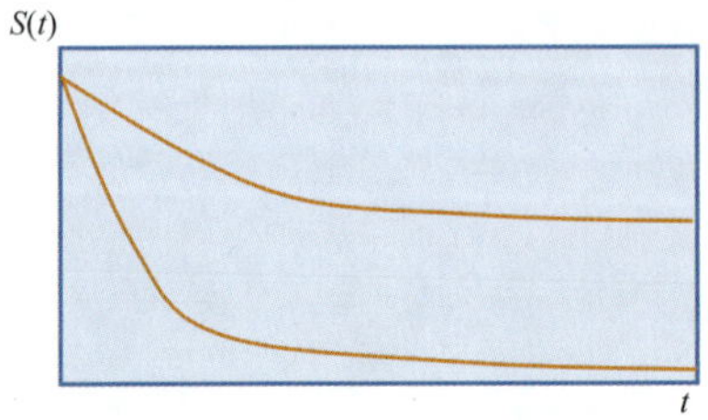

① **초기를 넘기면 후기 사망률은 높지 않은 질환**
ex) 항암치료에 반응하는 악성종양

② **초기 치사율이 높은 질환**
ex) 패혈증 등 급성감염증

위험함수 Hazard function-t 시점에서의 사망위험도 (hazard rate at time(t))

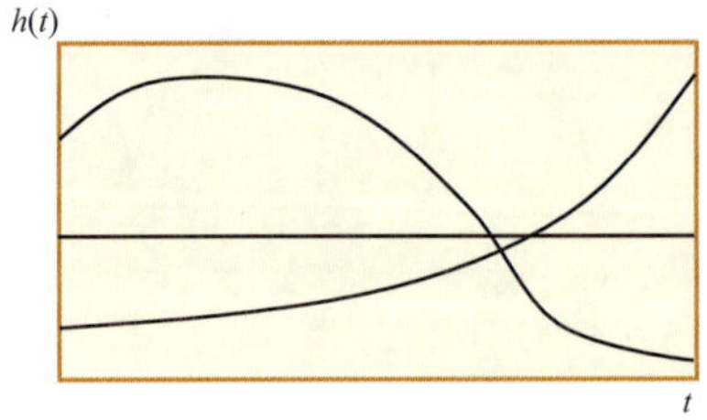

① **시간이 지날수록 사망률이 증가하는 질환**
ex) 치료받지 않은 악성종양 환자

② **시간이 지나도 사망률이 변하지 않는 질환**
ex) 패혈증 등 급성감염증

③ **급성기를 넘기면 후기 사망률은 높지 않은 질환**
ex) 항암치료에 반응하는 악성종양

:: 위험함수를 추정하는 방법

위험함수를 추정하는 방법은 크게 모수적 방법과 비모수적 방법에 있다. 생존시간의 분포형태가 일정한 형태를 따르는 것으로 이미 알려져 있는 경우에는 모수의 특성을 활용하여 위험함수를 추정하는 것이 더 효율적이다. 모수적 위험함수에서 이용되는 대표적인 생존시간의 분포로는 **지수분포**exponential distribution, **곰베르츠 분포**Gompertz distribution, **와이블 분포**Weibull distribution 등이 있다. 예를 들어, 지수분포에서는 사망의 위험률이 시간에 대해 일정하다고 가정하며, 결국 시간의 흐름에 따라 생존함수가 지수형태로 감소하는 모습을 띤다. 또, 곰베르츠 분포는 위험률이 시간에 대해 선형함수임을 가정하고, 와이블 분포는 로그함수임을 가정한다. 하지만 이러한 모수적 모형은 가정이 타당할 경우에는 상당히 효율적이지만, 적합한 모형에 대한 정보가 부족한 경우에는 함부로 사용할 수 없는 한계가 있다. 그럼 생존시간의 분포형태를 알지 못하는 경우에는 위험함수를 어떻게 추정할 수 있을까?

가. Cox의 비례위험모형

1972년 Cox가 제안한 **비례위험모형**proportional hazards model은 생존시간의 분포에 대해서는 아무런 가정을 하지 않지만, 위험함수hazard function에 대한 독립변수의 영향에 대해서는 일부 가정을 필요로 하는 준모수적인semiparametric 방법으로 생존자료의 분석에 있어 매우 폭넓게 이용되고 있다.

Cox의 비례위험모형은 위험인자가 없는 경우의 위험도와 위험인자가 있는 경우의 위험도의 비례로써 모형을 구성하며 이때 이 위험도의 비(비례위험도)는 시간에 대해 일정하다고 가정한다. 이를 **비례위험의 가정**proportionality assumption이라고 한다. 예를 들어, 림프절 전이가 있는 대장암 환자의 경우, 림프절 전이가 없는 경우에 비해 비례위험도가 2배 높다고 한다면 이는 연구에 등록된 직후나 추적관찰 5년째나 모든 시점에 있어 똑같이 2배의 비례위험도를 가져야 한다. 이러한 비례위험의 가정 전제로 한다면 다음과 같이 Cox의 비례위험모형을 세울 수 있다.

$$h_i(t) = h_0(t) \times e^{\beta_1 x_1} \times e^{\beta_2 x_2} \times e^{\beta_3 x_3} \times \cdots \times e^{\beta_k x_k}$$

$h_i(t)$는 i라는 개체의 t시점의 사건 발생의 위험도
$h_0(t)$는 위험인자가 전혀 없을 때 t시점의 사건 발생의 위험도
$e^{\beta_k} = exp(\beta_k)$는 '$k$' 위험인자가 있는 경우의 비례위험도

Cox의 비례위험모델에서 $h_i(t)$는 어느 환자(i)의 t시점에서의 사건event 발생의 위험도이며, $h_0(t)$는 위험인자가 전혀 없을 때의 t시점에서의 사건 발생의 위험도이다. 그리고 위험인자 x_1, x_2, x_3, $\cdots$, x_k는 0 혹은 1의 값을 가지므로 위험인자가 없는 경우 비례위험도 e^{β_k}는 모두 e^0=1이 되고, 위험인자가 있는 경우는 각각 e^{β_1}, e^{β_2}, e^{β_3}, $\cdots$, e^{β_k}가 된다. 지수함수 e^{β}는 exp(β)와 같은 표현이므로 이는 각각 exp(β_1),exp(β_2),exp(β_3),$\cdots$,exp(β_k)와 같다. 이제 다음의 대장암 환자의 예를 통해 비례위험모형을 이해해 보자.

:: 대장암 환자의 예

대장암의 생존율에 영향을 미치는 위험인자로 다른 장기의 침범, 림프절 전이, 수술 시 장천공, 주변 조직으로의 유착, 항암치료 여부, 병리조직학적으로 세포분화도 등을 꼽을 수 있다. 위험인자가 전혀 없는 경우 *t*시점에서의 사망 발생의 위험도를 $h_0(t)$, 특정 개인(i)의 *t*시점에서의 사건 발생의 위험도를 $h_i(t)$라고 하자. 이 개체가 다른 장기침범, 수술 시 장천공, 세포분화도(미분화)의 3가지 위험인자를 갖고 있다고 하면, $h_i(t)=h_0(t)\times e^{\beta 1}\times e^{\beta_3}\times e^{\beta_6}$의 관계에 있을 것이다. 이는 이 3가지 위험인자가 있는 개체는 아무런 위험인자가 없는 개체에 비해 t시점에서 사망할 위험성이 $e^{\beta 1}\times e^{\beta_3}\times e^{\beta_6}$배만큼 높다는 것을 의미한다.

위험인자	인자 無		인자 有	
다른 장기 침범	$x_1=0$	$e^{\beta_1 x_1}=1$	$x_1=1$	$e^{\beta_1 x_1}=e^{\beta_1}$
림프절 전이	$x_2=0$	$e^{\beta_2 x_2}=1$	$x_2=1$	$e^{\beta_2 x_2}=e^{\beta_2}$
장천공	$x_3=0$	$e^{\beta_3 x_3}=1$	$x_3=1$	$e^{\beta_3 x_3}=e^{\beta_3}$
유착	$x_4=0$	$e^{\beta_4 x_4}=1$	$x_4=1$	$e^{\beta_4 x_4}=e^{\beta_4}$
항암치료	$x_5=0$	$e^{\beta_5 x_5}=1$	$x_5=1$	$e^{\beta_5 x_5}=e^{\beta_5}$
세포분화도	$x_6=0$	$e^{\beta_6 x_6}=1$	$x_6=1$	$e^{\beta_6 x_6}=e^{\beta_6}$

*i*개체의 위험인자 $(x_1, x_2, x_3, x_4, x_5, x_6)$ = (1,0,1,0,0,1)

*i*개체가 *t*시점에 사망할 위험도

$$
\begin{aligned}
h_i(t) &= h_0(t) \times e^{\beta_1 x_1} \times e^{\beta_2 x_2} \times e^{\beta_3 x_3} \times e^{\beta_4 x_4} \times e^{\beta_5 x_5} \times e^{\beta_6 x_6} \\
&= h_0(t) \times e^{\beta_1} \times e^{0} \times e^{\beta_3} \times e^{0} \times e^{0} \times e^{\beta_6} \\
&= h_0(t) \times e^{\beta_1} \times 1 \times e^{\beta_3} \times 1 \times 1 \times e^{\beta_6} \\
&= h_0(t) \times e^{\beta_1} \times e^{\beta_3} \times e^{\beta_6}
\end{aligned}
$$

위의 등식을 다시 살펴보면 비례위험도 자체에는 시간(*t*)이라는 변수가 포함되어 있지 않은 것을 확인할 수 있다. 이것은 비례위험도가 모든 시간에 대해 일정하다고 가정하는 비례위험의 가정을 의미하고 있다.

:: 비례위험 가정을 평가하는 방법

Cox의 비례위험모형은 비례위험 가정을 토대로 모형이 구축되므로 이 가정을 지키는 것은 매우 중요하다. SPSS에서는 이 비례위험 가정을 엄정하게 확인할 수 있는 방법을 지원하고 있지 않지만, log minus log survival plot(LML plot)을 통해 약식으로 파악할 수 있다. 위험인자의 유/무에 따라 LML 곡선을 그려서 각 곡선들이 수직으로 어느 정도 일정한 거리를 유지하고 있다면 이 모형은 비례위험 가정을 만족하는 것으로 간주한다. 하지만 이러한 방법은 한 번에 하나의 위험인자에 대해서만 분석할 수 있는 불편함이 있다.

:: Cox의 비례위험모형의 추정

Cox의 비례위험모형은 특정 함수를 대상으로 회귀분석을 수행하는 일반화 선형모형의 한 형태로 Cox 회귀분석이라고 부르기도 하며 다음과 같은 방식으로 회귀식을 유도할 수 있다.

$$h_i(t) = h_0(t) \times e^{\beta_1 x_1} \times e^{\beta_2 x_2} \times \cdots \times e^{\beta_k x_k}$$

$$h_i(t) = h_0(t) \times e^{(\beta_1 x_1 + \beta_2 x_2 + \ldots + \beta_k x_k)}$$

e^x와 $exp(x)$는 지수함수의 같은 표현이므로($e^x = exp(x)$)...

$$h_i(t) = h_0(t) \times e^{\beta_1 x_1} \times e^{\beta_2 x_2} \times \cdots \times e^{\beta_k x_k}$$

$$\frac{h_i(t)}{h_0(t)} = exp(\beta_1 x_1 + \beta_2 x_2 + \cdots + \beta_k x_k)$$

$$\text{In}\,\frac{h_i(t)}{h_0(t)} = \beta_1 x_1 + \beta_2 x_2 + \cdots + \beta_k x_k$$

회귀모형에 포함시킬 독립변수를 선정하는 방법은 선택된 독립변수를 모형에 모두 다 넣는 **입력**, 사망의 위험도와 연관성이 가장 클 것으로 예상되는 독립변수부터 하나씩 넣으면서 최적의 회귀모형을 찾는 **앞으로**(전진), 모든 독립변수를 모형에 다 넣은 뒤 연관성이 떨어지는 변수부터 하나씩 빼면서 최적의 모형을 찾는 **뒤로**(후진) 등이 있다. 그리고 여러 모형들 사이를 비교하는 방법으로 조건, LR 검정, Wald 검정 등이 있는데 우도비 검정LR test이 가장 널리 사용된다. 이런 방법들은 로지스틱 회귀분석에서와 매우 흡사한데, 자동화된 방법에 지나치게 의존하지 않고 임상적으로 중요성을 판단하는 것이 더 합리적일 수 있다.

:: 비례위험도

Cox의 비례위험모형도 로지스틱 회귀분석에서와 마찬가지로 자연로그를 취한 상태에서 회귀식을 추정하므로, 회귀계수에 다시 지수함수를 취하여 위험도를 구할 수 있다.

$$\frac{h_i(t)}{h_0(t)} = e^{\beta \times x} = e^{\beta \times 1} = e^{\beta} = exp(\beta)$$ 위험인자가 있는 경우 $x = 1$

Cox의 비례위험모형에서 exp(β)는 t시점에서 위험인자가 없는 경우에 비해 위험인자가 있을 때의 사건(사망) 발생의 위험도라는 의미를 가지므로 **비례위험도**relative hazards ratio, HR라고 부른다. 비례위험도가 1보다 크면 위험인자가 있을 때 사건 발생의 위험이 증가하는 것이고, 1보다 작으면 위험이 감소됨을 의미한다. 비례위험도만으로는 통계량의 정밀성을 보여 주기 어려우므로 비례위험도의 95% 신뢰구간을 함께 제시해 주는 것이 일반적이다.

:: 단변수 분석과 다변수 분석

지금까지 공부한 것과 같이 생존분석의 대표적인 단변수 분석과 다변수 분석은 각각 로그순위법과 Cox의 비례위험모형이다. 그러므로 로그순위법을 통해 가능성이 있는 위험인자를 추려낸 뒤 이들을 Cox의 비례위험모형에 함께 투입함으로써 서로 간의 영향을 보정한 위험인자 고유의 영향력의 정도를 파악할 수 있다. 이를 **보정된 비례위험도**adjusted HR라 한다. 하지만, 로그순위법에서는 모든 시점에서 비례위험도가 같다는 비례위험 가정을 하지 않기 때문에, 대게 비례위험도 값을 제공하지 않는다. 또한 로그순위법은 위험인자가 범주형인 경우 둘 이상 생존곡선의 차이를 비교할 수는 있지만, 환자의 나이, BMI와 같은 연속형 형태의 위험인자에 대해서는 분석할 수 없는 단점을 갖고 있다.

그러므로 생존분석에서는 이러한 한계가 있는 로그순위법 대신 Cox의 비례위험모형에 위험인자를 1개씩 투입하여 단변수 분석을 수행하는 경우가 적지 않다. 이 방법은 연속형 변수도 분석이 가능하고, 다른 위험인자와의 영향이 **보정되지 않은 비례위험도**unadjusted HR를 제시하여 다변수 분석의 **보정된 비례위험도**adjusted HR와 비교할 수 있는 등 장점을 갖기 때문에 더 선호되는 경향이 있다. 물론 로그순위법이 두 군의 생존율을 비교하는 데 흔히 사용되는 여전히 중요한 생존분석의 하나라는 사실에는 변함이 없다.

Cox의 비례위험모형

Q 다음은 1858명의 대장암 수술 후 ① 항암치료 없이 추적관찰, ② Levamisole, ③ Levamisole+5−FU 복합요법이 생존율에 미치는 영향을 비교한 연구이다. 이 자료에는 성별, 연령, 장폐색, 수술시 장천공, 유착, 세포분화도, 침윤 정도, 림프절 전이의 개수 등의 정보가 포함되어 있다. 대장암 수술 후 사망의 위험인자에 대해 분석하라.

환자 번호	관찰 기간	상태	치료 방법	성별	연령	장폐색	장천공	유착	세포 분화도	침윤 정도	림프절 ≥4개
	(일)	0, 절단 1, 사망	1, 관찰 2, Levamisole 3, Levamisole+5−FU	0, 여 1, 남		0, 무 1, 유	0, 무 1, 유	0, 무 1, 유	1, well 2, moderate 3, poor	1, submucosa 2, muscle 3, serosa 4, contiguous structures	0, 무 1, 유

id	time	status	rx	sex	age	obstruct	perfor	adhere	differ	extent	node4
1	1521	1	3	1	43	0	0	0	2	3	1
2	968	1	3	1	43	0	0	0	2	3	1
3	3087	0	3	1	63	0	0	0	2	3	0
4	3087	0	3	1	63	0	0	0	2	3	0
5	963	1	1	0	71	0	0	1	2	2	1
6	542	1	1	0	71	0	0	1	2	2	1
7	293	1	3	0	66	1	0	0	2	3	1
8	245	1	3	0	66	1	0	0	2	3	1
9	659	1	1	1	69	0	0	0	2	3	1
10	523	1	1	1	69	0	0	0	2	3	1
11	1767	1	3	0	57	0	0	0	2	3	1
12	904	1	3	0	57	0	0	0	2	3	1
13	420	1	2	1	77	0	0	0	2	3	1
14	229	1	2	1	77	0	0	0	2	3	1
15	3192	0	1	1	54	0	0	0	2	3	0
16	3192	0	1	1	54	0	0	0	2	3	0
17	3173	0	2	1	46	0	0	1	2	3	0
18	3173	0	2	1	46	0	0	1	2	3	0
19	3308	0	3	0	68	0	0	0	2	3	0
20	3308	0	3	0	68	0	0	0	2	3	0
21	2908	0	2	0	47	0	0	1	2	3	0
22	2908	0	2	0	47	0	0	1	2	3	0
23	3309	0	3	1	52	0	0	0	3	3	0
24	3309	0	3	1	52	0	0	0	3	3	0

…

1 ❶ **분석** ▶ ❷ **생존확률** ▶ ❸ **Cox 회귀모형**을 선택한다.

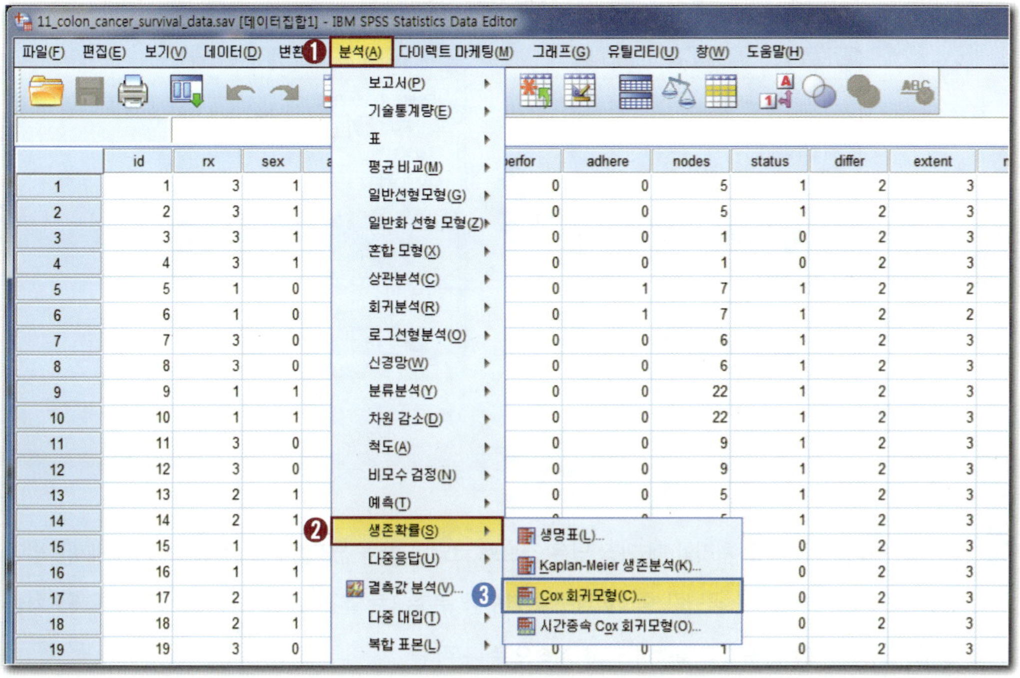

2 ❶ **시간**에 time, ❷ **상태변수**에 status를 옮기고, ❸ **공변량**에 독립변수(rx, sex, age, obstruct, perfor, adhere, differ, extent, more than 4 nodes)를 모두 옮긴 뒤 변수를 선택하는 방법으로 ❹ **뒤로: LR**을 선택한 뒤 ❺ **사건 정의**로 들어간다.

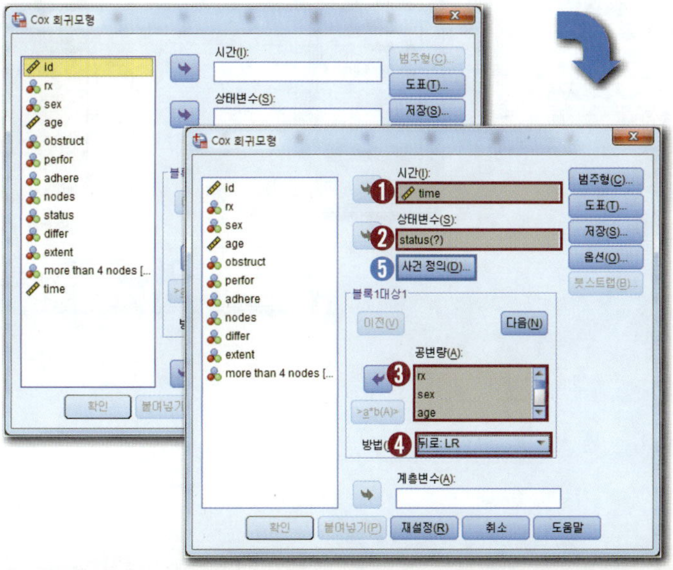

3 상태변수에 대한 사건정의 상자에서 사건 발생을 의미하는 ❶ '1'을 단일값으로 입력하고 ❷ **계속**으로 나온다.

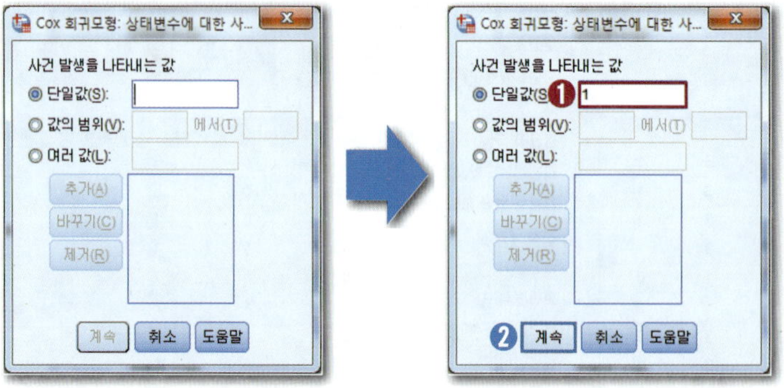

4 범주형 변수를 가변수로 처리할 때 가장 낮은 값으로 코딩된 값을 참조범주로 설정해 주기 위해 ❶ **범주형**을 선택하여 들어간다. 공변량 중 ❷ **범주형 변수**를 우측으로 옮긴 뒤 표시자의 참조범주를 ❸ **처음**으로 지정한 뒤 ❹ **바꾸기**를 실행하고 ❺ **계속**으로 나온다.

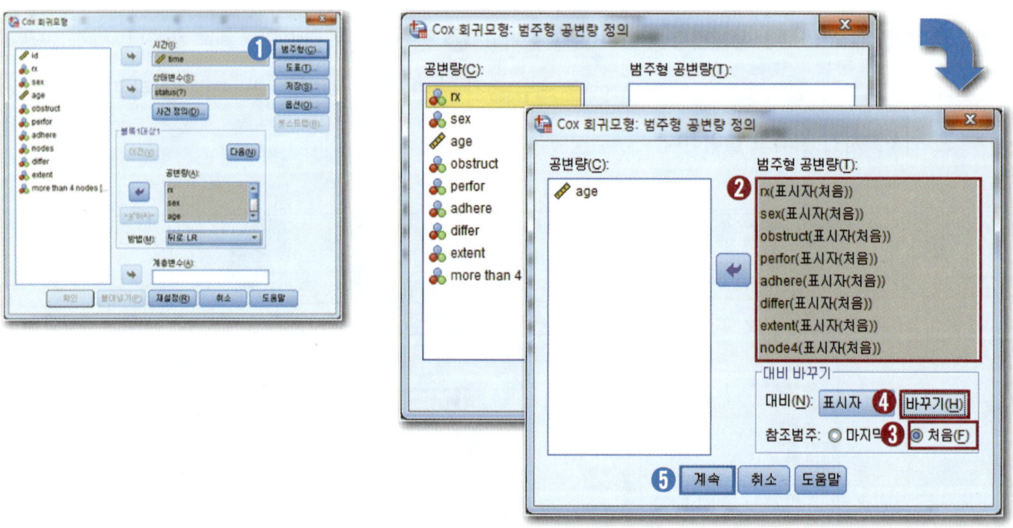

5 ❶ **도표**로 들어가서 ❷ **생존확률**과 ❸ **로그-로그**를 선택하고, 치료방법에 따른 생존곡선을 구분하여 보기 위해서 ❹ **선구분 집단변수**에서 **rx**변수를 선택한 뒤 ❺ **계속**으로 나온다.

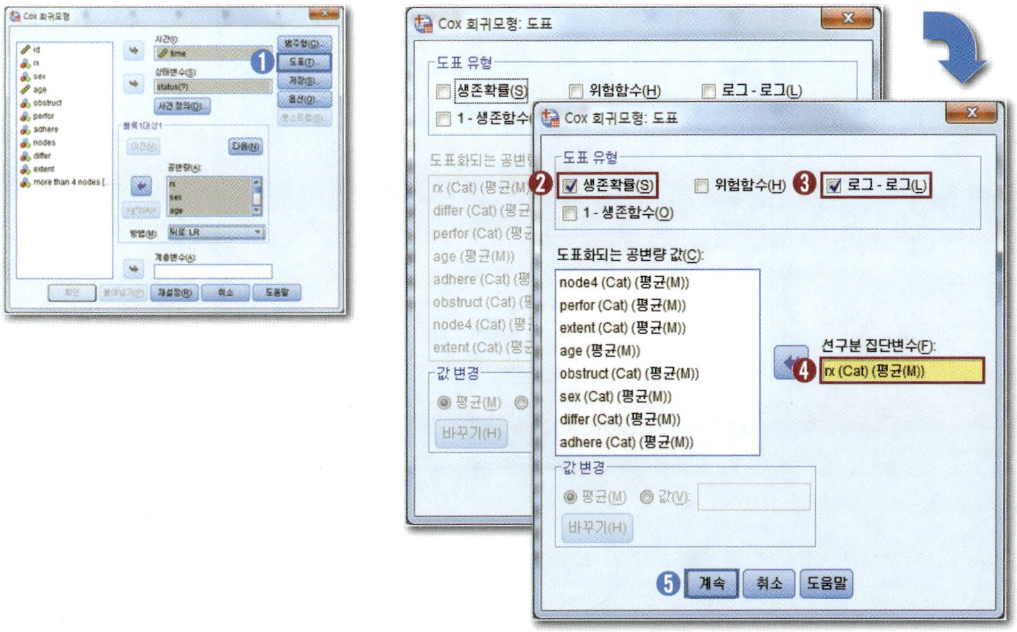

6 ❶ **옵션**으로 들어가서 ❷ **exp(B)의 95%CI**를 체크하고, 모형정보는 ❸ **마지막 단계에서** 출력하도록 체크한 뒤 ❹ **계속**으로 나온다.

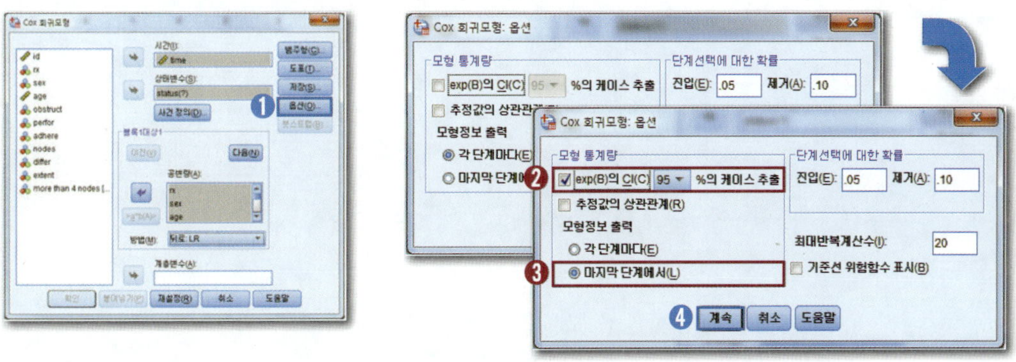

7 ❶ **확인**을 선택하고 결과를 기다린다.

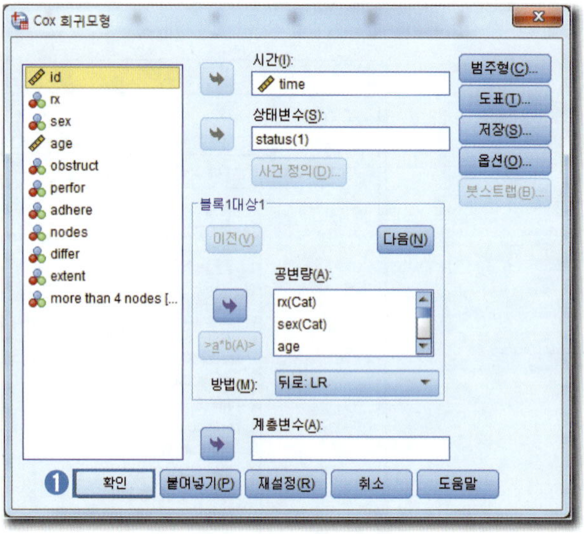

Cox 비례위험모형의 결과

Cox 회귀분석

[데이터집합1] C:₩exercise₩11_colon_cancer_survival_data.sav

케이스 처리 요약

		N	퍼센트
분석가능한 케이스	사건[a]	899	48.4%
	중도절단	913	49.1%
	전체	1812	97.5%
삭제 케이스	결측 케이스	46	2.5%
	음의 시간을 갖는 케이스	0	0.0%
	계층에서 가장 최근 사건 이전까지의 중도절단 케이스	0	0.0%
	전체	46	2.5%
전체		1858	100.0%

a. 종속변수 time: time

범주형 변수 코딩[a,c,d,e,f,g,h,i]

		빈도	(1)	(2)	(3)
rx[b]	1=Observation	616	0	0	
	2=Levamisole	600	1	0	
	3=Levamisole+5-FU	596	0	1	
sex[b]	0=female	876	0		
	1=male	936	1		
obstruct[b]	0=None	1462	0		
	1=Obstruction	350	1		
perfor[b]	0=None	1758	0		
	1=Perforation	54	1		
adhere[b]	0=None	1550	0		
	1=Adhesion	262	1		
differ[b]	1=Well	186	0	0	
	2=Moderate	1326	1	0	
	3=Poor	300	0	1	
extent[b]	1=Submucosa	40	0	0	0
	2=Muscle	204	1	0	0
	3=Serosa	1490	0	1	0
	4=Contiguous structures	78	0	0	1
node4[b]	0	1308	0		
	1	504	1		

a. 범주변수: rx
b. 표시형 파라미터 코딩
c. 범주변수: sex
d. 범주변수: obstruct
e. 범주변수: perfor
f. 범주변수: adhere
g. 범주변수: differ
h. 범주변수: extent
i. 범주변수: node4 (more than 4 nodes)

❶ 범주형 변수의 참조치와 가변수를 확인한다. 코딩된 값과 가변수 이름은 서로 다를 수 있으므로 주의한다.

rx=1 (Observation) → reference, rx(0)
rx=2 (Levamisole) → rx(1)
rx=3 (Levamisole+5−FU) → rx(2)

differ=1 (Well) → reference, differ(0)
differ=2 (Moderate) → differ(1)
differ=3 (Poor) → differ(2)

extent=1 (Submucosa) → reference, extent(0)
extent=2 (Muscle) → extent(1)
extent=3 (Muscle) → extent(2)
extent=4 (Muscle) → extent(3)

블록 0: 시작 블록

모형계수에 대한 전체 검정

-2 Log 우도
12863.430

블록 1: 방법 = 후진 단계선택 (우도비)

모형계수에 대한 전체 검정[b]

단계	-2 Log 우도	전체 통계량(스코어)			이전 단계와의 상대적 변화			이전 블록과의 상대적 변화		
		카이제곱	자유도	유의확률	카이제곱	자유도	유의확률	카이제곱	자유도	유의확률
1[a]	12608.567	275.410	13	.000	254.864	13	.000	254.864	13	.000
4	12609.896	274.009	10	.000				253.534	10	.000

a. 단계 번호 1: rx sex age obstruct perfor adhere differ extent node4에서 입력된 변수

b. 시작 블록 수 1. 방법 = 후진 단계선택 (우도비)

각 단계의 회귀식의 적합성 검정

H_0: 모든 회귀계수는 0이다(의미가 없다).

H_1: 0이 아닌 회귀계수가 있다.

❷ $p<0.001$ 이므로 H_0 기각

의미 있는 회귀계수가 있다.

방정식의 변수

		B	표준오차	Wald	자유도	❸ 유의확률	❹ Exp(B)	Exp(B)에 대한 95.0% CI 하한	Exp(B)에 대한 95.0% CI 상한
단계 1	rx			32.140	2	.000			
	변수 이름 rx(1)	-.033	.079	.172	1	.678	.968	.830	1.129
	변수 이름 rx(2)	-.444	.085	27.483	1	.000	.641	.543	.757
	sex	-.022	.067	.104	1	.747	.978	.857	1.117
	age	.003	.003	.834	1	.361	1.003	.997	1.008
	obstruct	.238	.084	8.099	1	.004	1.268	1.077	1.494
	perfor	.127	.185	.474	1	.491	1.136	.791	1.631
	adhere	.168	.092	3.323	1	.068	1.183	.987	1.417
	differ			15.785	2	.000			
	변수 이름 differ(1)	-.054	.116	.217	1	.642	.947	.754	1.190
	변수 이름 differ(2)	.288	.134	4.588	1	.032	1.334	1.025	1.736
	extent			26.649	3	.000			
	변수 이름 extent(1)	.175	.356	.242	1	.622	1.192	.593	2.396
	변수 이름 extent(2)	.685	.338	4.107	1	.043	1.983	1.023	3.847
	변수 이름 extent(3)	1.034	.367	7.947	1	.005	2.813	1.371	5.775
	node4	.859	.070	150.155	1	.000	2.361	2.058	2.708
단계 4	rx			31.918	2	.000			
	변수 이름 rx(1)	-.031	.079	.154	1	.694	.970	.831	1.131
	변수 이름 rx(2)	-.442	.085	27.178	1	.000	.643	.545	.759
	obstruct	.236	.082	8.234	1	.004	1.266	1.078	1.488
	adhere	.183	.091	4.084	1	.043	1.201	1.006	1.435
	differ			16.006	2	.001			
	변수 이름 differ(1)	-.056	.116	.232	1	.630	.946	.753	1.187
	변수 이름 differ(2)	.288	.134	4.635	1	.031	1.334	1.026	1.735
	extent			26.803	3	.000			
	변수 이름 extent(1)	.182	.356	.262	1	.609	1.200	.597	2.409
	변수 이름 extent(2)	.692	.338	4.204	1	.040	1.998	1.031	3.872
	변수 이름 extent(3)	1.040	.367	8.035	1	.005	2.828	1.378	5.804
	node4	.851	.069	150.020	1	.000	2.342	2.044	2.684

❸ ❹ rx(2)는 rx(0)에 비해 0.643배 위험도가 감소하였다($p<0.001$).
Obstruct, adhere, node4가 있을 때 각각의 비례위험도는 1.266($p=0.004$), 1.201($p=0.043$), 2.342($p<0.001$)로 사망 위험이 증가하였다.
diff(2)은 diff(0)에 비해 1.334배 위험도가 증가하였으며($p=0.031$), extent(2)와 extent(3)은 extent(0)에 비해 각각 1.998배($p=0.040$), 2.828배($p=0.005$) 위험도가 증가하였다.

방정식에 포함되지 않은 변수[a]

		스코어	자유도	유의확률
단계 4	sex	.109	1	.742
	age	.778	1	.378
	perfor	.378	1	.539

a. 잔차 카이제곱 = 1.337(3 df Sig.) = .720

공변량 평균값

	평균
rx(1)	.331
rx(2)	.329
sex	.517
age	59.787
obstruct	.193
perfor	.030
adhere	.145
differ(1)	.732
differ(2)	.166
extent(1)	.113
extent(2)	.822
extent(3)	.043
node4	.278

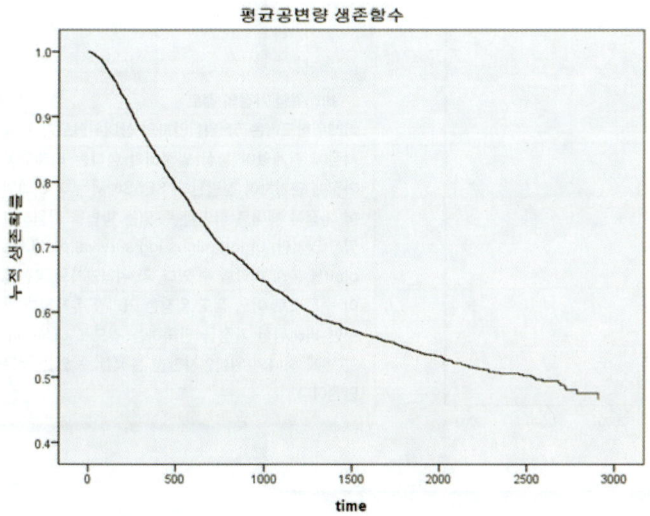

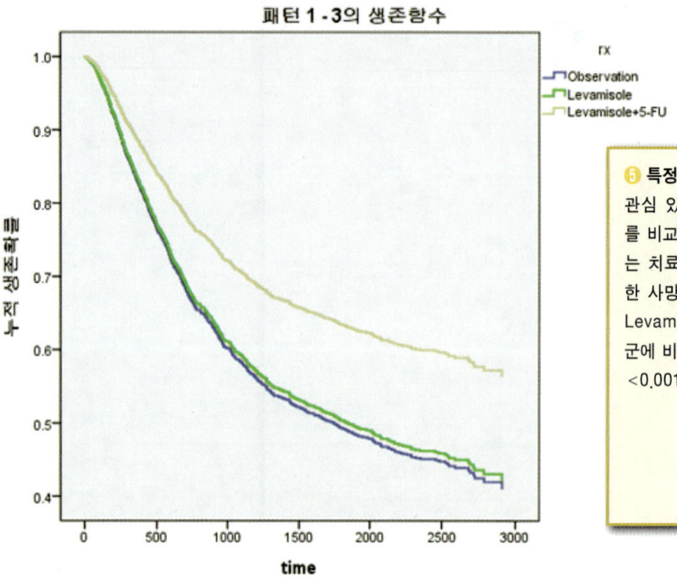

⑤ 특정 위험인자에 따른 생존함수의 비교

관심 있는 위험인자(공변량)에 대해서 생존함수를 비교할 수 있다. Levamisole 단독 사용군에서는 치료없이 관찰한 군에 비해 통계적으로 유의한 사망률의 감소를 보이지 못했으나(p=0.694), Levamisole과 5−FU의 복합투여군에서는 관찰군에 비해 0.643배 위험도의 감소를 관찰하였다(p <0.001).

rx=1 (Observation) → reference, rx(0)
rx=2 (Levamisole) → rx(1)
rx=3 (Levamisole+5−FU) → rx(2)

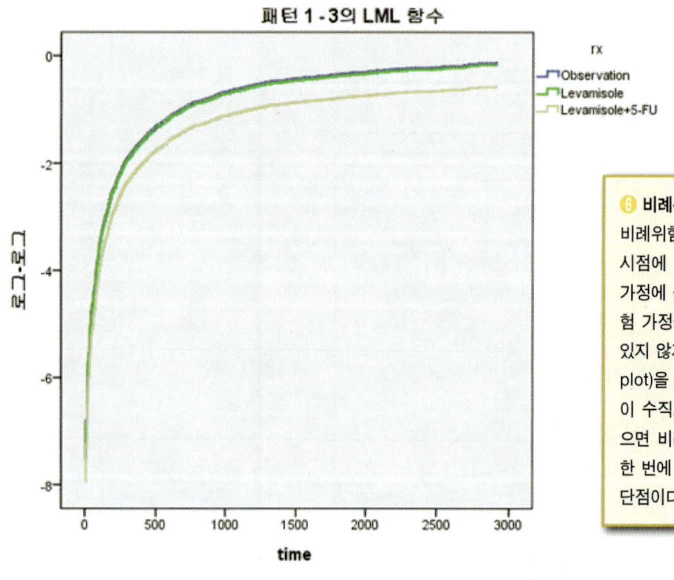

⑥ 비례위험 가정의 검토

비례위험모형은 각 위험인자의 상대위험도가 관찰 시점에 관계없이 항상 일정해야 한다는 비례위험 가정에 근거하여 성립된다. SPSS에서는 이 비례위험 가정을 제대로 확인할 수 있는 방법을 지원하고 있지 않지만, 이 log minus log survival plot(LML plot)을 통해 파악할 수 있다. 각 위험인자의 곡선들이 수직으로 어느 정도 일정한 거리를 유지하고 있으면 비례위험 가정을 만족하는 것으로 해석한다. 한 번에 하나의 위험인자만을 분석할 수 있는 것은 단점이다.

12

질병의 발생률에 대한 연구

가. 포아송 분포

나. 포아송 회귀분석

매년 비행기 사고로 목숨을 잃는 사람의 수는 얼마나 될까? 군대에서 총기 사고로 사망하는 군인은 얼마나 될까? 하루에 판매되는 휴대폰 중 불량품은 얼마나 될까? 우리나라에서 얼마나 많은 사람들이 매년 대장암으로 진단을 받을까? 이런 희귀사건rare event의 발생도 특정한 분포를 따르고 있을까?

1837년, 프랑스의 수학자 포아송S. D. Poisson은 프러시아의 기병군단에서 매년 말발굽에 채여 죽는 병사의 수는 평균(μ) 0.61의 일정한 분포를 따른다고 보고하였다. 그의 이름을 따서 **포아송 분포**Poisson distribution라고 명명된 이 분포는 특정 기간 또는 공간상에서 일정한 평균 발생률을 가지고 무작위로 발생하게 되는 희귀사건의 발생 건수에 관한 확률분포이다. 이 확률분포에 근거한 **포아송 회귀분석**Poisson regression analysis을 사용하면 일정한 기간 동안 어떤 인구집단의 특정 희귀사건의 발생률을 추정하고 예측할 수 있다. 일반적으로 전체 인구집단에서 5% 미만의 발생을 보이는 질병의 경우 포아송 회귀분석을 적용할 수 있으며 이를 통해 연도별 발생률의 변화와 함께 성별, 나이 등의 설명변수들이 질병의 발생률에 미치는 영향 등을 함께 알 수 있다. 로지스틱 회귀분석이 질병의 위험인자에 대한 연구이고, Cox의 비례위험모형이 생존율의 위험인자에 대한 연구라면, 포아송 회귀분석은 질병의 발생률과 발생률에 영향을 미치는 인자에 대한 연구이다.

가. 포아송 분포

$$P(X=x) = f(x) = \frac{e^{-\mu}\mu^x}{x!} \quad (x=0,1,2,\cdots)$$

μ = 단위당 일어나는 평균건수

포아송 분포 Poisson distribution는 사건이 발생할 확률(p)과 관찰대상으로 하는 인구집단의 규모(n)로 규정된다. 단위당 발생하는 평균 건수는 μ=n×p로 계산되며, 포아송 분포에 의하면 이 인구집단에서 x번의 사건이 발생할 확률은 $f(x) = \frac{e^{-\mu}\mu^x}{x!}$ 로 구할 수 있다.

간단한 예를 통해 포아송 분포를 직접 그려 보자. 10만 명(n)의 인구집단에서 평균적으로 2명(μ)에서 질병이 발생하였다고 하자. (혹은 발생률 0.002%(p)인 질환을 인구 10만 명을 대상으로 관찰한다고 생각하자.) 이 인구집단 내에서 질병이 1명도 발생하지 않을 확률(x=0), 1명 발생할 확률(x=1), 2명(x=2), 3명(x=3), 4명(x=4), 5명(x=5) 발생할 확률을 각각 계산하고 이를 그래프로 그려 보면 다음과 같다.

10만 명(n)의 인구집단에서 질병이 2명(μ)에서 발생하였다고 하면

$$P(X=0) = \frac{e^{-2}2^0}{0!} = 0.135335$$

$$P(X=1) = \frac{e^{-2}2^1}{1!} = 0.270671$$

$$P(X=2) = \frac{e^{-2}2^2}{2!} = 0.270671$$

$$P(X=3) = \frac{e^{-2}2^3}{3!} = 0.180447$$

$$P(X=4) = \frac{e^{-2}2^4}{4!} = 0.090224$$

$$P(X=5) = \frac{e^{-2}2^5}{5!} = 0.036089$$

$$\cdots$$

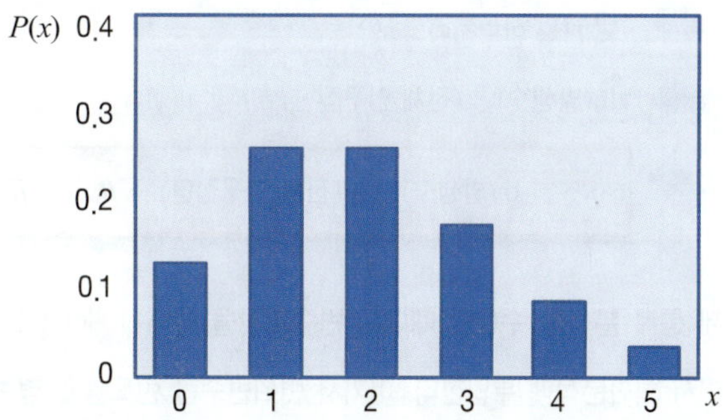

만약 어느 해에 5명에게서 질병이 발생하였다면, 이는 3.6%의 확률로 관찰될 수 있는 현상이므로 통계적으로 특별하게 높은 발생률을 보인 해가 되는 것이다. 이제 이런 분포의 특징을 회귀분석으로 확장해 보자.

나. 포아송 회귀분석

포아송 회귀분석Poisson regression analysis은 일반화 선형모형의 하나로 동일한 위험인자를 갖는 집단의 경우 예상되는 질병의 발생률은 전체 연구기간 동안 일정하게 유지된다는 것을 기본 가정으로 한다. 각각의 위험인자를 $x_1, x_2, \cdots, x_k$ 라고 할 때, 위험인자가 있는 경우(x=1)에 위험인자가 없는 경우(x=0)에 비해 $exp(\beta_1)=e^{\beta_1}$, $exp(\beta_2)=e^{\beta_2}, \cdots, exp(\beta_k)=e^{\beta_k}$배의 상대위험도가 있다고 생각하면 다음과 같은 방정식을 만들 수 있다.

$$\frac{\text{발생수}}{\text{전체 인구집단}} = e^{\beta_1 x_1} \times e^{\beta_2 x_2} \times \cdots \times e^{\beta_k x_k} = exp(\beta_1 x_1) \times exp(\beta_2 x_2) \times \cdots \times exp(\beta_k x_k)$$

이렇게 설정된 방정식은 다음과 같이 일반화 선형모형에 적합한 형태로 정리할 수 있다. 포아송 회귀분석은 다음과 같이 자연로그를 취하여 회귀모형을 만들어 주기 때문에 로그선형모형log linear model이라고 부르기도 한다.

$$\frac{\text{발생수}}{\text{전체 인구집단}} = e^{\beta_1 x_1} \times e^{\beta_2 x_2} \times \cdots \times e^{\beta_k x_k} = exp(\beta_1 x_1) \times exp(\beta_2 x_2) \times \cdots \times exp(\beta_k x_k)$$

$$\Rightarrow \frac{\text{발생수}}{\text{전체 인구집단}} = e^{(\beta_1 x_1 + \beta_2 x_2 + \dots + \beta_k x_k)} = exp(\beta_1 x_1) + exp(\beta_2 x_2) + \cdots + exp(\beta_k x_k)$$

$$\Rightarrow \text{In}\frac{\text{발생수}}{\text{전체 인구집단}} = \beta_1 x_1 + \beta_2 x_2 + \cdots + \beta_k x_k$$

$$\Rightarrow \text{In(발생수)} - \text{(전체 인구집단)} = \beta_1 x_1 + \beta_2 x_2 + \cdots + \beta_k x_k$$

$$\Rightarrow \text{In(발생수)} = \text{In(전체 인구집단)} + \beta_1 x_1 + \beta_2 x_2 + \cdots + \beta_k x_k$$

실제 통계 분석을 수행할 때에도 변수계산을 통해서 'In(전체 인구집단)'이라는 변위변수offset을 만들어서 회귀분석에 투입한다. 여기서 변위변수란 빈도를 모형화할 때 사건의 발생수를 보정하기 위해 필요하다. 포아송 회귀분석에서도 로지스틱 회귀분석과 마찬가지로 최대우도법을 통해 회귀식을 추정하며 우도비 검정과 카이제곱값을 통해 모형의 적합성과 각 위험인자들의 회귀계수의 유의성을 확인할 수 있다. 위험인자들이 발생률에 미치는 상대적인 위험도는 $exp(\beta)$와 $exp(\beta)$의 95% 신뢰구간을 통해 파악할 수 있는데, 95% 신뢰구간이 1보다 큰 범위에 머무르는 경우 위험이 유의하게 증가하고, 1보다 작은 범위에 위치한 경우 위험이 유의하게 감소한 것으로 해석한다.

SPSS 실습

포아송 회귀분석

Q

다음은 1993년부터 2011년까지 한 대학병원에서 관찰한 피부암의 발생에 대한 자료이다.

피부암의 발생률이 성별에 따라 차이가 있는지, 시간이 흐름에 따라 증가하는 경향이 있는지 검정하라.

연도	성별	발생수	전체 인구
	1, 남자 2, 여자		

year	sex	case	total
1993	1	1	13783
1993	2	1	13223
1994	1	1	12666
1994	2	2	14842
1995	1	1	13932
1995	2	2	15995
1996	1	2	14525
1996	2	2	17053
1997	1	2	13782
1997	2	2	17181
1998	1	3	16483
1998	2	5	19484
1999	1	3	19385
1999	2	6	18753
2000	1	5	16458
2000	2	5	18907
2001	1	4	20189
2001	2	7	24503
2002	1	3	17983
2002	2	5	19932

연도	성별	발생수	전체 인구
	1, 남자 2, 여자		

year	sex	case	total
2003	1	4	19066
2003	2	5	23931
2004	1	3	16743
2004	2	5	18779
2005	1	4	17512
2005	2	6	20186
2006	1	3	17546
2006	2	6	21123
2007	1	6	18073
2007	2	6	22410
2008	1	5	16590
2008	2	8	18960
2009	1	6	17304
2009	2	8	18086
2010	1	8	20112
2010	2	8	23054
2011	1	5	22110
2011	2	11	23822

1 포아송 회귀분석을 위해서는 ln(전체 인구집단)라는 변위변수로 직접 만들어 주어야 한다. 이 계산을 위해서 ❶ **변환** ▶ ❷ **변수 계산**을 시행한다.

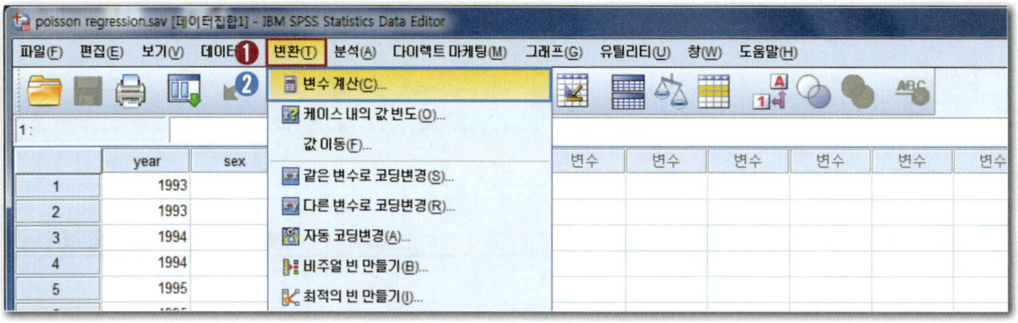

2 새로 생성될 변수의 이름을 ❶ **ln_total**로 먼저 지정한 다음, 함수 집단에서 ❷ **모두**를 선택하여 그중 ❸ **Ln 함수**를 찾고, ❹ **숫자표현식**에서 LN(total)으로 계산식을 완성한 뒤 ❺ **확인**을 선택한다.

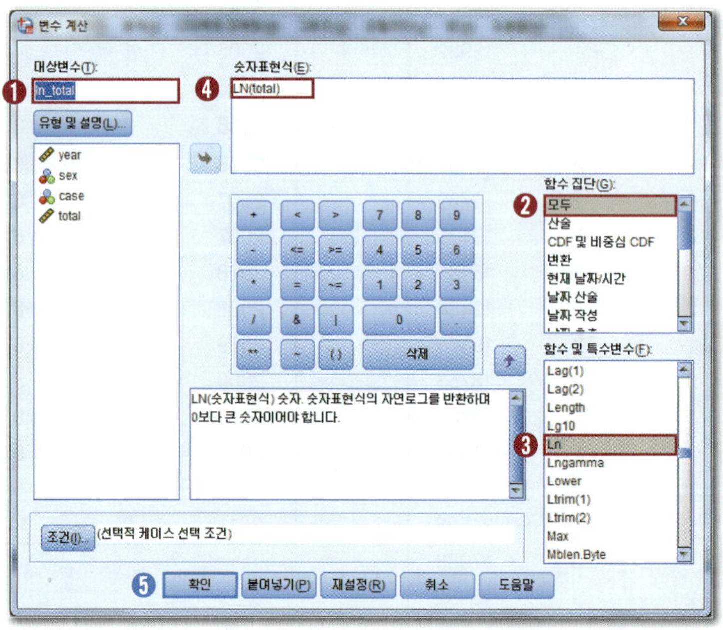

3 ln_total이라는 새 변수가 생성된 것을 확인한다.

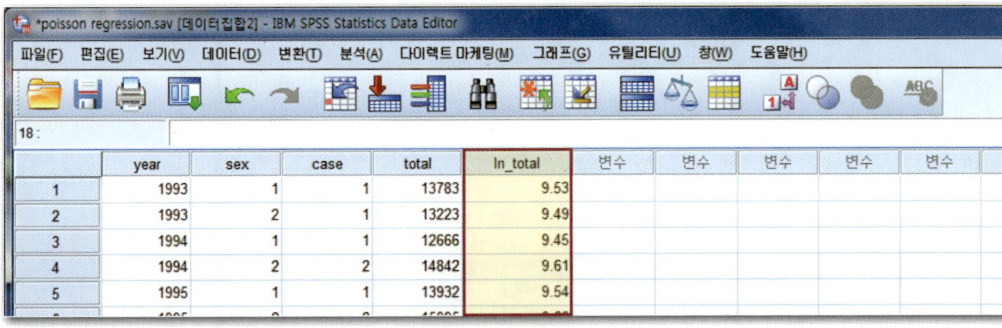

4 ❶ 분석 ▶ ❷ 일반화 선형 모형 ▶ ❸ 일반화 선형 모형을 선택한다.

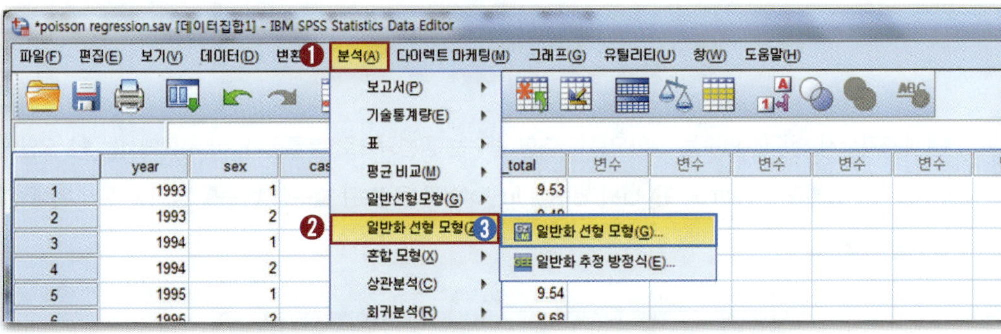

5 모형 유형에서 ❶ 포아송 로그선형을 선택한다.

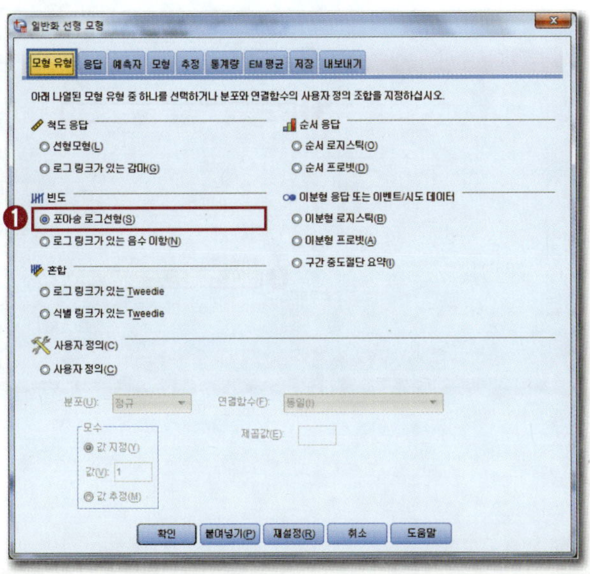

6 ❶ **응답**으로 들어가서 ❷ **종속변수**를 case로 지정한다.

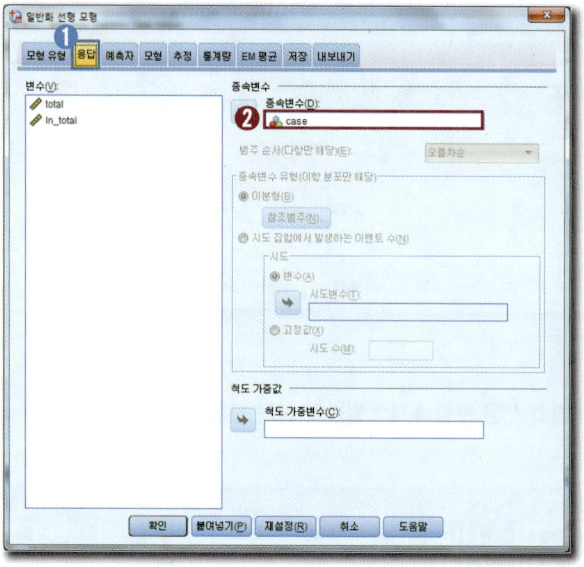

7 ❶ **예측자**에서 범주형 변수는 요인으로 연속형 변수는 공변량으로 분류한다. 이 자료에서는 ❷ **요인**에 sex를, ❸ **공변량**에 year를, ❹ **변위 변수**에 ln_total을 옮긴 뒤 범주형 변수를 정의해 주기 위해 ❺ **옵션**을 선택한다.

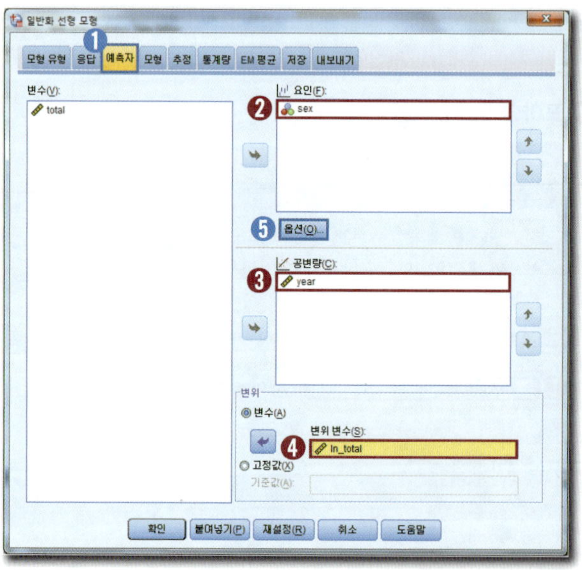

8 낮게 코딩된 값을 참조치로 하기 위해 ❶ **내림차순**을 선택한 뒤 ❷ **계속**으로 나온다.

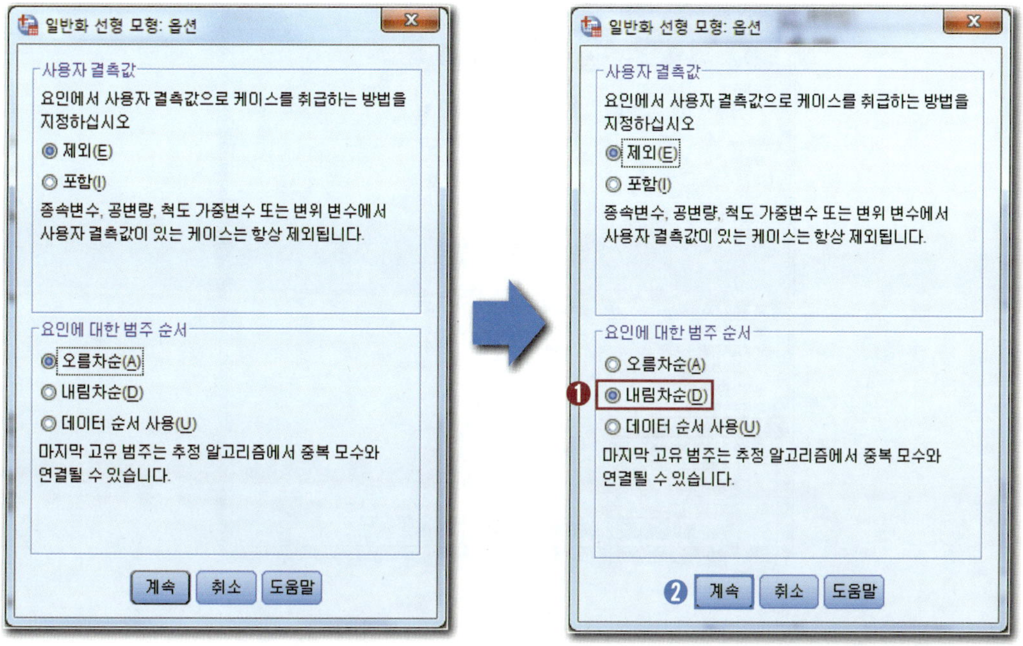

9 ❶ **모형**에서 ❷ sex와 year를 **모형**으로 옮긴다.

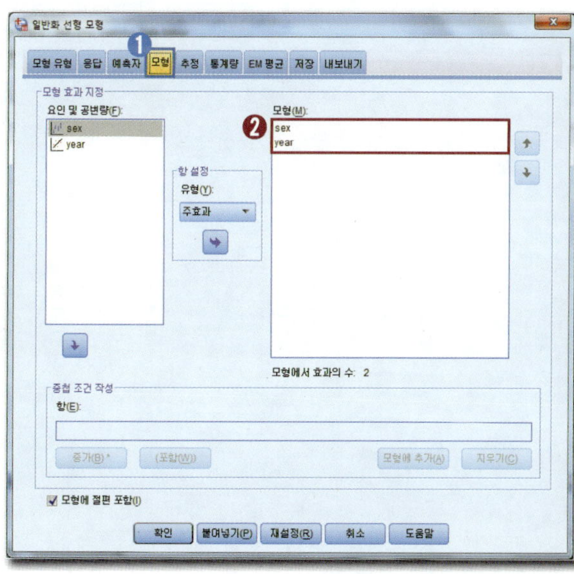

10 ❶ **통계량**에서 ❷ **지수 모수 추정값 포함**을 선택하고 ❸ **확인**을 선택한 뒤 결과를 기다린다.

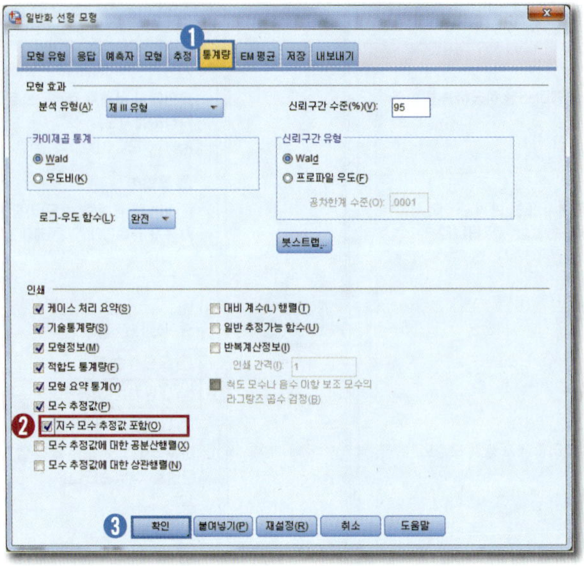

포아송 회귀분석의 결과

일반화 선형 모형

[데이터집합2] C:\exercise\poisson regression.sav

모형정보

종속 변수	case
확률 분포	포아송
연결함수	로그
범위 변수	ln_total

케이스 처리 요약

	N	퍼센트
포함됨	38	100.0%
제외됨	0	0.0%
합계	38	100.0%

범주형 변수 정보

			N	퍼센트
요인	sex	female	19	50.0%
		male	19	50.0%
		합계	38	100.0%

연속형 변수 정보

		N	최소값	최대값	평균	표준편차
종속 변수	case	38	1	11	4.39	2.377
공변량	year	38	1993	2011	2002.00	5.551
범위	ln_total	38	9.45	10.11	9.7995	.16960

적합도[a]

	값	자유도	값/df
편차	9.429	35	.269
척도 편차	9.429	35	
Pearson 카이 제곱	9.688	35	.277
척도 Pearson 카이 제곱	9.688	35	
로그 우도[b]	-65.538		
Akaike 정보 기준(AIC)	137.076		
무한 표본 수정된 AIC (AICC)	137.782		
Bayesian 정보 기준(BIC)	141.989		
일관된 AIC(CAIC)	144.989		

종속변수: case
모형: (절편), sex, year, 변위 = ln_total

a. 정보 기준은 가능한 작은 형태입니다.

b. 전체 로그 우도 함수가 표시되고 계산 정보 기준에 사용됩니다.

> ❹ 모형의 적합도 판정
> 포아송 회귀모형이 주어진 자료에 얼마나 잘 적합하는지를 보는 여러가지 지표들이 제시되어 있다.
> 이 중 {편차/자유도}와 {Pearson 카이제곱/자유도}는 꼭 확인하여야 한다. 이 두 값은 모두 1에 가까울수록 모형이 적합하다고 판단한다.

전체 검정[a]

우도비 카이제곱	자유도	유의확률
20.745	2	.000

종속변수: case
모형: (절편), sex, year, 변위 = ln_total

a. 적합한 모형을 절편 전용 모형과 비교합니다.

> 회귀식의 적합성 검정
> H_0: 모형으로 설명할 수 없다($\beta_1 = \beta_2 = 0$).
> H_1: 모형으로 설명할 수 있다.
> ❶ p<0.001이므로 H_0 기각
> → **회귀식은 적합하고, 유의한 회귀계수가 존재한다.**

모형 효과 검정

소스	제 3 유형		
	Wald 카이제곱	자유도	유의확률
(절편)	19.440	1	.000
sex	2.886	1	.089
year	17.109	1	.000

종속변수: case
모형: (절편), sex, year, 변위 = ln_total

모수 추정값

모수	B	표준오차	95% Wald 신뢰구간		가설검정			Exp(B)	Exp(B)에 대한 95% Wald 신뢰구간	
			하한	상한	Wald 카이제곱	자유도	유의확률		하한	상한
(절편)	1[b]	30.4137	-193.838	-74.618	19.478	1	.000	5.076E-059	6.566E-085	3.924E-033
❷ [sex=2]	.268	.1579	-.041	.578	2.886	1	.089	1.308	.960	1.782
[sex=1]	0[a]	.	.	.	.	.	.	1	.	.
❸ year	.063	.0152	.033	.093	17.109	1	.000	1.065	1.034	1.097

종속변수: case
모형: (절편), sex, year, 변위 = ln_total

a. 중복된 모수이므로 0으로 설정됩니다.

b. 표시된 값으로 고정됩니다.

> 성별에 따른 피부암 발생 위험도
> ❷ $exp(0.268) = e^{0.268} = 1.308$
> 남성(1)에 비해 여성(2)의 경우 1.308배만큼 피부암 발생의 위험도가 증가하였으나 통계적으로 유의하지는 못했다(p=0.089).

> 시간에 따른 피부암 발생 위험도
> ❸ $exp(0.063) = e^{0.063} = 1.065$, $exp(10 \times 0.063) = e^{0.630} = 1.878$
> 지난 19년 동안 피부암은 1년에 1.065배(혹은 10년에 1.878배) 증가하였으며 이는 통계적으로 유의하였다(p<0.001).

Excel을 이용하여 다음과 같은 그래프를 만들어 준다.

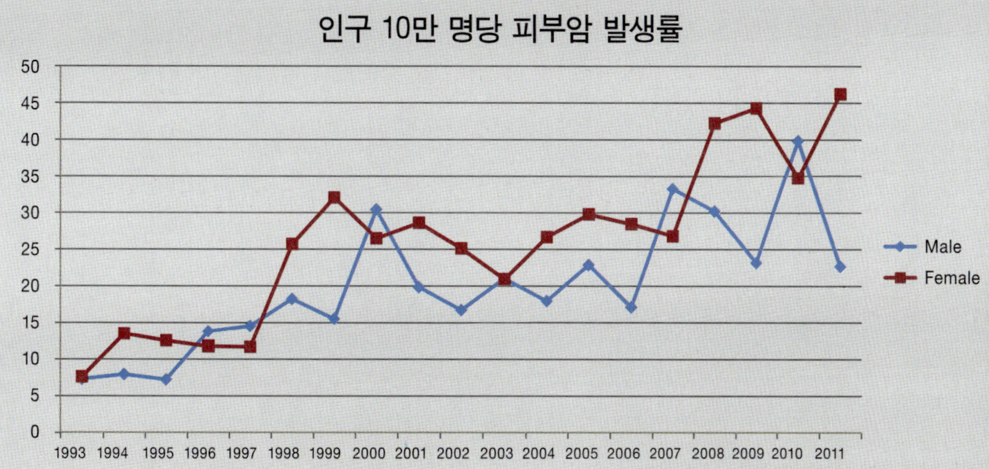

13

두 치료법의 동등성, 비열등성을 검정하는 방법

가. 동등성 검정과 비열등성 검정

나. 크기의 비열등성 검정 (높을수록 좋은 경우)

다. 크기의 비열등성 검정 (낮을수록 좋은 경우)

라. 비율의 비열등성 검정

가. 동등성 검정과 비열등성 검정

지금까지 공부한 통계 검정법 대부분은 두 군의 차이를 증명하는 데 목적을 두었다. 자료의 형태가 연속형이든 범주형이든 실험군이 대조군에 비해 효과가 뛰어남을 증명하고자 설계된 연구에 사용되는 통계 검정법들을 일컬어 **우위성 검정**superiority test이라 한다. 하지만 모든 연구가 우위성의 입증을 목표로 하는 것은 아니다. 특히 보건의학 연구에서는 두 치료법의 효과가 동등함을 증명하거나(동등성 검정), 더 나아가 새로운 치료법이 기존 치료법에 비해 효과가 떨어지지 않음을 입증하고자 하는 경우(비열등성 검정)도 있다. 비록 치료효과가 더 뛰어나지는 않더라도 비용, 재원일수, 약물 상호작용, 환자 순응도 및 만족도 등에서 큰 장점이 있거나 통증 등 다른 부작용의 발생이 적다면 임상적으로 의미를 갖기에 충분하기 때문이다. 그러면 우리기 이미 알고 있는 독립표본 T 검정을 시행하여 $p>0.05$로 귀무가설을 기각하지 못하면 두 군이 동등하다고 말할 수 있을까?

귀무가설 H_0	두 치료법의 효과는 같다.
대립가설 H_1	두 치료법의 효과는 같지 않다.

우위성 검정에서의 귀무가설은 우리가 임의로 설정한 것이므로 대립가설을 채택하지 못했다고 해서 귀무가설이 증명된 것은 아니다. 흔한 예로 연구대상수가 적어서 우위성을 입증하지 못했다면 이것은 두 군의 치료효과가 다르다고 말할 근거가 부족함을 뜻하지 두 군의 효과가 동등함이 입증된 것은 아니다.

두 치료법의 동등성 혹은 비열등성을 증명하기 위해서는 완전히 새로운 접근법이 필요하다. 두 군 사이에 임상적으로 의미 있는 차이가 없음을 증명하는 것을 **동등성 검정**equivalence test라 하고, 실험군이 활성대조군에 비해 열등하지 않음을 증명하는 것을 **비열등성 검정**non-inferiority test이라 한다. 동등성과 비열등성 검정에서는 위약군 대신에 이미 임상적 효과가 입증된 기존의 다른 치료법을 적용한 **활성대조군**active control을 비교대상으로 하여 검정을 실시한다.

:: 동등성 검정

동등성 연구는 실험군이 활성대조군과 치료 효과가 동등함을 증명하기 위해 설계된다. 두 군의 동등성은 두 군의 효과의 차이(즉, 평균의 차이)의 95% 신뢰구간을 구하여 이 신뢰구간이 미리 설정된 동등성 한계(Δ) 내에 있음을 증명함으로써 이뤄진다. **동등성 한계**(Δ)란 임상적으로 두 치료법이 차이가 나지 않는다고 받아들여지는 가장 큰 차이로 정의된다. 이때 가설은 다음과 같이 설정된다.

귀무가설 H_0	두 치료법의 효과는 같지 않다.	
대립가설 H_1	두 치료법의 효과는 같다.	$\lvert\mu_T - \mu_A\rvert < \Delta$

두 군의 효과 차이의 95% 신뢰구간은 독립표본 T 검정을 이용하여 구할 수 있다. 아래 그림에서 95% 신뢰구간의 다양한 경우를 살펴보자. 만약 이것이 우위성 검정이라면 ⑤, ⑦의 경우에 p <0.05로 두 군이 통계적으로 유의한 차이를 보인다고 말할 수 있을 것이다. 그러나, 거꾸로 p> 0.05로 두 군의 차이를 입증하지 못한 ①, ②, ③, ④, ⑥이 모두 동등하다고 말할 수는 없다. 이들 중 두 군의 차이의 95% 신뢰구간이 동등성 한계(Δ) 내에 완전하게 들어온 ①의 경우에만 두 치료법은 통계적으로 유의하게 동등한 효과를 보인다고 말할 수 있다.

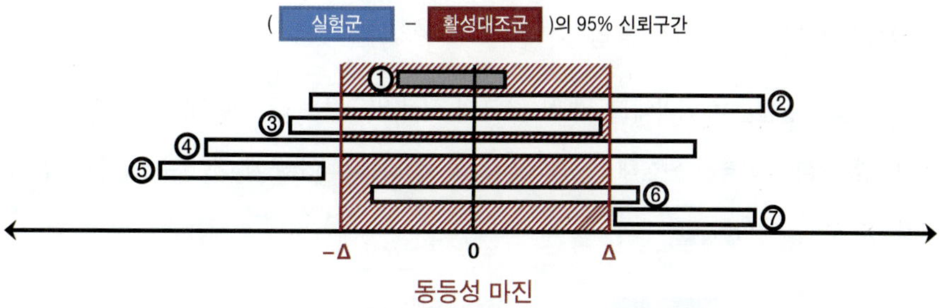

:: 비열등성 검정

동등성 검정은 새로운 치료법이 기존 치료법에 비해 우월한 경우에도 두 치료법의 동등성 여부만을 판단한다는 딜레마를 안고 있다. 하지만, 새로운 치료법이 기존 치료법보다 더 우월하다면 임상적으로는 매우 환영할 만한 일일 것이다. 다시 말해, 실험군(새로운 치료법)이 활성대조군(기존 치료법)보다 열등한 결과만 보여 주지 않는다면, 새로운 치료법의 임상적인 의미는 충분하다고 말할 수 있다. 그러므로 실제 임상에서는 실험군의 비열등성을 증명하는 비열등성 검정이 동등성 검정보다 훨씬 더 널리 사용된다. 그럼 이제, 비열등성을 검정하는 방법을 자료의 형태에 따라 하나씩 알아보자.

나. 크기의 비열등성 검정 (높을수록 좋은 경우)

먼저 결과변수가 연속형 변수이고 높은 값일수록 좋은 효과인 경우를 생각해 보자. **비열등성 한계**(Δ, 양수로 표현되며 음수인 경우에는 −Δ를 사용한다)란 동등성 한계와 마찬가지로 두 치료법이 차이가 나지 않는다고 받아들여지는 가장 큰 차이로 정의할 수 있다. 하지만, "치료군-활성대조군"이 Δ보다 큰 경우는 치료군이 더 효과가 좋음을 의미하므로 검정의 관심이 아니다. 즉, "치료군-활성대조군"의 95% 신뢰구간이 미리 정해 놓은 비열등성 한계(−Δ)보다 크기만 하면 실험군은 활성대조군에 비해 열등하지 않다고 말할 수 있을 것이다. 그러면 치료 효과에 차이가 있다고 생각하는 기준(비열등성 한계)은 어떻게 객관적으로 설정할 수 있을까?

귀무가설 H_0	실험군은 활성대조군에 비해 열등하다.	
대립가설 H_1	실험군은 활성대조군에 비해 열등하지 않다.	$-\Delta < \mu_T - \mu_A$

:: 비열등성 한계를 설정하는 방법

비열등성 시험은 실험군을 위약대조군(가상대조군)과 직접 비교하는 대신에 이미 위약대조군(과거대조군)에 비해 우위성이 입증된 활성대조군과의 비교를 통해 위약대조군에 대한 우위성을 간접적으로 입증하는 방법이기도 하다.

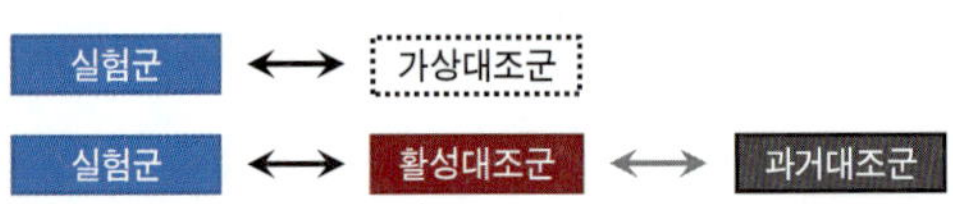

우리가 가상하고 있는 가상대조군의 효과의 크기가 활성대조군의 과거대조군과 같다고 가정하고 수식을 전개해 보면 다음과 같다. 만약 맨아래의 식에서 비열등성 한계(Δ)를 활성대조군과 과거대조군의 효과의 크기 차이의 95% 신뢰구간의 최대값으로 설정한다면(①), 실험군과 활성대조군의 차이의 95% 신뢰구간이 이 비열등성 한계보다 큼을 증명함으로써(②), 궁극적으로는 실험군이 활성대조군과 마찬가지로 위약대조군에 비해 효과가 있음을 간접적으로 증명할 수 있을 것이다.

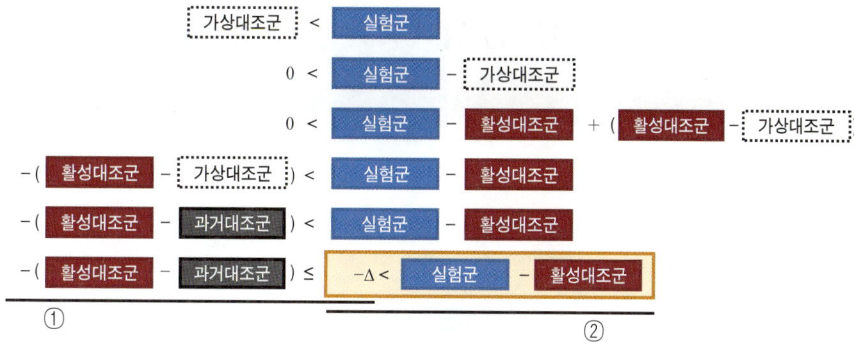

:: 비열등성 검정 결과의 해석

비열등성 검정도 독립표본 T 검정에서 제시해 주는 두 군의 차이의 95% 신뢰구간을 이용한다. 아래 그림에 제시된 다양한 신뢰구간 중, 비열등성 한계를 넘지 않는 ①, ⑥, ⑦의 경우 실험군이 활성대조군에 비해 열등하지 않다고 해석할 수 있다.

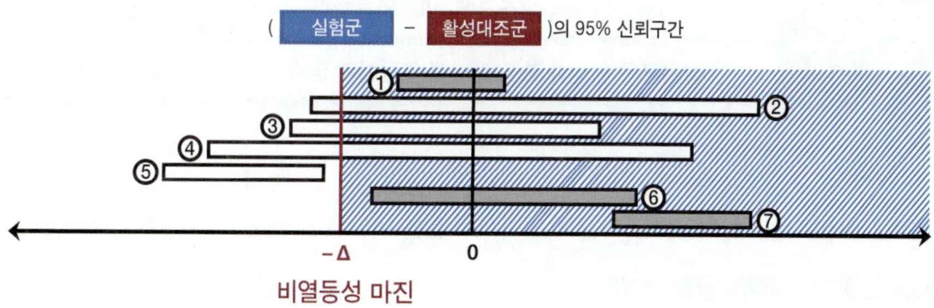

다. 크기의 비열등성 검정 (낮을수록 좋은 경우)

실제 임상에서는 앞의 예와는 반대로 낮은 값일수록 더 좋은 효과로 인정되는 연속형 변수가 종종 있다. 이때 비열등성 한계는 다음과 같이 양의 방향으로 설정된다.

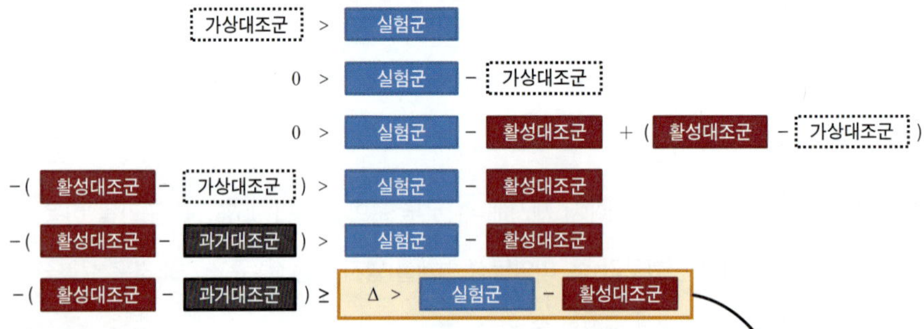

귀무가설 H_0	실험군은 활성대조군에 비해 열등하다.	
대립가설 H_1	실험군은 활성대조군에 비해 열등하지 않다.	$\mu_T - \mu_A < \Delta$

아래 그림에서 우측으로 비열등성 마진을 넘어서지 않는 ①, ③, ⑤의 경우에 실험군은 활성대조군에 비해 열등하지 않다고 말할 수 있다.

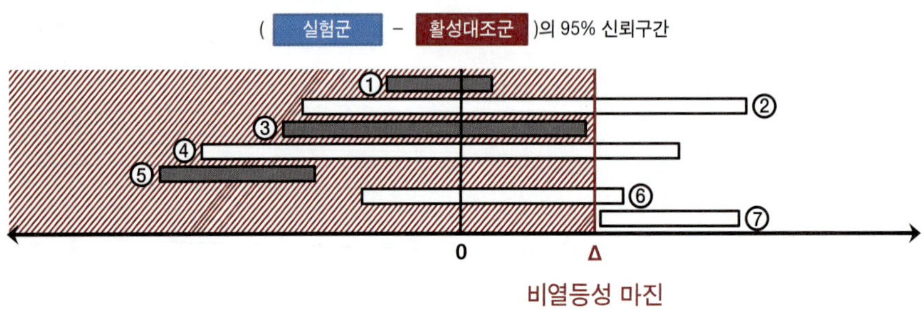

SPSS 실습

크기의 비열등성 검정

Q

새로운 국소 여드름 연고가 개발되었다. 국소 연고제는 일반적으로 약물 상호작용이 없고 다른 부작용이 적어서 경구약보다 환자의 순응도 및 만족도가 높다. 중등도의 여드름 환자 40명을 20명씩 2군으로 나누어 한 군에는 국소 여드름 연고(group 1)를 도포시키고 다른 한 군에는 여드름 경구약(group 2)을 복용시키고 1개월 뒤 여드름 점수를 측정하였다. 여드름 점수는 증상이 심할수록 커진다고 가정하고 임상적으로 4점까지는 차이가 없다고 말할 수 있다(Δ=4)고 할 때 새로운 국소 여드름 연고가 기존의 경구약에 비해 비열등한지 검정하라.

실험군 (group=1)		
Patient No.	Group	Score
1	1	26
2	1	16
3	1	27
4	1	15
5	1	21
6	1	18
7	1	16
8	1	21
9	1	22
10	1	23
11	1	25
12	1	28
13	1	27
14	1	13
15	1	15
16	1	16
17	1	21
18	1	22
19	1	25
20	1	28

활성대조군 (group=2)		
Patient No.	Group	Score
21	2	23
22	2	26
23	2	27
24	2	23
25	2	16
26	2	18
27	2	21
28	2	22
29	2	18
30	2	16
31	2	18
32	2	21
33	2	26
34	2	28
35	2	29
36	2	12
37	2	11
38	2	16
39	2	18
40	2	23

1 ❶ **분석** ▶ ❷ **평균 비교** ▶ ❸ **독립표본 T 검정**을 선택한다.

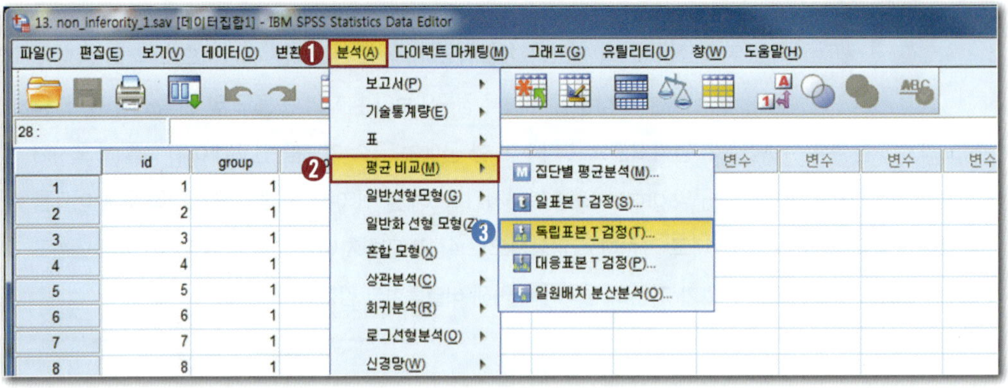

2 우리가 비교하고 싶은 것은 두 group 간의 score이다. 그러므로 ❶ **검정변수**에 **score**를, ❷ **집단변수**에 **group**을 이동시킨 다음, 비교할 group을 정의해 주기 위해 ❸ **집단정의**를 선택한다.

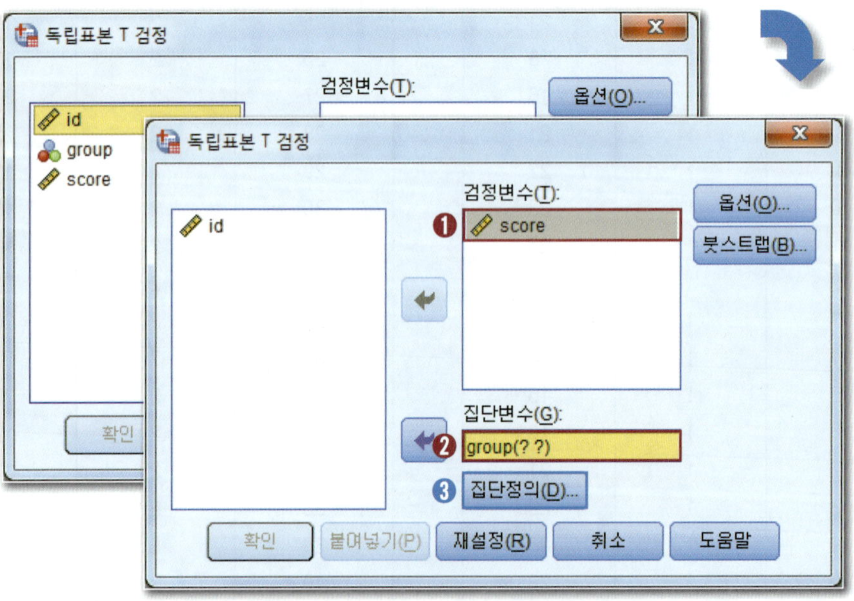

3 우리는 Group을 1과 2로 구분하였고, 이 두 군을 비교하고자 한다. 집단정의에서 ❶ **집단 1**에 '**1**'을, ❷ **집단 2**에 '**2**'를 입력한 뒤 ❸ **계속**을 선택하여 나온다.

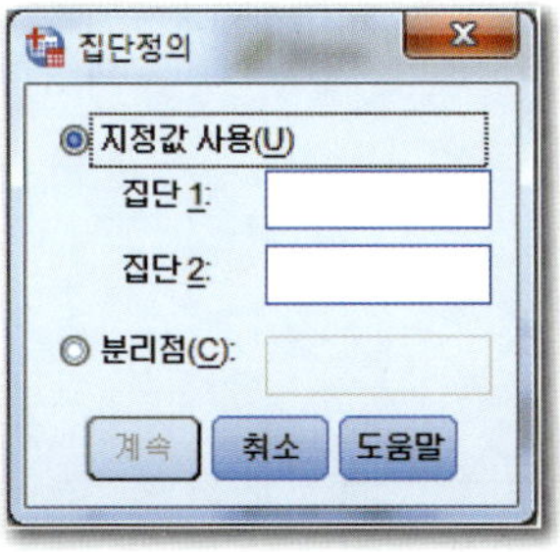

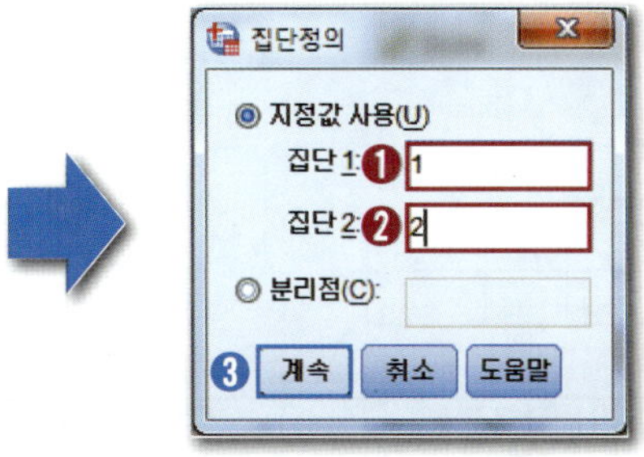

4 다시 독립표본 T 검정 상자로 돌아오면 ❶ 확인을 선택하고 결과를 기다린다.

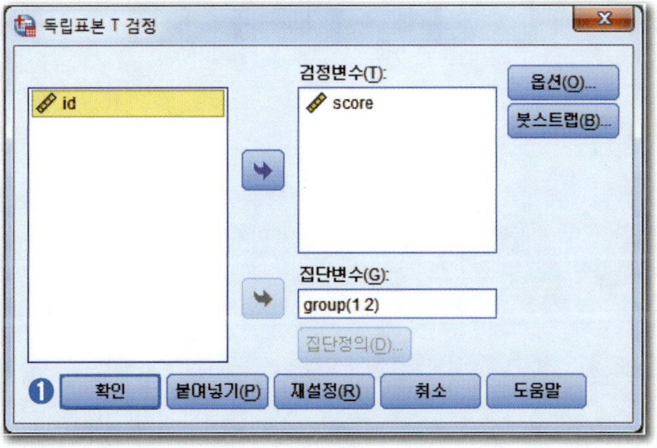

크기의 비열등성 검정의 결과

T-검정

[데이터집합1] C:₩exercise₩13. non_inferority_1.sav

집단통계량

	group	N	평균	표준편차	평균의 표준오차
score	1	20	21.25	4.876	1.090
	2	20	20.60	5.134	1.148

독립표본 검정

		Levene의 등분산 검정		평균의 동일성에 대한 t-검정						
									차이의 95% 신뢰구간	
		F	❶ 유의확률	t	자유도	유의확률 (양쪽)	평균차	차이의 표준오차	❸ 하한	상한
score	❷ 등분산이 가정됨	.052	.821	.411	38	.684	.650	1.583	-2.555	3.855
	등분산이 가정되지 않음			.411	37.900	.684	.650	1.583	-2.555	3.855

Levene의 등분산 검정
H_0: 두 군의 분산은 같다.
H_1: 두 군의 분산은 같지 않다.
❶ $p=0.821>0.05$ 이므로 H_0 채택
→ **등분산이 가정됨을 선택 ❷**

차이의 95% 신뢰구간 = (−2.555, 3.855)
H_0: 실험군의 효과는 활성대조군보다 열등하다.
H_1: 실험군의 효과는 활성대조군보다 열등하지 않다. $(\mu_r - \mu_A < 4)$
❸ (−2.555, 3.855)<4 이므로 H_1 채택
→ **실험군의 효과는 활성대조군보다 열등하지 않다.**

라. 비율의 비열등성 검정

반응/미반응과 같이 '1'과 '0'으로 구분되는 이분형 자료도 실험군과 활성대조군의 치료반응률(p)의 크기를 비교하는 비열등성 검정에 적용될 수 있다. 예를 들어, 실험군과 활성대조군이 각각 77%와 80%의 치료 반응을 보였을 때 실험군의 비열등성은 어떻게 증명할 수 있을까? 일반적으로 자료의 수가 충분히 크다면 이분형 자료의 반응률도 중심극한정리에 의해 정규분포를 띠는 것으로 알려져 있으므로 연속형 변수에서와 마찬가지로 독립표본 T 검정을 이용하여 비열등성 검정을 수행할 수 있다.

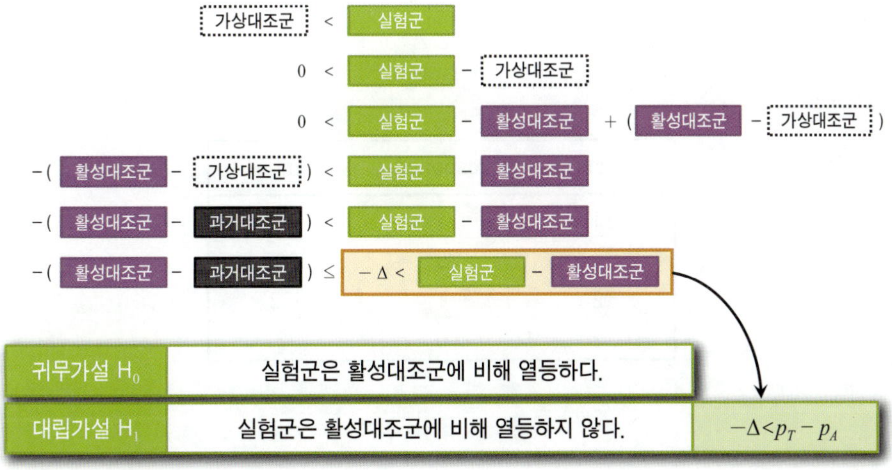

두 군의 치료반응률의 95% 신뢰구간이 아래 그림과 같다면, 역시 ①, ⑥, ⑦의 경우에 음의 방향으로 비열등성 마진을 넘어서지 않으므로 실험군은 활성대조군에 비해 열등하지 않다고 말할 수 있다.

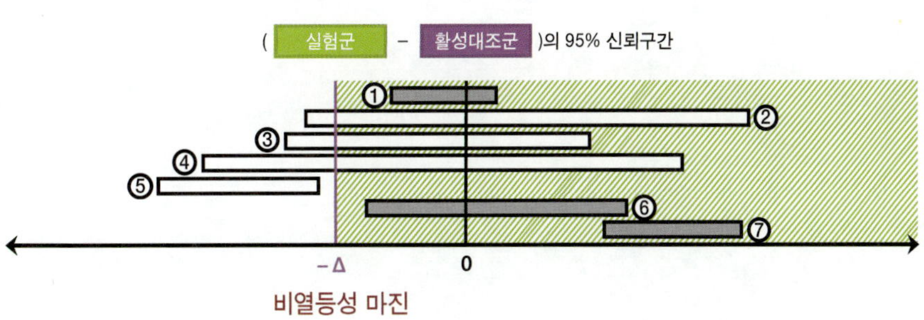

비율의 비열등성 검정

Q 새로운 국소 여드름 연고가 개발되었다. 국소 연고제는 일반적으로 약물 상호작용이 없고 다른 부작용이 적어서 경구약보다 환자의 순응도 및 만족도가 높다. 중등도의 여드름 환자를 2군으로 나누어서 한 군에는 국소 여드름 연고(group 1, n=200)를 도포시키고 다른 한 군에는 여드름 경구약(group 2, n=195)을 복용시키고 1개월 뒤 치료 반응을 살펴보았다. 비열등성 한계는 10%라고 할 때(Δ=10%), 새로운 국소 여드름 연고가 기존의 여드름 경구약에 비해 비열등한지 검정하라.

군	치료 반응	환자 수
1, 실험군	1, 반응	
2, 활성대조군	0, 무반응	

group	response	number
1	1	180
1	0	20
2	1	182
2	0	13

1 ❶ **데이터** ▶ ❷ **가중 케이스**를 선택한다.

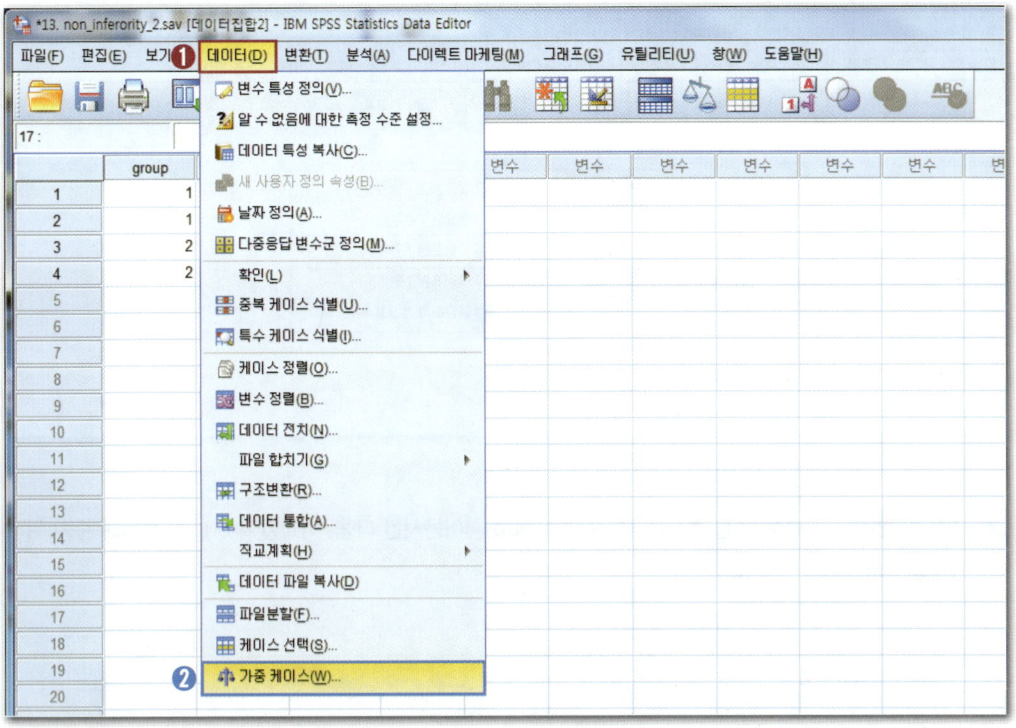

2 ❶ **가중 케이스 지정**을 선택하고 ❷ **빈도변수**로 number를 선택한 뒤 ❸ **확인**을 클릭한다.

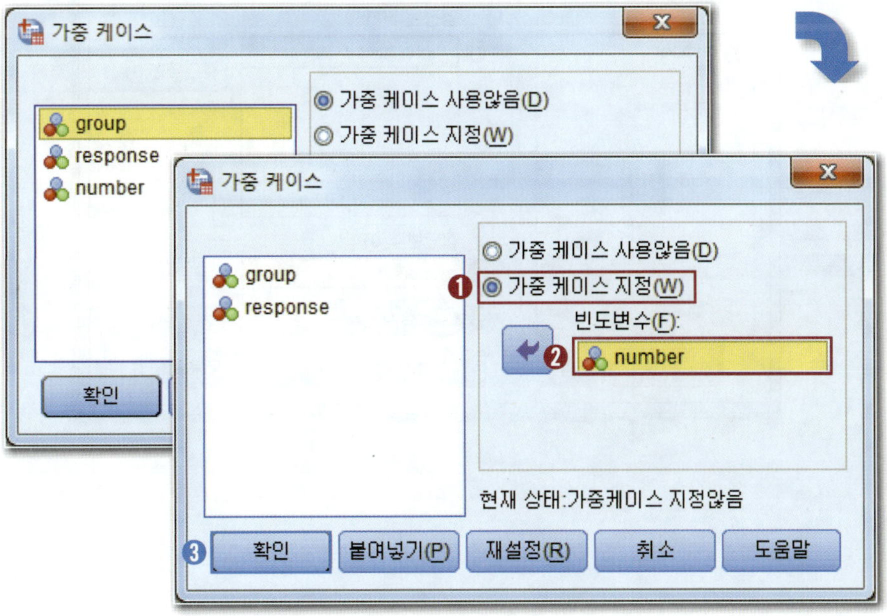

3 ❶ **분석** ▶ ❷ **평균 비교** ▶ ❸ **독립표본 T 검정**을 선택한다.

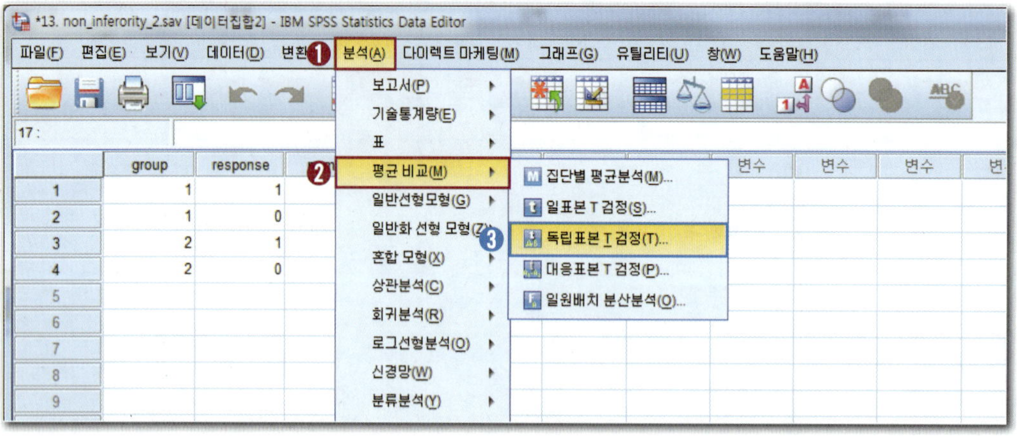

4 ❶ **검정변수**에 **reponse**를, ❷ **집단변수**에 **group**을 이동시킨 다음, 비교할 group을 정의해 주기 위해 ❸ **집단정의**를 선택한다.

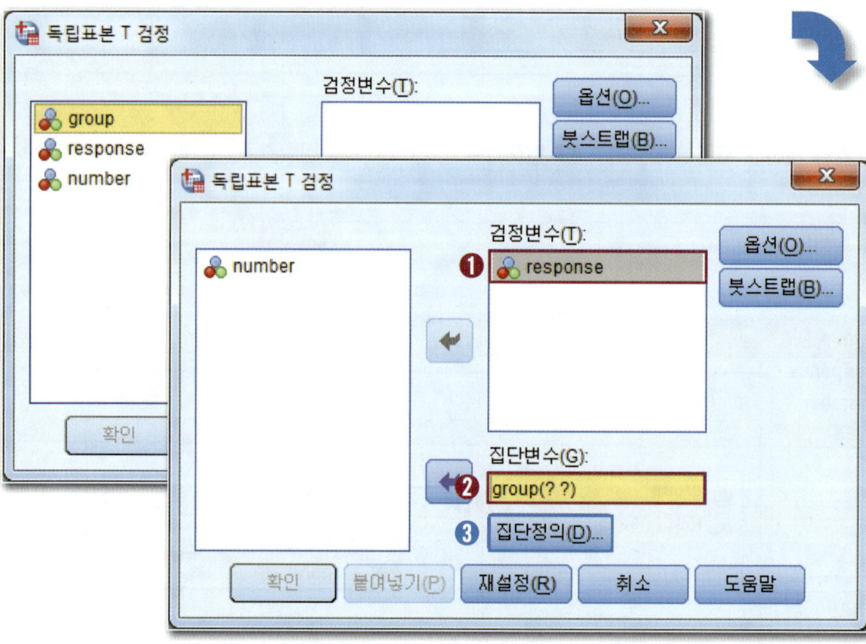

5 집단정의 상자에서 ❶ **집단 1**에 '1'을, ❷ **집단 2**에 '2'를 입력한 뒤 ❸ **계속**을 선택하여 나온다.

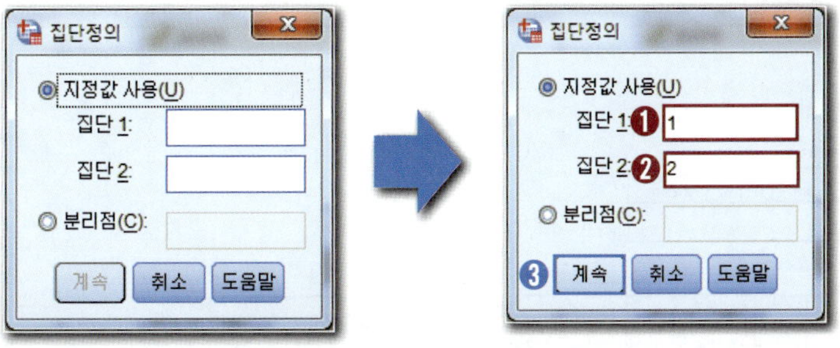

6 ❶ **확인**을 선택하고 결과를 기다린다.

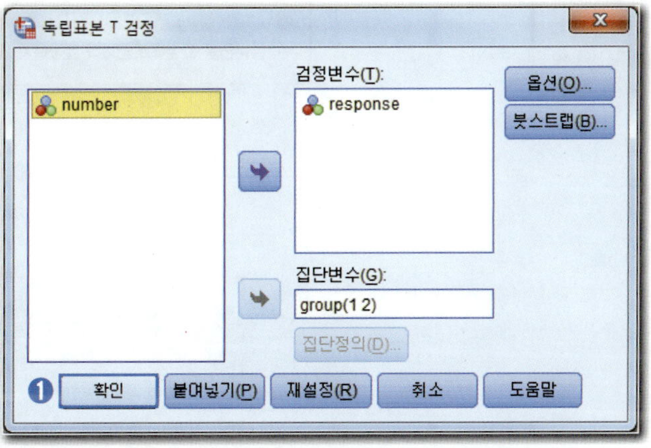

비율의 비열등성 검정의 결과

T-검정

[데이터집합2] C:₩exercise₩13. non_inferority_2.sav

집단통계량

	group	N	평균	표준편차	평균의 표준오차
response	1	200	.90	.301	.021
	2	195	.93	.250	.018

독립표본 검정

		Levene의 등분산 검정		평균의 동일성에 대한 t-검정						
									차이의 95% 신뢰구간	
		F	❶ 유의확률	t	자유도	유의확률 (양쪽)	평균차	차이의 표준오차	하한	상한
respons ❷	등분산이 가정됨	5.804	.016	-1.196	393	.232	-.033	.02 ❸	-.088	.021
	등분산이 가정되지 않음			-1.199	383.494	.231	-.033	.028	-.088	.021

Levene의 등분산 검정
H_0: 두 군의 분산은 같다.
H_1: 두 군의 분산은 같지 않다.
❶ p=0.016>0.05 이므로 H_0 기각
→ **등분산이 가정되지 않음 선택** ❷

비율의 95% 신뢰구간 = (−8.8%, 2.1%)
H_0: 실험군은 활성대조군보다 열등하다.
H_1: 실험군은 활성대조군보다 열등하지 않다. $(-10\% < p_T - p_A)$
❸ −10%<(−8.8%, 2.1%) 이므로 H_1 채택
→ **실험군은 활성대조군보다 열등하지 않다.**

부록 1

SAS 코드

* 예제에 사용된 모든 자료 파일은 .CSV 형식으로 출판사 홈페이지에서 다운로드 받을 수 있습니다.
" 프로그램 실행 결과는 SPSS의 결과와 동일합니다.
* 라이선스를 제공해 준 SAS Korea에 감사드립니다.
* 통계 교육원에서 받은 SAS 교육과 *Common Statistical Methods for Clinical Research with SAS ® examlpes*(3rd ed.)을 참조하였으며, 일부 코드는 통계학 석사 강수희 선생님과 SAS institute의 안재형 선생님이 도와주셨습니다.

```
/*=========================================================================*/
*1. 탐색적 자료분석 및 정규성 검정;
/*=========================================================================*/

PROC IMPORT OUT=depressiondata
          DATAFILE="C:₩exercise₩1_normality.csv"
          DBMS=CSV REPLACE;
          GETNAMES=YES;
RUN;

PROC UNIVARIATE NORMAL PLOT;
          VAR score;
          CLASS group;
          HISTOGRAM/NORMAL;
          PROBPLOT;
          QQPLOT;
RUN;

PROC MEANS PRINT DATA=depressiondata N MEAN STD MEDIAN MIN MAX;
          BY group;
          VAR score;
          RUN;

* 1. HISTOGRAM/NORMAL을 쓰면 정규분포 그래프와 같이 비교할 수 있음;
* 2. PROC UNIVARIATE가 더 많은 정보를 주지만 간단하게 PROC MEANS을 통해 자료를 탐색할 수도 있다.;
* 그러나 PROC MEANS 만으로는 정규분포를 가정할 수 있는지 알 수 없음.;
```

```
/*======================================================================*/
*2. 독립표본 T 검정;
/*======================================================================*/

PROC IMPORT OUT=depressiondata
        DATAFILE="C:₩exercise₩2_independent_t_test.csv"
        DBMS=CSV REPLACE;
        GETNAMES=YES;
RUN;

PROC TTEST DATA=depressiondata;
        CLASS group;
        VAR score;
RUN;



/*======================================================================*/
*2. Wilcoxon rank sum test (Mann-Whitney test에 해당);
/*======================================================================*/

PROC IMPORT OUT=depressiondata
        DATAFILE="C:₩exercise₩2_wilcoxon_rank_sum_test.csv"
        DBMS=CSV REPLACE;
        GETNAMES=YES;
RUN;

PROC NPAR1WAY WILCOXON DATA=depressiondata;
        CLASS group;
        VAR score;
RUN;



/*======================================================================*/
* 3. 대응표본 T 검정;
/*======================================================================*/

PROC IMPORT OUT=depressiondata
        DATAFILE="C:₩exercise₩3_paired_t_test.csv"
        DBMS=CSV REPLACE;
        GETNAMES=YES;
RUN;

PROC TTEST DATA=depressiondata;
        PAIRED pre*post;
RUN;
```

```
PROC MEANS PRINT DATA=depressiondata N MEAN STD MEDIAN MIN MAX;
          RUN;



/*=================================================================*/
* 3. Wilcoxon signed rank test;
/*=================================================================*/

PROC IMPORT OUT=depressiondata
          DATAFILE="C:₩exercise₩3_wilcoxon_signed_rank_test.csv"
          DBMS=CSV REPLACE;
          GETNAMES=YES;
RUN;

DATA depressiondata;
          SET depressiondata;
          diff=pre-post;
RUN;

PROC UNIVARIATE NORMAL DATA=depressiondata;
          VAR diff;
RUN;


* 1. 치료 전후 차이에 대한 새 변수(diff=pre-post)를 만들어 주고;
* 새 변수(diff)에 대한 PROC UNIVARIATE를 시행하면 자동으로 부호순위 검정을 수행해 준다.;



/*=================================================================*/
*4. 일원배치 분산분석;
/*=================================================================*/

PROC IMPORT OUT=depressiondata
          DATAFILE="C:₩exercise₩4_anova.csv"
          DBMS=CSV REPLACE;
          GETNAMES=YES;
RUN;

PROC MEANS MEAN STD N DATA=depressiondata;
          BY group;
          VAR score;
RUN;

PROC ANOVA DATA=depressiondata;
          CLASS group;
          MODEL score=group;
```

```
        MEANS group/SCHEFFE LSD TUKEY DUNCAN SNK DUNNETT;
RUN;


* 1. 다중비교 방법은 필요에 따라 골라서 사용할 수 있다.;
* 2. DUNNETT의 경우 가장 낮게 코딩된 군을 대조군으로 하여 control VS treatment 1, control VS treatment 2 검정해 준다.;



/*========================================================================*/
*4. Kruskal-Wallis test;
/*========================================================================*/

PROC IMPORT OUT=depressiondata
        DATAFILE="C:₩exercise₩4_kruskal_wallis_test.csv"
        DBMS=CSV REPLACE;
        GETNAMES=YES;
RUN;

PROC NPAR1WAY WILCOXON DATA=depressiondata;
        CLASS group;
        VAR score;
RUN;



* 여기서부터 사후검정;

PROC NPAR1WAY WILCOXON DATA=depressiondata;
        CLASS group;
        VAR score;
        WHERE group=1 or group=2;
RUN;

PROC NPAR1WAY WILCOXON DATA=depressiondata;
        CLASS group;
        VAR score;
        WHERE group=2 or group=3;
RUN;

PROC NPAR1WAY WILCOXON DATA=depressiondata;
        CLASS group;
        VAR score;
        WHERE group=3 or group=1;
RUN;
```

```
/*=========================================================================*/
*4. Jonckheere-Terpstra test;
/*=========================================================================*/

PROC IMPORT OUT=depressiondata
        DATAFILE="C:₩exercise₩4_JT_test.csv"
        DBMS=CSV REPLACE;
        GETNAMES=YES;
RUN;

PROC FREQ DATA=depressiondata;
        TABLES group*score /JT;
RUN;



/*=========================================================================*/
*5. 카이제곱 검정;
/*=========================================================================*/

PROC IMPORT OUT=diabetesdata
        DATAFILE="C:₩exercise₩5_chi_square_test.csv"
        DBMS=CSV REPLACE;
        GETNAMES=YES;
RUN;

PROC FREQ DATA=diabetesdata;
        TABLES obesity*diabetes/CHISQ EXPECTED RELRISK;
RUN;



/*=========================================================================*/
*5. Fisher의 정확한 검정;
/*=========================================================================*/

PROC IMPORT OUT=diabetesdata
        DATAFILE="C:₩exercise₩5_fisher_exact_test.csv"
        DBMS=CSV REPLACE;
        GETNAMES=YES;
RUN;

PROC FREQ DATA=diabetesdata;
        TABLES obesity*diabetes/CHISQ EXPECTED RELRISK;
RUN;
```

```
/*==================================================================*/
*5. Cochran-Armitage trend test (SPSS에서 "선형 대 선형 결합"에 해당);
/*==================================================================*/

PROC IMPORT OUT=diabetesdata
        DATAFILE="C:₩exercise₩5_trend_test.csv"
        DBMS=CSV REPLACE;
        GETNAMES=YES;
RUN;

PROC FREQ DATA=diabetesdata;
  TABLE diabetes*obesity / TREND SCORES=TABLE;
RUN;



/*==================================================================*/
*6. 상관분석 및 편상관분석;
/*==================================================================*/

PROC IMPORT OUT=healthdata
        DATAFILE="C:₩exercise₩6_correlation_and_regression.csv"
        DBMS=CSV REPLACE;
        GETNAMES=YES;
RUN;

ODS GRAPHICS ON;
PROC CORR DATA=healthdata PLOTS=MATRIX NOSIMPLE;
RUN;
ODS GRAPHICS OFF;

PROC CORR DATA=healthdata NOSIMPLE;
        VAR waistline BMI;
        PARTIAL weight;
RUN;



/*==================================================================*/
*6. Spearman의 순위상관분석;
/*==================================================================*/

PROC IMPORT OUT=healthdata
        DATAFILE="C:₩exercise₩6_spearman.csv"
        DBMS=CSV REPLACE;
        GETNAMES=YES;
RUN;
```

```
PROC CORR SPEARMAN KENDALL DATA=healthdata  NOSIMPLE;
RUN;



/*=========================================================================*/
*6. 단순회귀분석;
/*=========================================================================*/

PROC IMPORT OUT=healthdata
        DATAFILE="C:\exercise\6_correlation_and_regression.csv"
        DBMS=CSV REPLACE;
        GETNAMES=YES;
RUN;

ODS GRAPHICS ON;
PROC REG DATA=healthdata PLOTS=RESIDUALS PLOTS=QQ;
        MODEL BMI = waistline;
RUN;
ODS GRAPHICS OFF;



/*=========================================================================*/
*6. 다중회귀분석;
/*=========================================================================*/

PROC IMPORT OUT=healthdata
        DATAFILE="C:\exercise\6_correlation_and_regression.csv"
        DBMS=CSV REPLACE;
        GETNAMES=YES;
RUN;

ODS GRAPHICS ON;
PROC REG DATA=healthdata PLOTS=RESIDUALS PLOTS=QQ;
        MODEL SBP = age height weight waistline BMI /selection=stepwise sls=.05 sle=.1;
        TITLE '단계선택법';
RUN;
ODS GRAPHICS OFF;



/*=========================================================================*/
*7. Kaplan-Meier 생존분석 및 로그순위법;
/*=========================================================================*/

PROC IMPORT OUT=survivaldata
        DATAFILE="C:\exercise\7_ovrian_cancer_survival_data.csv"
```

```
            DBMS=CSV REPLACE;
            GETNAMES=YES;
RUN;

ODS GRAPHICS ON;
PROC LIFETEST DATA=survivaldata PLOTS=(S);
  TIME month*death(0);
  STRATA treatment;
RUN;
ODS GRAPHICS OFF;



/*=======================================================================*/
*9. 로지스틱 회귀분석;
/*=======================================================================*/

PROC IMPORT OUT=birthdata
            DATAFILE="C:₩exercise₩9_logistic_regression.csv"
            DBMS=CSV REPLACE;
            GETNAMES=YES;
RUN;

PROC LOGISTIC  DATA=birthdata DESCENDING;
            CLASS race(ref='1') / param=ref ;
            MODEL low = age lwt race smoke ptl ht ui ftv /selection=backward ctable pprob=.5
lackfit  RSQUARE;
RUN;



/*=======================================================================*/
*10. 반복측정 분산분석;
/*=======================================================================*/

PROC IMPORT OUT=acnedata
            DATAFILE="C:₩exercise₩10_rmanova.csv"
            DBMS=CSV REPLACE;
            GETNAMES=YES;
run;

PROC GLM DATA=acnedata;
  CLASS group ;
  MODEL month0 month1 month3 month6 = group / NOUNI ;
  REPEATED time 4 profile/ PRINTE;
RUN;
```

```
/*=========================================================================*/
*10. 선형 혼합모형;
/*=========================================================================*/

PROC IMPORT OUT=acnedata
        DATAFILE="C:₩exercise₩10_lmm.csv"
        DBMS=CSV REPLACE;
        GETNAMES=YES;
run;

PROC MIXED DATA=acnedata;
 CLASS id group sex ;
 MODEL score = group sex time group*time /solution;
 repeated/type=un subject=id;
 lsmeans group sex;
RUN;



/*=========================================================================*/
*10. 일반화 추정 방정식;
/*=========================================================================*/

PROC IMPORT OUT=atopydata
        DATAFILE="C:₩exercise₩10_gee.csv"
        DBMS=CSV REPLACE;
        GETNAMES=YES;
run;

 PROC GENMOD DATA=atopydata DESCENDing;
        CLASS id group sex visit /PARAM=ref REF=first;
  MODEL outcome = group sex visit age group*visit / DIST=bin type3 ;
  REPEATED SUBJECT=id / TYPE=AR;
        estimate 'LogORsex' sex 1 -1 / exp;
        estimate 'LogORgroup' group 1 -1 / exp;
 RUN;



/*=========================================================================*/
*11. Cox의 비례위험모형;
/*=========================================================================*/

PROC IMPORT OUT=cancerdata
        DATAFILE="C:₩exercise₩11_colon_cancer_survival_data.csv"
        DBMS=CSV REPLACE;
        GETNAMES=YES;
RUN;
```

```
PROC PHREG data=cancerdata;
	CLASS rx(ref='1') differ(ref='1') extent(ref='1') / param=ref;
	MODEL time*status(0) = rx sex age obstruct perfor adhere differ extent node4
		/selection=backward;
RUN;



/*=======================================================================*/
*12. 포아송 회귀분석;
/*=======================================================================*/

PROC IMPORT OUT=cancerdata
	DATAFILE="C:₩exercise₩12_poisson_regression.csv"
	DBMS=CSV REPLACE;
	GETNAMES=YES;

PROC GENMOD DATA=cancerdata ;
class sex;
MODEL case = year sex / DIST=POISSON LINK=LOG OFFSET=ln_total type3;
RUN;



/*=======================================================================*/
*13. 크기의 비열등성 검정;
/*=======================================================================*/

PROC IMPORT OUT=noninferoritydata
	DATAFILE="C:₩exercise₩13_non_inferiority_1.csv"
	DBMS=CSV REPLACE;
	GETNAMES=YES;
RUN;

PROC TTEST DATA=noninferoritydata;
	CLASS group;
	VAR score;
RUN;
```

```
/*=====================================================================*/
*13. 비율의 비열등성 검정;
/*=====================================================================*/

PROC IMPORT OUT=noninferoritydata
        DATAFILE="C:₩exercise₩13_non_inferiority_2.csv"
        DBMS=CSV REPLACE;
        GETNAMES=YES;
RUN;

PROC FREQ DATA=noninferoritydata;
        WEIGHT number;
        TABLES group*response /riskdiff;
RUN;
```

부록 2

R코드

* 예제에 사용된 모든 자료 파일은 .CSV 형식으로 출판사 홈페이지에서 다운로드 받을 수 있습니다.
" 프로그램 실행 결과는 SPSS의 결과와 동일합니다.
* 안재형, 《R을 이용한 누구나 하는 통계 분석》를 참조했으며, 일부 코드는 서울아산병원 피부과 박경훈 선생님이 도와주셨습니다.

```
#------------------------------------------------------------#
# 1. 탐색적 자료분석 및 정규성 검정
#------------------------------------------------------------#

## 자료입력

depressiondata = read.csv("C:/exercise/1_normality.csv")
attach(depressiondata)
depressiondata[(1:20),]

## 탐색적 자료분석

summary(score[group==1])
summary(score[group==2])
par(mfrow=c(2,3))
hist(score[group==1],main="Group A")
hist(score[group==2],main="Group B")
boxplot(score~group, col="yellow3")
stem(score[group==1])
stem(score[group==2])

## 정규성 검정

shapiro.test(score[group==1])
shapiro.test(score[group==2])
qqnorm(score[group==1], col="blue", main="Normal Q-Q Plot of Group A")
qqline(score[group==1], col="red")
qqnorm(score[group==2], col="blue", main="Normal Q-Q Plot of Group B")
```

```
qqline(score[group==2], col="red")

detach(depressiondata)



#------------------------------------------------------------#
# 2. 독립표본 T 검정
#------------------------------------------------------------#

## 자료입력 및 관찰

depressiondata = read.csv("C:/exercise/2_independent_t_test.csv")
attach(depressiondata)
depressiondata[(1:20),]
boxplot(score~group, col="yellow3")

## 정규성 검정

summary(score[group==1])
summary(score[group==2])
shapiro.test(score[group==1])
shapiro.test(score[group==2])

## 등분산 검정 및 독립표본 T 검정 시행

var.test(score~group)
t.test(score~group, var.equal=TRUE)
t.test(score~group)

detach(depressiondata)



#------------------------------------------------------------#
# 2. Wilcoxon rank sum test (SPSS에서 Mann-Whitney test에 해당)
#------------------------------------------------------------#

## 자료입력 및 관찰
depressiondata = read.csv("C:/exercise/2_wilcoxon_rank_sum_test.csv")
attach(depressiondata)
depressiondata
boxplot(score~group, col="yellow3")

## Wilcoxon rank sum test 시행
wilcox.test(score~group, exact=FALSE)

detach(depressiondata)
```

```
#------------------------------------------------------------------#
# 3. 대응표본 T 검정
#------------------------------------------------------------------#

## 자료입력 및 관찰
depressiondata = read.csv("C:/exercise/3_paired_t_test.csv")
attach(depressiondata)
depressiondata[c(1:10),]
boxplot(pre, post, col="yellow3")
segments(1, pre, 2, post, col=1, lwd=0.25)

## 정규성 검정 후 paired T test 시행
shapiro.test(post-pre)
t.test(post-pre)

detach(depressiondata)



#------------------------------------------------------------------#
# 3. Wilcoxon signed rank test
#------------------------------------------------------------------#

## 자료입력 및 관찰

depressiondata = read.csv("C:/exercise/3_wilcoxon_signed_rank_test.csv")
attach(depressiondata)
depressiondata
boxplot(pre, post, col="yellow3")
segments(1, pre, 2, post, col=1, lwd=0.25)

## Wilcoxon signed rank test 시행

wilcox.test(post-pre, exact=FALSE)

detach(depressiondata)



#------------------------------------------------------------------#
# 4. 일원배치 분산분석
#------------------------------------------------------------------#

## 자료입력 및 관찰

depressiondata = read.csv("c:/exercise/4_anova.csv")
attach(depressiondata)
depressiondata[c(1:20),]
```

```
## 탐색적 자료분석

par(mfrow=c(2,3))
hist(score[group==1],main="Group A")
hist(score[group==2],main="Group B")
hist(score[group==3],main="Group C")
boxplot(score~group, col="yellow3")


## 정규성 검정

shapiro.test(score[group==1])
shapiro.test(score[group==2])
shapiro.test(score[group==3])


## ANOVA 및 사후분석 시행

summary(aov(score ~ factor(group)))
TukeyHSD(aov(score ~ factor(group)))

detach(depressiondata)



#--------------------------------------------------------#
# 4. Kruskal-Wallis test
#--------------------------------------------------------#

## 필요한 함수 및 라이브러리 설치

install.packages('pgirmess')
library(pgirmess)


## 자료입력 및 관찰

depressiondata = read.csv("c:/exercise/4_kruskal_wallis_test.csv")
attach(depressiondata)
depressiondata[c(1:10),]


## ANOVA 및 사후분석 시행

kruskal.test(score~group)
kruskalmc(score, group)

detach(depressiondata)
```

```
#------------------------------------------------------------#
# 4. Jonckheere-Terpstra test
#------------------------------------------------------------#

## 필요한 함수 및 라이브러리 설치

install.packages("clinfun")
library(clinfun)


## 자료입력 및 관찰

depressiondata = read.csv("C:/exercise/4_JT_test.csv")
attach(depressiondata)
depressiondata


## Jonckheere-Terpstra test 수행

jonckheere.test(score, group)

detach(depressiondata)



#------------------------------------------------------------#
# 5. 카이제곱 검정
#------------------------------------------------------------#

## 자료입력 및 관찰

DMdata = read.csv("C:/exercise/5_chi_square_test.csv")
attach(DMdata)


## 테이블 형성 및 관찰

DMtable=xtabs(~obesity+diabetes)
DMtable


## 기대빈도 출력 뒤 chi-square test 및 Fisher's exact test 시행

chisq.test(DMtable)$expected
chisq.test(DMtable)
fisher.test(DMtable)

detach(DMdata)
```

```
#-----------------------------------------------------------#
# 5. Fisher의 정확한 검정
#-----------------------------------------------------------#

## 자료입력 및 관찰

DMdata = read.csv("C:/exercise/5_fisher_exact_test.csv")
attach(DMdata)

## 테이블 형성 및 관찰

DMtable=xtabs(~obesity+diabetes)
DMtable


## 기대빈도 출력 뒤 chi-square test 및 Fisher's exact test 시행

chisq.test(DMtable)$expected
chisq.test(DMtable)
fisher.test(DMtable)


detach(DMdata)



#-----------------------------------------------------------#
# 5. Cochran-Armitage trend test (SPSS에서 선형 대 선형 결합에 해당)
#-----------------------------------------------------------#

## 자료입력 및 관찰

DMdata = read.csv("C:/exercise/5_trend_test.csv")
attach(DMdata)


## 테이블 형성 및 관찰

DMtable = xtabs (~Diabetes+Obesity)
DMtable


## Cochran-Armitage trend test

prop.trend.test(x=DMtable["1", ],
          n=margin.table(DMtable, margin=2), # sum by column
          score=c(2, 1, 0))

detach(DMdata)
```

```
#---------------------------------------------------------------------------#
# 6. 상관분석 및 편상관분석
#---------------------------------------------------------------------------#

## 필요한 라이브러리 및 함수 등록

library(lattice)


## 자료입력 및 관찰

healthdata = read.csv("c:/exercise/6_correlation_and_regression.csv")
attach(healthdata)
healthdata[c(1:20),]


## 산점도 및 상관분석

par(mfrow=c(2,2))
pairs(healthdata)
cor(healthdata, use="pairwise.complete.obs")

detach(healthdata)



#---------------------------------------------------------------------------#
# 6. Spearman의 순위상관분석
#---------------------------------------------------------------------------#

## 자료입력 및 관찰

healthdata = read.csv("c:/exercise/6_spearman.csv")
attach(healthdata)


## 순위상관분석

cor(healthdata, use="complete.obs", method="spearman")
cor(healthdata, use="complete.obs", method="kendall")

detach(healthdata)
```

```
#----------------------------------------------------------#
# 6. 단순회귀분석
#----------------------------------------------------------#

## 자료입력 및 관찰

healthdata = read.csv("c:/exercise/6_correlation_and_regression.csv")
attach(healthdata)



## 단순회귀분석, BMI와 waistline

myresult=lm(BMI~waistline)
anova(myresult)
summary(myresult)
par(mfrow=c(2,2))
plot(myresult)

detach(healthdata)



#----------------------------------------------------------#
# 6. 다중회귀분석
#----------------------------------------------------------#

## 자료입력 및 관찰

healthdata = read.csv("c:/exercise/6_correlation_and_regression.csv")
attach(healthdata)


## 모든 변수를 입력하여 다중회귀분석 시행

myresultall=lm(SBP~., data=healthdata)
anova(myresultall)
summary(myresultall)
par(mfrow=c(2,2))
plot(myresultall)


## 단계선택법으로 다중회귀분석 시행

myresultstep=step(lm(SBP~., data=healthdata), healthdata, direction="both")
anova(myresultstep)
summary(myresultstep)
par(mfrow=c(2,2))
plot(myresultstep)
```

```
## 최종 회귀모형의 선택

myresultfinal=lm(SBP ~ age + BMI, data=healthdata)
anova(myresultfinal)
summary(myresultfinal)
par(mfrow=c(2,2))
plot(myresultfinal)

detach(healthdata)



#--------------------------------------------------------#
# 7. Kaplan-Meier 생존분석 및 로그순위법
#--------------------------------------------------------#

## 필요한 라이브러리 및 함수 등록

library(survival)


## 자료입력 및 관찰

survivaldata = read.csv("c:/exercise/7_ovrian_cancer_survival_data.csv")
attach(survivaldata)
survivaldata[(1:20),]


## Kaplan-Meier 생존분석 수행

result = survfit(Surv(month, death==1) ~ treatment)
plot(result, lty=1:2, col=c("blue","green"))


## 로그순위법 수행

survdiff((Surv(month, death==1) ~ treatment))

detach(survivaldata)



#--------------------------------------------------------#
# 9. 로지스틱 회귀분석
#--------------------------------------------------------#

## 자료입력 및 관찰
```

```
birthdata = read.csv("C:/exercise/9_logistic_regression.csv")
attach(birthdata)
birthdata[(1:20),]


## 로지스틱 회귀분석, 전부입력

resultall = glm(low ~ age + lwt + factor(race) + smoke + ptl + ht + ui + ftv, family = binomial)
summary(resultall)
exp(coef(resultall))
exp(confint(resultall))


## 로지스틱 회귀분석, 단계선택법

resultstep = step(resultall, direction = "both")
summary(resultall)
exp(coef(resultall))
exp(confint(resultall))


## 로지스틱 회귀분석, 최종모형

resultfinal = glm(low ~ lwt + factor(race) + smoke + ht + ui, family = binomial)
summary(resultfinal)
exp(coef(resultfinal))
exp(confint(resultfinal))

detach(birthdata)



#-----------------------------------------------------------#
# 10. 반복측정 분산분석
#-----------------------------------------------------------#

## 자료입력 및 관찰

acnedata = read.csv("c:/exercise/10_rmanova.csv")
attach(acnedata)
acnedata


## wide 자료를 long자료로 전환

colnames(acnedata)[3] <- "score0"
colnames(acnedata)[4] <- "score1"
colnames(acnedata)[5] <- "score3"
```

```
colnames(acnedata)[6] <- "score6"

acnedata = reshape(acnedata, direction = "long", varying = 3:6, sep = "")
acnedata[(1:20),]


## 숫자로 코딩된 변수를 범주형으로 전환

acnedata <- within(acnedata, {
  group <- factor(group)
  time <- factor(time)
  id <- factor(id)  })


## 반복측정 분산분석의 수행

par(cex = .6)

with(acnedata, interaction.plot(time, group, score,
  ylim = c(10, 60), lty = c(1, 12), lwd = 3,
  ylab = "mean of score", xlab = "time", trace.label = "group"))

acnedata.aov <- aov(score ~ group * time + Error(id), data = acnedata)
summary(acnedata.aov)

detach(acnedata)



#---------------------------------------------------------------#
# 10. 선형 혼합모형
#---------------------------------------------------------------#

## 필요한 라이브러리 및 함수 등록

library(nlme)


## 자료입력 및 관찰

acnedata = read.csv("c:/exercise/10_lmm.csv")
attach(acnedata)
acnedata


## 선형 혼합모형의 수행

acnelmm = lme(score ~ group + sex + time + group*time, random = ~1|id, correlation =
```

```
corAR1(form = ~ timelid))
summary(acnelmm)

detach(acnedata)


#-----------------------------------------------------#
# 10. 일반화 추정 방정식
#-----------------------------------------------------#

## 필요한 라이브러리 및 함수 등록

library(geepack)


## 자료입력 및 관찰

atopydata = read.csv("c:/exercise/10_gee.csv")
attach(atopydata)


## 일반화 추정 방정식의 수행

atopygee = geeglm(outcome ~ group + sex + age + as.factor(visit) + group*as.factor(visit), id = id,
family = binomial, corstr = "ar1")
summary(atopygee)

detach(atopydata)


#-----------------------------------------------------#
# 11. Cox의 비례위험모형
#-----------------------------------------------------#

## 필요한 라이브러리 및 함수 등록

library(survival)


## 자료입력 및 관찰

cancerdata = read.csv("c:/exercise/11_colon_cancer_survival_data.csv")
attach(cancerdata)
cancerdata <- na.omit(cancerdata)
cancerdata[(1:20),]
```

```
## Cox의 비례위험모형, 모든 변수, 3범주 이상인 경우 factor(변수)로 더미변수 처리

resultall = coxph (Surv(time, status==1) ~ factor(rx) + sex + age + obstruct + perfor + adhere
+ factor(differ) + factor(extent) + node4 )
summary(resultall)


## Cox의 비례위험모형,

resultstep = step(resultall, direction = "both")
summary(resultstep)


## Cox의 비례위험모형, 최종모형

resultfinal = coxph (Surv(time, status==1) ~ factor(rx) + obstruct + adhere
+ factor(differ) + factor(extent) + node4 )
summary(resultfinal)

detach(cancerdata)



#------------------------------------------------------------------#
# 12. 포아송 회귀분석
#------------------------------------------------------------------#

## 자료입력 및 관찰

incidencedata = read.csv("c:/exercise/12_poisson_regression.csv")
attach(incidencedata)
incidencedata[(1:20),]


## 포아송 회귀분석 수행

result = glm (case ~ year + as.factor(sex), family = poisson, offset = ln_total)
summary(result)
exp(coef(result))
exp(confint(result))

detach(incidencedata)
```

```
#-----------------------------------------------------------#
# 13. 크기의 비열등성 검정
#-----------------------------------------------------------#

## 자료입력 및 관찰

acnedata = read.csv("C:/exercise/13_non_inferiority_1.csv")
attach(acnedata)
acnedata[(1:20),]
boxplot(score~group, col="yellow3")


## 정규성 검정

summary(score[group==1])
summary(score[group==2])
shapiro.test(score[group==1])
shapiro.test(score[group==2])


## 등분산 검정 및 독립표본 T 검정 시행

var.test(score~group)
t.test(score~group, var.equal=TRUE)
t.test(score~group)

detach(acnedata)



#-----------------------------------------------------------#
# 13. 비율의 비열등성 검정
#-----------------------------------------------------------#

## 모 비율의 비교

pmeasure = c(180/(180+20), 182/(182+13))
n = c(180+20, 182+13)
prop.test(n*pmeasure, n, alt="two.sided", correct = FALSE)
```

참고 문헌

안윤옥 · 유근영 · 박병주 (1996). 《실용 의학 통계론》 전정판. 서울대학교출판부.

20년이 다 되어가는 책이지만 이 책만큼 간결하면서도 정확하게 의학통계의 맥을 짚어주는 우리말 책을 찾기는 쉽지 않다. 의학통계의 정석과 같은 느낌으로 통계에 대한 체계를 잡을 수 있다.

송경일 · 최종수 (2008). 《(SPSS 15를 이용한) 임상자료의 분석》. 한나래출판사.

송경일 · 최종수 (2008). 《(SPSS 15를 이용한) 생존자료의 분석》. 한나래출판사.

의학통계에 대해 어느 정도 자신감이 생겼다면 이 책들을 통해 이해의 폭을 넓히자. 술술 보건의학 통계를 통해 통계라는 해변가에서 물놀이를 즐겼다면 이 책들은 다변수 분석의 저 깊은 세상으로 연구자들을 초대한다. 2008년에 출간된 만큼 책에 사용된 영문 SPSS 15버전의 인터페이스가 조금 낯설지만, 폭넓은 이해와 다양한 옵션들을 이해하는 데 큰 도움을 준다.

류근관 (2010). 《통계학》 제2판. 법문사.

통계를 전공하지 않은 연구자에게 통계와 확률에 대한 기본 개념을 쌓는 데 도움을 주는 책이다. 이야기체로 쓰여 있어 어렵지 않게 읽을 수 있다.

안재억 (2010). 《(SPSS 18.0) 의학,보건학 통계 분석: 병원전산화 자료 사용》. 한나래출판사.

의학통계의 보다 다양한 기법들을 맛보고 싶을 때는 이 책을 찾아보자. SPSS 프로그램의 세세한 사용법부터 차근차근 다루고 있다.

강승호 (2010). 《신약개발에 필요한 의학통계학》. 자유아카데미.

의학통계의 여러 개념들에 대해서 서술식으로 잘 기술되어 있다. 특히 비열등성 시험, ITT와 PP, 결측치의 처리 등에 대해 이해의 폭을 넓힐 수 있다.

Glenn A. Walker & Jack Shostak (2010). *Common Statistical Methods for Clinical Research with SAS® examples*, 3rd edition. Cary, NC: SAS Institute Inc.

SAS 프로그램을 이용하여 의학통계를 다루는 책은 국내에 많지 않다. 이 책은 영문으로 되어 있지만 크게 어렵지 않게 도움을 받을 수 있다. SAS로 통계 분석을 하는 경우에 강력히 추천한다.

안재형 (2011). 《R을 이용한 누구나 하는 통계 분석》. 한나래출판사.

이 책은 통계에 대한 기본 개념이 있는 상태에서 R을 공부하고 싶을 때 훌륭한 서적이다.

R을 이용한 의학통계 참고서적이 많지 않은 현실에서 의학통계의 여러 기법들에 대해서 폭넓게 다루고 있다.

박성현 · 김성수 · 황현식 (2011). 《고급 SPSS 이해와 활용》. 한나래출판사.

한상숙 · 이상철 (2010). 《간호 · 보건 통계 분석》 세째판. 포널스출판사.

Andy Field (2009). *Discovering Statistics Using SPSS*, 3rd edition, SAGE publications.

그림 색인

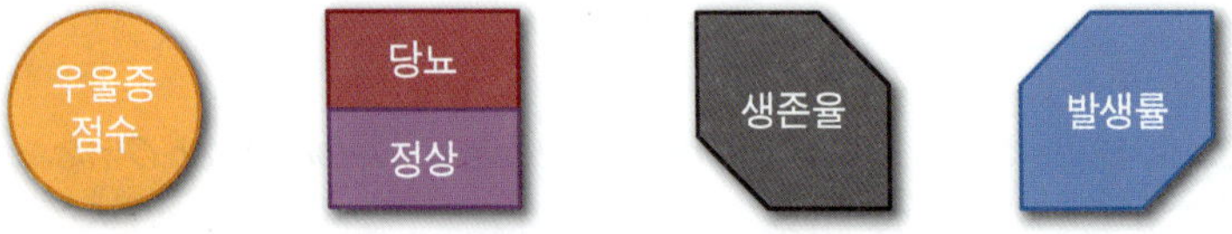

연속형 자료 | 범주형 자료 | 생존율(t) | 발생률

사용할 수 있는 통계 분석법은 자료의 성격에 의해 대부분 결정된다. 그러므로, 통계를 분석하는 첫 단계는 자료의 성격을 올바로 이해하는 것이다.

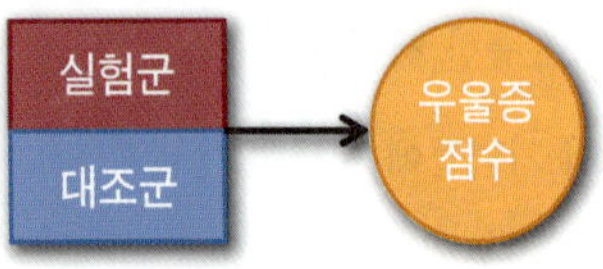

2장 독립표본 T 검정
Mann-Whitney test

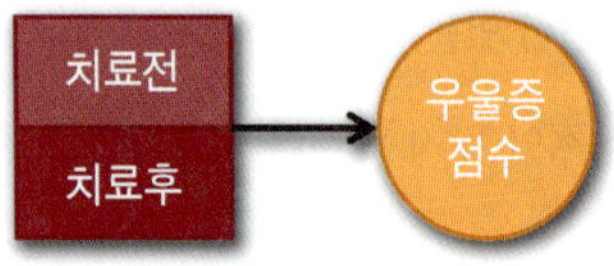

3장 대응표본 T 검정
Wilcoxon singed rank test

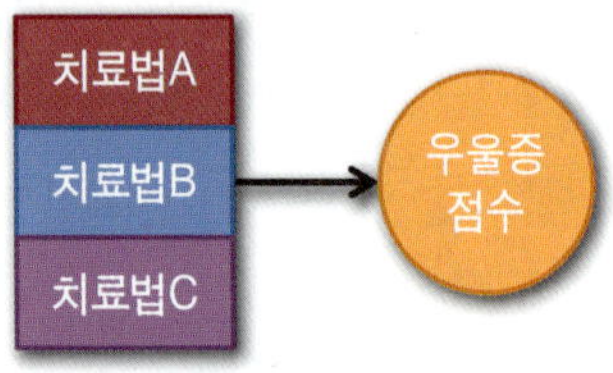

4장 일원배치 분산분석
Kruskal-Wallis test

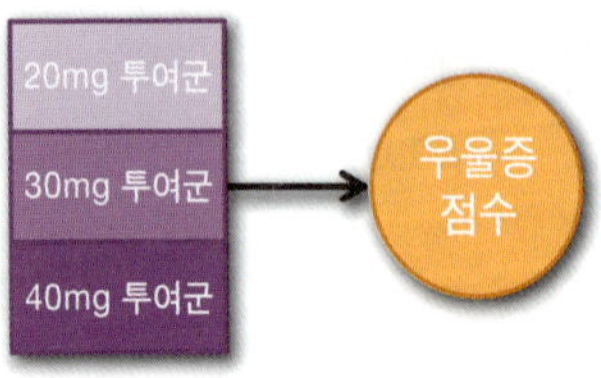

4장 Jonckheere-Terpstra test

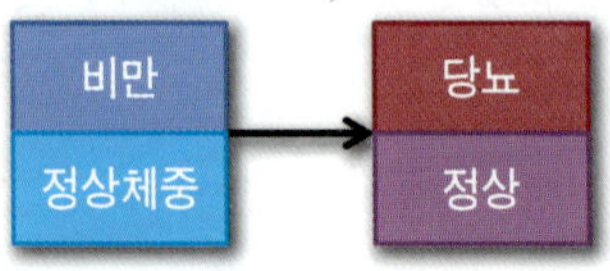

5장 카이제곱 검정
Fisher의 정확한 검정

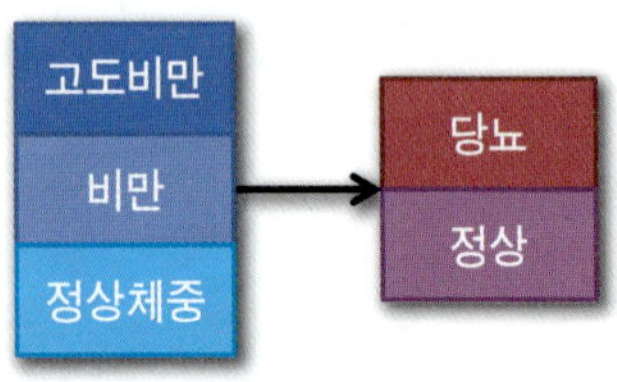

5장 선형 대 선형 결합

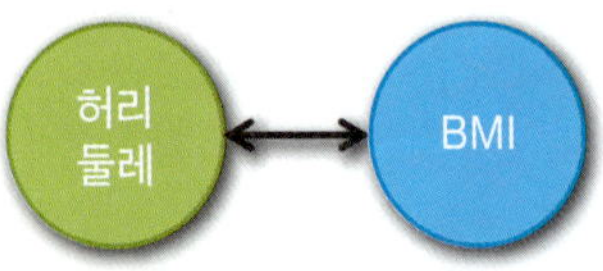

6장 Pearson의 상관분석
Spearman의 순위상관분석

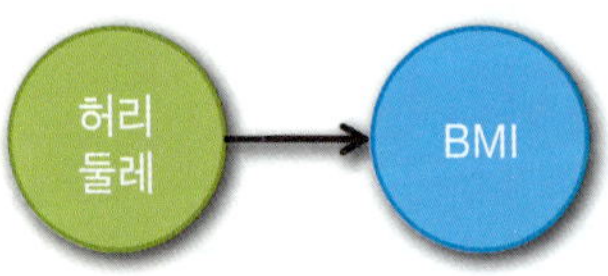

6장 단순회귀분석

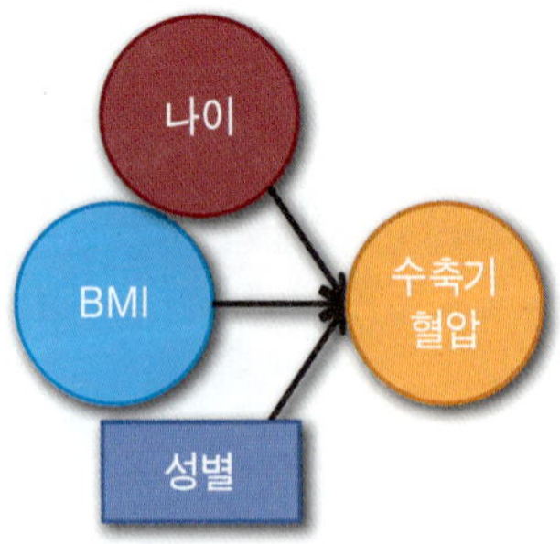

6장 다중회귀분석

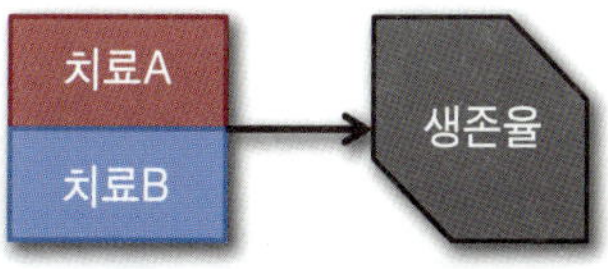

7장 Kaplan-Meier 생존분석
로그순위법

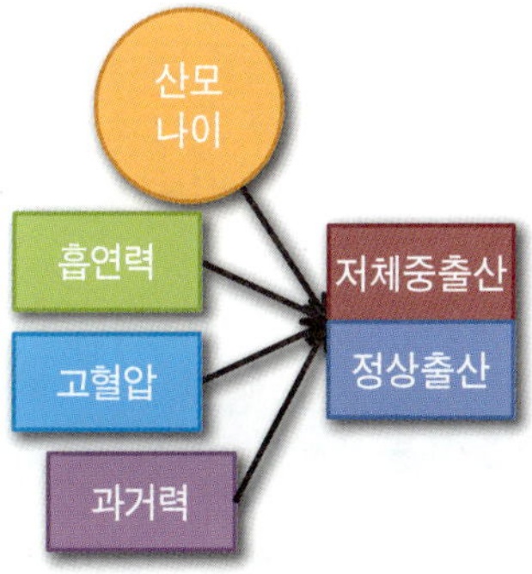

9장 로지스틱 회귀분석

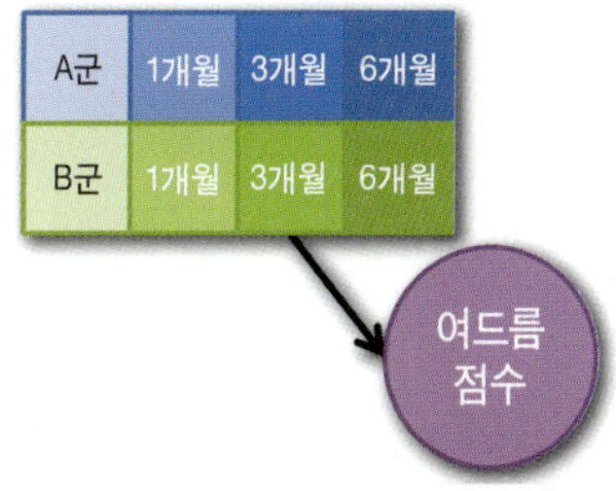

10장 반복측정 분산분석

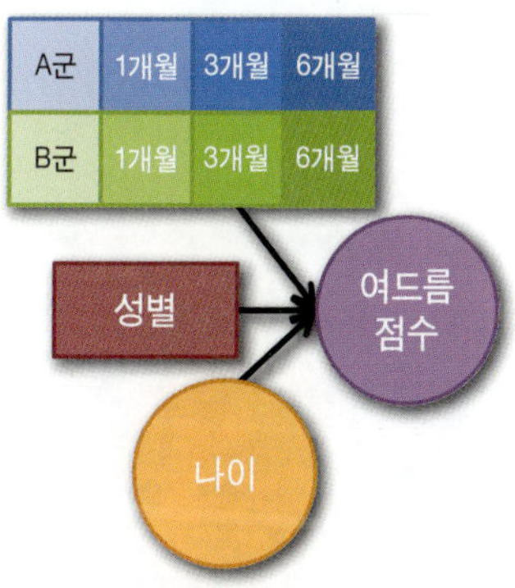

10장 선형 혼합모형

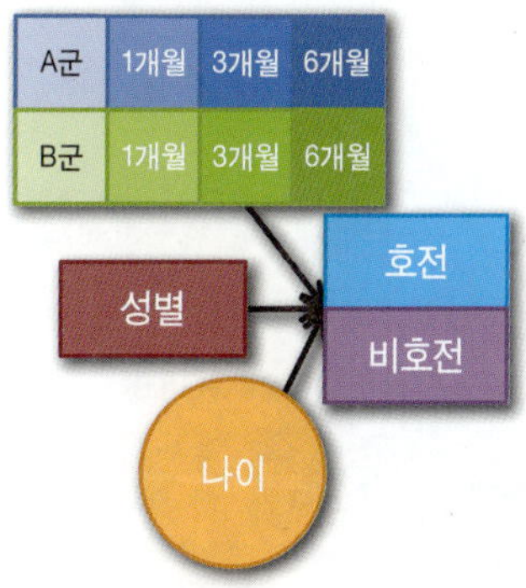

10장 일반화 추정 방정식

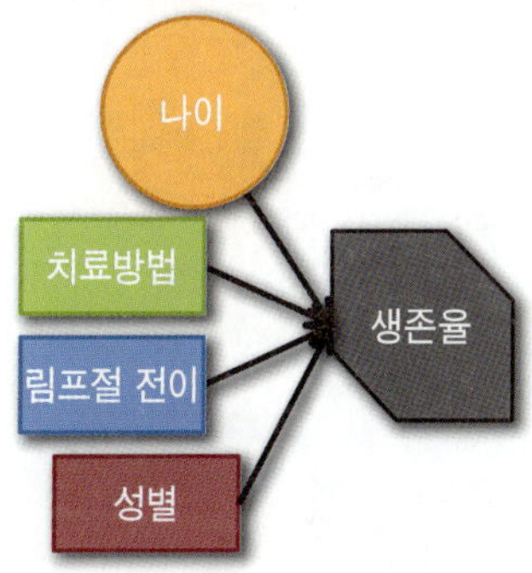

11장 Cox의 비례위험모형

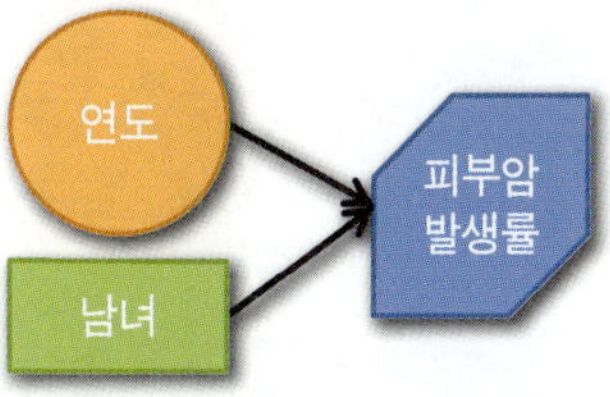

12장 포아송 회귀분석

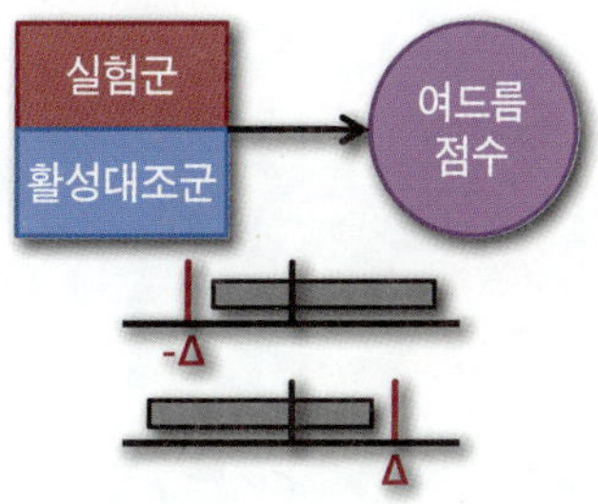

13장 크기의 비열등성 검정

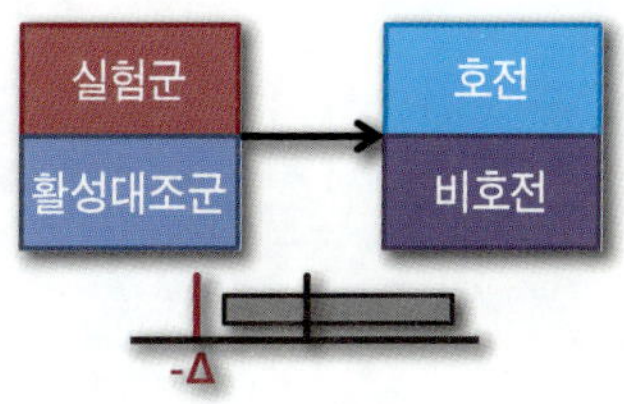

13장 비율의 비열등성 검정